新文京開發出版股份有限公司

NEW
WCDP

新世紀・新視野・新文京 — 精選教科書・考試用書・專業參考書

New Wun Ching Developmental Publishing Co., Ltd.

New Age · New Choice · The Best Selected Educational Publications — NEW WCDP

第2版

美容營養學

黃宜純｜總校閱　王素華｜編著

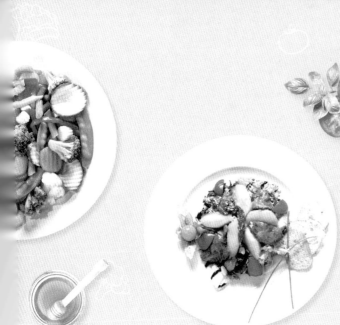
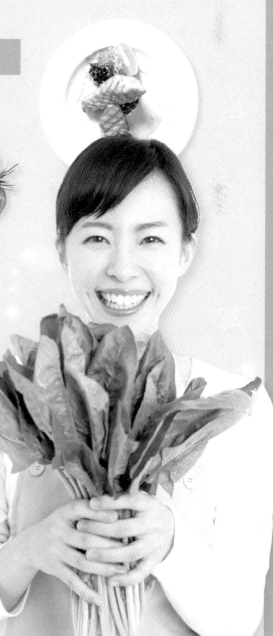

Nutrition of Beauty

2nd Edition

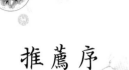

推薦序

　　素華老師，為人熱心，教學態度嚴謹，深受學生愛戴，邀請寫序，深感榮幸；素華老師平時教學及行政工作非常忙碌，仍然願意撥冗撰寫本書，將多年教學和護理美容工作經驗結合，並與讀者分享，實在難能可貴。

　　書中內容涵蓋有：「食物的營養與健康」、「醣類」、「脂質」、「蛋白質」、「維生素」、「礦物質與水分」、「能量代謝」、「正確的飲食計畫」、「體重控制」、「特殊營養需求」與「食物對美容應用」等章節，內容由淺而深。編著者具有護理和美容沙龍的工作背景，以及二十多年高職、大專院校的美容教學資歷，教學及臨床實務經驗豐富，本書中，編著者透過多年美容的教學和研究經驗，將紮實的美容教育理論和營養保健護理的實務概念結合，描述由外而內，由內而外之整體營養美容的健康營造。

　　本書不僅可作為美容保健、美容造型設計、時尚流行設計或化妝品應用與管理等相關科系之教學用書，亦可提供美容醫學中心、SPA 養生館，及美容沙龍等專業從業人員，或一般讀者參考，今即將再版，特書此文，向讀者鄭重推薦。

中華醫事科技大學

健康與管理學院　院長

化妝品應用與管理系　教授

黃漢章　博士

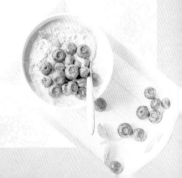

序文

　　因應國內大專院校多有成立美容保健科系、時尚流行設計系、化妝品製造、美容造型設計系等相關科系，皆有美容營養保健課程，而個人從事美容實務時，發現除了美容產品指導顧客以外，再加上飲食的指導，效果會更好，因此如何讓這些學子們，能充分的學以致用及提高其專業水準，這些都是我們努力的目標。

　　本書共分十一個章節，內容包括食物的營養與健康、醣類、脂質、蛋白質、維生素、礦物質、水等生理功能、能量代謝、正確的飲食計畫、體重控制、特殊營養需求、食物對美容應用等單元。本書內容編排由淺而深，由各營養素的功能及如何設計飲食：體重的控制、常見疾病的飲食設計、各類食物及花茶類等營養素對美容的應用及禁忌，皆有明確說明，可提供給從事美容醫學中心、SPA 養生館、美容工作室、藥妝及妝櫃等從業人員之必備良書。

　　本書完稿於執教之餘，依據多年教學經驗及實務經驗，再加上個人在醫院 12 年之臨床護理經驗整理而成。本次改版除更新全書數據與時事資料，並於書末增設「附錄一：花草茶飲示範」，供使用者延伸參考學習。本書雖力求完善，惟疏漏或有不周全之處，尚祈先進賢達、碩學前輩不吝賜教指正。

王素華　謹識

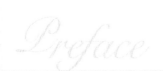

編著者簡介

王素華

經歷： 華德工家美容科主任

行政院勞動部勞動力發展署乙、丙級評審

三軍總醫院麻醉護士

維娜斯美容護膚坊美容師

台北莊敬高職美容科專任教師

東吳工家美容科專任教師

中華醫事科技大學化妝品應用與管理系兼任講師

東方技術學院化妝品應用與管理系兼任講師

國立空中大學兼任講師

學歷： 中國文化大學生活應用科學研究所碩士

湖南中醫藥大學中醫系博士

著作： 美容營養學：2011 年

家政概論 I、家政概論 II：2006 年、2010 年

衛生與安全：2007 年

家庭教育：2007 年

美容衛生學：2007 年

美膚與保健：2008 年

家政行職業衛生與安全：2010 年

美容美髮從事人員工作、家庭角色與婚姻滿意之探討：2006 年 5 月

美容衛生與化妝品法規：2018 年 2 月

獲獎紀錄： 全國在地產業特色商品創意行銷專題製作競賽，烏魚子傳奇：團隊合作獎第二名，2010 年 6 月。

企業經營模式創意改造專題製作競賽，「花草物語」以台南詩曼特養生 SPA 館為例，「個案貢獻」第二名，2011 年 5 月。

特色商圈行銷之規劃與策略專題製作競賽，「南鯤鯓之旅」，「網路行銷獎」第一名，2012 年 5 月。

台灣區 90 年度「技藝教育」績優教師。

84 至 90 年指導台南市教育局主辦國中美容技藝競賽榮獲特優、優等、佳作等數名。

86 年指導台灣區高級中等學校家事類科學生技藝競賽美容組第二名，85、87、88、89、92 年皆入圍得獎。

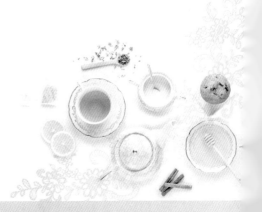

總校閱簡介

黃宜純

現任： 國立台中科技大學美容系教授
台灣芳療保健學會理事長
2011 英國倫敦國際技能競賽美容類國際裁判台灣代表

經歷： 國立台中護理專科學校學術副校長(2010/2~2010/11)
國立台中護理專科學校教務主任(2007/2~2010/4
國立台中護理專科學校美容科創科主任(2007/02~2008/02)
弘光科技大學化妝品應用系副教授(2003/08~2007/01)
弘光科技大學護理系專任副教授(2003/01~2003/07)
弘光科技大學護理系專任講師(2002/08~2003/01)
經國健康暨管理學院（原德育醫管專校）化妝品應用與管理科專任講師兼
創科主任(1995/08~2002/07)
第 33~40 屆全國美容技能競賽裁判長（2003～迄今）
2005 屆芬蘭、2007 日本、2009 加拿大等國際技能競賽美容職類國際裁判
台灣代表(2005~2007)
台灣芳療保健學會(TAHA)理事長（2005～迄今）
全國高職家政類科技藝競賽美容類組裁判長（2000～迄今）
第一屆與第二屆美容科技期刊審查委員（2002～迄今）
美容職類乙、丙級技術士技能檢定術科測試監評人員（2004/12～迄今）

學歷： 台灣師範大學人類發展與家庭研究所美容組教育博士
University of Wisconsin-Madison 護理研究所碩士

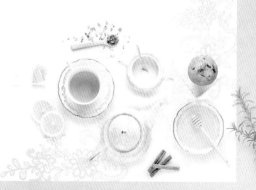

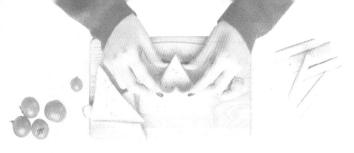

目　錄

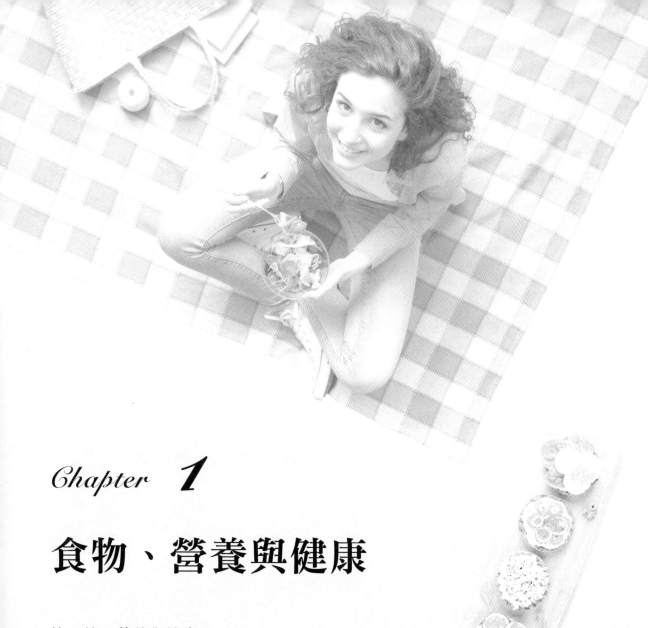

Chapter *1*

食物、營養與健康

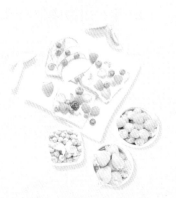

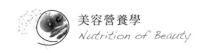
　　營養科學(nutritional science)是因人類為維持生長、運動、再生及哺乳所需食物的條件之科學知識而形成。營養學是研究飲食與健康之間關係的科學，也就是研究食物中所含的營食成分，食物在體內的變化與身體的利用營養素過程，主要目的，在如何選適當食物，使個體能充分發育、生長及促進健康、延緩老化。

第一節　營養與健康

　　世界衛生組織(WHO)對健康所下的定義為「健康是指身體、精神上及社會面的完全安寧狀態」。要維持身體的健康，除了適當的運動、充足的休息，食物的營養也是重要的一環。因此每個人應認識營養素的功能及分類。

一、營養素的分類及功能

　　營養素可分為六大類：醣類、蛋白質、脂質、維生素、礦物質和水，其主要功能如下：

1. 調節細胞的化學反應。

2. 供給肌肉收縮所需的能量。

3. 神經衝的傳導。

4. 維持及建構體組織。

5. 腺體分泌調節新陳代謝。

6. 身體組織成分的合成。

7. 生殖組織成分的合成。

8. 生長組織成分的合成。

二、營養的狀態(nutritional status)

　　營養狀態可分為，最佳的營養、營養不良，分述如下：

（一）最佳的營養(optimal nutrition)

　　是指一個人適量攝取或利用得自各種類的食物與物質，包括醣類、脂肪、蛋白質、維生素、礦生素、水及食用纖維等，使整個個體有良好的發展，包含理想的身高體重、肌肉發展良好、皮膚光滑、氣色良好、優良姿態、頭髮有光澤、精神煥發、食慾、消化、排泄均正常，對疾病抵抗力強、受傷或發病、很快恢復，而且能促進生長發育。

（二）營養不良

　　可分為邊緣性營養缺乏(marginal deficiency)及營養過多(overnutrition)。

1. 邊緣性營養缺乏：是指某種營養素攝取不足，而改變人體生化方面。例如：酵素活性下降及生理方面如免疫力降低。未嚴重出現臨床症狀。但如遇到生理活動量增加，或因創傷、疾病所引起代謝需求增加，另外懷孕期、嬰幼兒成長，所需增加營養素不足時。如缺乏某種或數種營養素，而出現腳氣病、壞血症、口角炎等症狀。

2. 營養過多：長期攝取營養素超過身體需要，營養過多也是營養不良的一種，如短期攝取某些營養素過多；例如攝取過多的熱量造成的肥胖，或維生素 A 過量引起中毒、鐵過量，會使肝衰竭，食鹽（鈉）攝取過高，易與高血壓、中風、腎臟病等慢性病有關。

（三）營養不良的影響

1. 降低生化功能：一旦體內儲存的營養素持續不足，則會釋出體組織中的營養成分，以供細胞代謝利用，如體組織及血液的營養素成分逐漸降低，易出現營養缺乏症。如酵素功能下降，體內的代謝就會緩慢，而影響健康。

2. 膳食中熱量不足會影響身體的效率。長期熱能不足易使肌肉的耐力及強度都受影響。

3. 蛋白質不足使肌肉軟弱、易疲倦、工作效率降低。

4. 各種維生素、礦物質不足或缺乏時會影響生理功能、神經系統正常功能及心智的正常發育。

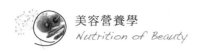
5. 飲食中攝取營養素過量,可能會干擾某些細胞的代謝功能,而出現臨床症狀:

   (1) 攝取過量熱能,而造成肥胖,易導致糖尿病、關節疾病、痛風、心血管病等。

   (2) 脂溶維生素過多,會影響其生理功能,並易導致中毒。

第二節　食物中營養素的功能

為了維持生命,食物的營養成分必須在身體內執行提供精力的來源及建構組織,調節新陳代謝。新陳代謝(metabolism)是關係著所有人體運作,來完成基本維持生理功能,可分為組成身體的元、及身體的組成成分,分述如下:

一、組成身體的成分

組成身體的成分可分成有機化合物與無機化合物兩大類,無機化合物占人體體重 4%,有機化合物占 96%,水分占人體 55~70%,分述如下:

(一)有機化合物

有機化合物是由碳、氫、氧、氮等化學元素所組成,在人體內是以蛋白質、脂肪、醣類等有機物以及水的形式存在體內。現將蛋白質、脂肪、醣類的功能簡述如下:

1. 蛋白質功能:人體組成分中蛋白質占體重 14~18%,為構成全身組織細胞的主要成分,同時也是身體組織修補及建造時必要的含氮化合物。

2. 脂肪:人體的脂肪分布在腹部、皮下,及內臟周圍、體內脂肪組織又可分為白色與褐色脂肪組織,褐色脂肪組織是嬰兒用於產熱以維持體溫,白色脂肪組織為脂肪貯存的主要場所,人體中脂肪含量會以年齡、性別等因素而有所差別,一般而言,成年女性體內正常脂肪組織約占 20~25%,男性占 15~18%,女性體脂肪含量超過 20%為過胖,超過 30%者為肥胖;男性體脂肪含量超過 25%,稱為肥胖,其主要能如下:

   (1) 促進脂溶性維生素的吸收及提供飲食的飽食感。

   (2) 其主要的生理功能為提供身體所需的熱量及必需脂肪酸。

   (3) 保護內臟避免受到激烈震盪的傷害。

3. 醣類：大部分以肝醣形式儲存於肌肉組織及肝臟內，極少量以其他形式存在體內的組織中，體內醣類大約有 350~450 公克。

（二）無機化合物

人體的無機化合物即為礦物質，身體中含量多的礦物質，也稱為巨量元素(macroelement)如鈣(Ca)、磷(P)、鈉(Na)、鉀(K)、硫(S)、鎂(Mg)、氯(Cl)等，其中又以鈣與磷的含量最多。約占 75%，另外又稱微量元素(microelement)，如碘(I)、鐵(Fe)、錳(Mn)、銅(CO)、鋅(Zn)等。

（三）水分

人體體重的水分約占 55~70%，分布於全身各組織細胞內，有些水分存在細胞內部，稱為細胞內液(intracellular fluid, ICF)，分布在細胞外圍稱為細胞外液(extracellular fluid, ECF)，組織不同則水分含量也會不一樣。例如嬰兒體內含水量也比成人高，瘦者因體內脂肪較少，因此體內水分含量也比肥胖者多。

第三節　食物的攝取及利用

食物為人體一切活動所需熱量的主要來源；也提供各種營養素，現將其利用的過程及酵素功能，敘述如下：

一、食物利用的過程(processes in food utilization)

食物要經過下列過程才能在體內被制用：

1. 攝取(ingestion)：攝取食物的動作。

2. 消化(digestion)：將食物分解成小分子營養素的過程。

3. 吸收(absorption)：將營養素從胃腸道輸送至體內的血液循環或淋巴系統的過程。

4. 營養素的輸送(transportation of nutrients)：營養素經血循環被運輸至全身各處的組織細胞以供利用。

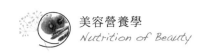
5. 呼吸(respiration)：提供給組織氧氣以進行食物的氧化，同時也排除二氧化碳，氣體運輸由循環系統負責。

6. 營養素的代謝(metabolism of nutrients)：由氧化作用而產生熱和能量，或是組成新的組織及細胞。

7. 廢物的排泄(excretion of wastes)：食物殘渣和某些體內的廢物從糞便排出，二氧化碳從肺排出，礦物質、氮及其他代謝物從皮膚、腎等排出。

二、酵素（酶，enzymes）的作用

　　酵素是能催化體內化學反應的一種蛋白質，雖然本身的結構不參與化學反應，但卻能加速體內的各種化學反應。如酵素失去活性或是老舊不能再作用，那細胞必須持續合成以補不足之處。現將其命名、組成、分類、活化、影響因素分別敘述如下：

（一）酵素的命名

　　酵素是以所作用的物質來命名：

1. 脂解酶(lipase)：用於分解脂質之酵素。

2. 作用於蛋白質的稱蛋白酶。

3. 例如麥芽糖酶(maltase)、核糖核酸酶(ribonuclease)、胰蛋白酶(trypsin)，分別只能分解麥芽糖、核糖核酸及蛋白質，對於其他化合物或其他營養均無分解之效。

（二）酵素的組成

　　在整個酵素系統中大致可分為兩大部分：

1. 主酶(apoenzyme)：就是蛋白質分子。

2. 輔基(prosthetic group)：在大部分的酵素系統中，輔基的部分通常是由輔酶(coenzyme)所構成的。它本身就是一種有機化合物，就好比維生素 B_1、B_2、B_6 菸鹼酸等。

（三）酵素的分類

酵素按其作用而被分許多類，據其作用方式可分成下列幾類：

1. 氧化酶(oxidase)：負責氧化反應的酵素。

2. 脫氫酶(dehydrogenase)：負責脫氫作用(dehydrogenation)的酵素。

3. 水解酶(hydrolase)：負責水解反應(hydrolysis)的酵素。

4. 脫羧酶(decarboxylase)：負責化合物的脫羧基反應(decarboxylation)的酵素。

5. 轉移酶(transferase)：參與化學基的轉移作用的酵素。

6. 聚合酶(polymerase)：負責化合物的聚合反應(polymerization)的酵素。

（四）酵素的活化

有些酶形成時須以活化形式存在，稱為酶先質(proenzyme)或酶原(zymogen)，需要用別的物質去活化它們，例如下例：

胰蛋白酶原 （前酶或酶原）	腸激酶 enterokinase	胰蛋白酶 （活化酶）
Trypsinogen (proenzyme or zymogen)	活化劑 (activator)	Trypsin (active enzyme)

資料來源：引自連潔群、楊又才編譯(1985)。

（五）影響酵素活化的因子

1. 溫度：一般適合酵素的溫度為 37°C，因酵素是由蛋白質所構成，因此如溫度超過 37°C 會使蛋白質產生變性作用，而使之失去活性，甚至連蛋白質的構造都會被破壞掉，如果在低溫冷凍之下，會使酵素暫時失去活性，解凍之後有可能再恢復正常之活性。

2. 酸鹼度：每種酵素都有其適合的酸鹼度。如酸鹼度不適合，那就不能發揮其催化功能。例如：小腸中的酵素需要在微鹼性環境中才能作用。胃蛋白酶(pepsin)則必須要在酸性的環境中作用。

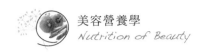

第四節　國民每日飲食指南及飲食指標

　　為強化民眾健康飲食觀念、養成良好的健康生活型態、均衡攝取各類有益健康的食物，進而降低肥胖盛行率及慢性疾病，行政院衛生福利部國民健康署參考國際飲食指標趨勢及我國國民營養攝取狀況，經多場公聽會及專家會議，進行「每日飲食指南」、「國民飲食指標」、「素食飲食指南」、「素食飲食指標」編修，並於 2018 年 10 月公布新版內容，相關資訊敘述如下：

一、每日飲食指南（引自行政院衛福部「每日飲食指南」）

　　新版「每日飲食指南」修正的重點有：

1. 六大類食物名稱更改：

 (1) 新版飲食指南強調攝取營養素密度高之原態食物，以提高微量營養素與有益健康之值化素攝取量；因此將原本分類中之全穀根莖類，修訂為「全穀雜量類」。

 (2) 新版內容為強調植物性食物，以及較為健康的飲食脂肪組成，將主供蛋白質食物類別之順序訂為「豆魚蛋肉類」。

 (3) 奶類方面，過去認為全脂奶的乳脂肪較飽和，建議選用低脂或脫脂為佳，但近年研究顯示，相較於低脂奶，全脂奶並不會增加身體的肥胖或心血管疾病的風險，反而利於某些健康指標，故新版改為「乳品類」。

 (4) 舊版飲食指南脂肪占總熱量比例過高，故新版飲食指南建議避免使用高脂家畜肉，並減少烹飪用油的使用，但可能造成維生素 E 攝取量大幅減少，所以要用堅果種子、深色蔬菜等加以取代。有鑑於此，將油脂類改為「油脂與堅果種子類」，並建議此類食物需包含至少一份堅果種子。

　　加上原有的「蔬菜類」及「水果類」，即為六大類食物。

2. 國人飲食中鉀、鈣攝取量較為不足，需增加鉀、鈣豐富的食物來源，如深色蔬菜及全穀類，但也不能過度提高，故建議 1/3 全穀以增加礦物質的來源，希望國人提高未精製全穀攝取（占主食之 1/3，以未精製全穀取代精製穀類）。

3. 六大類食物種類及份量，以 1500 大卡為例，每日攝取全穀雜糧類 2.5 碗（其中 1/3 為未精製）、豆魚蛋肉類 4 份、乳品類 1.5 杯、蔬菜類 3 份、水果類 2 份、油脂與堅果種子類 4 份（其中油脂 3 份、堅果種子 1 份）。各類食物之建議份量，皆隨總熱量攝取量增加而增加。

現依「每日飲食指南」新圖案，六大類食物代換份量、六大類食物份量部分參考之基準、身高體重對照表、自己每天生活活動強度及查出自己熱量需求，依熱量需求查出個人的六大類飲食建議份數，分別敘述如下：

（一）六大類食物代換份量及食物份量部分參考基準

現依行政院衛福部公布六大類食物的名稱如圖 1-1 及代換份量例如表 1-1、表 1-2。

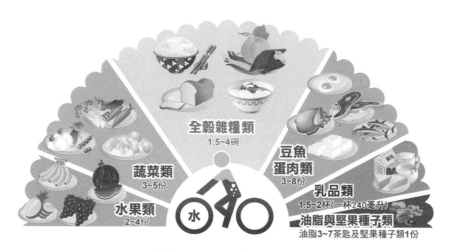

❖ 圖 1-1　每日飲食指南圖

資料來源：引自行政院衛福部每日飲食指南(2018.10)。

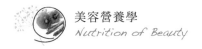

🍉 表 1-1　六大類食物代換份量

類別	食物代換份量
全穀雜糧類 1 碗（碗為一般家用飯碗、重量為可食重量）	＝糙米飯 1 碗或雜糧飯 1 碗或米飯 1 碗 ＝熟麵條 2 碗或小米稀飯 2 碗或燕麥粥 2 碗 ＝米、大麥、小麥、蕎麥、燕麥、麥粉、麥片 80 公克 ＝中型芋頭 4/5 個（220 公克）或小番薯 2 個（220 公克） ＝玉米 2 又 2/3 根（340 公克）或馬鈴薯 2 個（360 公克） ＝全麥饅頭 1 又 1/3 個（120 公克）或全麥土司 2 片（120 公克）
豆魚蛋肉類 1 份（重量為可食部分生重）	＝黃豆（20 公克）或毛豆（50 公克）或黑豆（25 公克） ＝無糖豆漿 1 杯＝雞蛋 1 個 ＝傳統豆腐 3 格（80 公克）或嫩豆腐半盒（140 公克）或小方豆干 1 又 1/4 片（40 公克） ＝魚（35 公克）或蝦仁（50 公克） ＝牡蠣（65 公克）或文蛤（160 公克）、或白海蔘（100 公克） ＝去皮雞胸肉（30 公克）或鴨肉、豬小里肌肉、羊肉、牛腱（35 公克）
乳品類 1 杯（1 杯＝240 毫升全脂、脫脂或低脂奶＝1 份）	＝鮮奶、保久乳、優酪乳 1 杯（240 毫升） ＝全脂奶粉 4 湯匙（30 公克） ＝低脂奶粉 3 湯匙（25 公克） ＝脫脂奶粉 2.5 湯匙（20 公克） ＝乳酪（起司）2 片（45 公克） ＝優格 210 公克
蔬菜類 1 份（1 份為可食部分生重約 100 公克）	＝生菜沙拉（不含醬料）100 公克 ＝煮熟後相當於直徑 15 公分盤 1 碟，或約大半碗 ＝收縮率較高的蔬菜如莧菜、地瓜葉等，煮熟後約占半碗 ＝收縮率較低的蔬菜如芥蘭菜、青花菜等，煮熟後約占 2/3 碗
水果類 1 份（1 份為切塊水果約大半碗～1 碗）	＝可食重量估計約等於 100 公克（80~120 公克） ＝香蕉（大）半根 70 公克 ＝榴槤 45 公克
油脂與堅果種子類 1 份（重量為可食重量）	＝芥花油、沙拉油等各種烹調用油 1 茶匙（5 公克） ＝杏仁果、核桃仁（7 公克）或開心果、南瓜子、葵花子、黑（白）芝麻、腰果（10 公克）或各式花生仁（13 公克）或瓜子（15 公克） ＝沙拉醬 2 茶匙（10 公克）或蛋黃醬 1 茶匙（8 公克）

資料來源：引自行政院衛福部每日飲食指南，2018 年 10 月。

表 1-2　六大類食物份量部分參考之基準（1 份）

六大類食物	熱量及三大營養素			
	熱量 （大卡）	蛋白質 （克）	脂質 （克）	醣類（碳水化合物） （克）
全穀雜糧類	70	2	+	15
豆魚蛋肉類	75	7	5	+
乳品類	150	8	8	12
蔬菜類	25	1		5
水果類	60	+		15
油脂與堅果種子類	45		5	

註：

1. ＋：表微量

2. 份量部分之基準如下：份量大小(Portion Size)
   (1) 全穀雜糧類：以 15 公克醣類為準來計算（約為 70 大卡）。
   (2) 豆魚蛋肉類：以 7 公克蛋白質為準來計算（約為 75 大卡）。
   (3) 乳品類：以 8 公克蛋白質為準來計算（約為 150 大卡）。
   (4) 蔬菜類：以 100 公克生重為 1 份。
   (5) 水果類：以 100 公克可食部分為 1 份。
   (6) 油脂與堅果種子類：以 5 公克脂肪為準來計算（約為 45 大卡）。

資料來源：引自行政院衛福部每日飲食指南，2018 年 10 月。

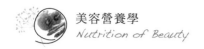

（二）身高體重對照表，同時也必須找到自己的健康體重

表 1-3　身高體重對照表

身高 （公分）	健康體重 （公斤）	健康體重範圍 （公斤） 18.5≦BMI<24	身高 （公分）	健康體重 （公斤）	健康體重範圍 （公斤） 18.5≦BMI<24
145	46.3	38.9~50.4	168	62.1	52.5~67.6
146	46.9	39.4~51.1	169	62.8	52.8~68.4
147	47.5	40.4~51.8	170	63.6	53.5~69.3
148	48.2	40.5~52.5	171	64.3	54.1~70.1
149	48.8	41.1~53.2	172	65.1	54.7~70.9
150	49.5	41.6~53.9	173	65.8	55.4~71.7
151	50.2	42.2~54.6	174	66.6	56.0~72.6
152	50.8	42.7~55.3	175	67.4	56.7~73.4
153	51.5	43.3~56.1	176	68.1	57.4~74.2
154	52.2	43.9~56.8	177	68.9	58.0~75.1
155	52.9	44.4~57.6	178	69.7	58.6~75.9
156	53.5	45.0~58.3	179	70.5	59.3~76.8
157	54.2	45.6~59.1	180	71.3	59.9~77.7
158	54.9	46.2~59.8	181	72.1	60.6~78.5
159	55.6	46.8~60.6	182	72.9	61.3~79.4
160	56.3	47.4~61.3	183	73.7	62.0~80.3
161	57.0	48.0~62.1	184	74.5	62.6~81.2
162	57.7	48.6~62.9	185	75.3	63.3~82.0
163	58.5	49.2~63.7	186	76.1	64.0~82.9
164	59.2	49.8~64.5	187	76.9	64.7~83.8
165	59.9	50.4~65.2	188	77.8	65.4~84.7
166	60.6	51.0~66.0	189	78.6	66.1~85.6
167	61.4	51.6~66.8	190	79.4	66.8~86.5

資料來源：引自行政院衛福部每日飲食指南，2018 年 10 月。

（三）再看看自己每日的生活活動強度

表 1-4 個人每日生活活動強度

生活活動強度	生活動作	時間（小時）	日常生活內容
低	安靜	12	靜態活動，睡覺、靜臥或悠閒的坐著。例如：坐著看書、看電視等。
	站立	11	
	步行	1	
	快走	0	
	肌肉運動	0	
稍低	安靜	10	站立活動，身體活動程度較低，熱量消耗較少。例如：站著說話、烹飪、開車、打電腦。
	站立	9	
	步行	5	
	快走	0	
	肌肉運動	0	
適度	安靜	9	身體活動程度為正常速度，熱量消耗較少。例如：在公車或捷運上站著、用洗衣機洗衣服、用吸塵器打掃、散步、購物等強度。
	站立	8	
	步行	6	
	快走	1	
	肌肉運動	0	
高	安靜	9	身體活動程度較正常速度快或激烈，熱量消耗較多。例如：上下樓梯、打球、騎腳踏車、有氧運動、游泳、登山、打網球、運動訓練等運動。
	站立	8	
	步行	5	
	快走	1	
	肌肉運動	1	

資料來源：引自行政院衛福部每日飲食指南，2018 年 10 月。

（四）查出自己的熱量需求及查出自己的六大類飲食建議份數

依每日飲食指南公布個人熱量需求，如表 1-5，另依熱量需求，查出個人六大類飲食份數，列表 1-6。

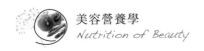

🍉 表 1-5　國人熱量需求建議值

| 性別 | 年齡 | 熱量需求（大卡）* | | | | 身高*（公分） | 體重*（公斤） |
| | | 生活活動強度 | | | | | |
		低	稍低	適度	高		
男	19～30	1850	2150	2400	2700	171	64
	31～50	1800	2100	2400	2650	170	64
	51～70	1700	1950	2250	2500	165	60
	71+	1650	1900	2150		163	58
女	19～30	1500	1700	1950	2150	159	55
	31～50	1450	1650	1900	2100	157	54
	51～70	1400	1600	1800	2000	153	52
	71+	1300	1500	1700		150	50

附註：* 以 94~97 年國民營養健康狀況變遷調查之體位資料，利用 50th 百分位身高分別算出身體質量指數（BMI）＝22 時的體重，再依照不同活動強度計算熱量需求。

資料來源：引自行政院衛福部每日飲食指南，2018 年 10 月。

🍉 表 1-6　六大類飲食建議份數一覽表

依熱量需求，查出個人的六大類飲食建議份數

六大類食物	1200 大卡	1500 大卡	1800 大卡	2000 大卡	2200 大卡	2500 大卡	2700 大卡
全穀雜糧類（碗）	1.5	2.5	3	3	3.5	4	4
全穀雜糧類（未精製*）（碗）	1	1	1	1	1.5	1.5	1.5
全穀雜糧類（其他*）（碗）	0.5	1.5	2	2	2	2.5	2.5
豆魚蛋肉類（份）	3（註1）	4（註2）	5	6	6	7	8
乳品類（杯）	1.5	1.5	1.5	1.5	1.5	1.5	2
蔬菜類（份）	3（註3）	3	3	4	4	5	5
水果類（份）	2	2	2	3	3.5	4	4
油脂與堅果種子類（份）	4	4	5	6	6	7	8
油脂類（茶匙）	3	3	4	5	5	6	7
堅果種子（份）	1（註4）	1	1	1	1	1	1

*「未精製」主食品，如糙米飯、全麥食品、燕麥、玉米、甘薯等，請依據「六大類食物簡介」。

「其他」指白米飯、白麵條、白麵包、饅頭等。以「未精製」取代「其他」，更佳。

（註1）高鈣豆製品至少占 1/3 以確保鈣質充裕。

（註2）攝取 1500 大卡的青少年，高鈣豆製品至少占 1/3 以確保鈣質充裕。

（註3）深色蔬菜比例至少占 1/2 以確保鈣質充裕。

（註4）選擇高維生素 E 堅果種子的種類，包括花生仁、杏仁片、杏仁果、葵瓜子、松子仁。

資料來源：引自行政院衛福部每日飲食指南，2018 年 10 月。

二、國民飲食指標（引自行政院衛福部「國民飲食指標」）

國民飲食的指標，建議依 12 項原則，並且持續均衡攝取六大類食物，少脂肪、少油炸、少醃漬，補充適量的白開水，每日最好攝取至少 1/3 未精緻的全穀雜糧食物，也應避免飲用含糖飲料。國民飲食指標如下：

（一）飲食應依「每日飲食指南」的食物分類與建議份量，適當選擇搭配。特別注意應吃到足夠量的蔬菜、水果、全穀、豆類、堅果種子及乳製品

應依「每日飲食指南」的食物分類與建議份量來選擇食物、搭配飲食。人體所需的各種養分，過多與不足皆會對身體造成不良影響；只要依照分類由每類中選擇食物達建議份量，攝取足量的蔬菜、水果、乳品類、全穀、豆類與豆製品及堅果種子類（蔬菜水果中應至少 1/3 以上是深色（包括深綠或黃橙紅色等）），即可達到「均衡」飲食，減少罹患多種慢性疾病的危險。

（二）了解自己的健康體重和熱量需求，適量飲食，以維持體重在正常範圍內

當攝取的熱量多於消耗的熱量，會使體內囤積過多脂肪，長期下來恐增加各種慢性疾病的危險。了解自己的健康體重和熱量需求，適量飲食，可維持體重在正常範圍內（身體質量指數在 18.5~23.9）。健康體重目標值＝〔身高（公分）／100〕×〔身高（公分）／100〕× 22。也可利用中研營養資訊網 (http://gao.sinica.edu.tw/health/plan.html)計算個人的健康體重、熱量需求與每日飲食六大食物建議份數。

（三）維持多活動的生活習慣，每週累積至少 150 分鐘中等費力身體活動，或是 75 分鐘的費力身體活動

日常生活之身體活動可消耗熱量，與單純減少熱量攝取相較，藉由身體活動增加熱量消耗，更是健康的體重管理方法；想要維持健康，建議每日進行充分的身體活動、達成熱量平衡。如果你的活動量不足，或想要增加熱量消耗，可培養多活動的生活習慣，活動量調整可先以少量開始，再逐漸增加到建議的活動量。

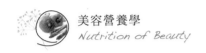
（四）以母乳哺餵嬰兒至少 6 個月，其後並給予充分的副食品

嬰兒呱呱墜地後，建議以全母乳哺餵至少半年，對其終生健康具有保護作用，母親若能以母乳哺餵嬰兒，對嬰兒來說是無可取代的最佳禮物。此外，母乳哺餵並不限於前半年，半年後仍鼓勵持續實行，並可逐漸添加副食品，慢慢訓練咀嚼、吞嚥、接受多樣化的食物，包括蔬菜、水果，並且養成口味清淡的飲食習慣。

（五）三餐應以全穀雜糧為主食

食物的加工精製過程中，許多對人體有利的微量成分會被除去，例如糙米精緻後為白米，糙米保留了許多養分，但白米除了提供熱量的碳水化合物，剩餘的養分卻極少；未精製的植物性食物，除了是豐富的維他命、礦物質及膳食纖維來源，更提供各式各樣的植化素成分，對人體健康具有保護作用。故建議三餐應盡量以未精緻的全穀雜糧類為主食。

（六）多蔬食少紅肉，多粗食少精製

飲食選擇應以原態的植物性食物為優先，如新鮮的蔬菜、水果、全穀、豆類、堅果種子等，才能充分攝取各種維生素、礦物質、膳食纖維與植化素。盡量避免攝食精製加工的食品，因其大多添加許多白糖、澱粉、油脂等成分，空有熱量，而無其他營養價值。

減少攝取動物性食物、增加攝取植物性植物，也符合節能減碳的環保原則，對延緩全球暖化、預防氣候變遷及維護地球環境永續發展至為重要。

（七）飲食多樣化，選擇當季在地食材

各種食物的成分均不相同，攝取六大類食物時，若能增加食物多樣性，便能提高獲得各種不同種類營養素及植化素的機會。此外，建議多選擇當季在地食材，其因應大自然節氣變化所生，是最適合當季攝取的食物，除了新鮮、便宜，營養價值與品質也極佳。

（八）購買食物時注意份量，避免吃太多或浪費食物

購買食材及準備餐飲時，份量應適中、避免過多，造成熱量攝取過多，或吃不完而丟棄浪費（如坊間常見的吃到飽餐廳，到這種餐廳用餐時，也應留意取食份量）。

（九）盡量少吃油炸和其他高脂高糖食物，避免含糖飲料

高熱量密度食物，如油炸或其他高脂、高糖的食物與飲料等，相同份量就會攝入過多熱量，應盡量避免。烹調應多採取蒸、煮、烤、微波等，避免須外加油脂的烹飪方法。每日飲食中，「添加糖」攝取量不宜超過總熱量的 10%，添加糖是指加工製造過程中另外添加的糖，自然存在食物內的糖類不屬於此類。

（十）口味清淡、不吃太鹹、少吃醃漬品、沾醬酌量

口味太重、太鹹、使用過多醬料及其他含鈉調味料、鹽漬等食物，食用後會攝取過多的鈉，長期下來容易造成高血壓及鈣質流失。飲食應盡量清淡，可參考食品標示的鈉含量，每日鈉攝取量不宜超過 2400 毫克。此外，也可選用加碘鹽。

（十一）若飲酒，男性不宜超過 2 杯／日（每杯酒精 10 公克），女性不宜超過 1 杯／日。但孕期絕不可飲酒

適量飲酒無傷大雅，飲酒過量則會帶來不良的影響。每公克酒精可提供 7 大卡熱量，長期過量飲酒不但容易攝入過多熱量、造成營養不均衡，也會傷害肝臟甚至致癌。

（十二）選擇來源標示清楚，且衛生安全的食物

購買及選擇食物應注意食物來源、食品標示及有效期限，並須留意清潔衛生、適當貯存與烹調。攝食前應仔細確認是否有發霉、腐敗、變質與汙染，以免誤食。

三、素食飲食指南（引自行政院衛福部「素食飲食指南」）

目前國人素食越來越多，衛福部公布新版「素食飲食指南」如下。

（一）六大類食物建議攝取熱量

素食飲食指南的六大類食物為：全穀雜糧類、豆（蛋）類、乳品類、蔬菜類、水果類、油脂與堅果種子類；僅有「豆（蛋）類」與每日飲食指南的「豆魚蛋肉類」不同，其餘 5 類皆相同。

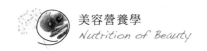
「素食飲食指南」熱量範圍在 1200~2700 大卡，如表 1-7~1-10 所示：

🍉 表 1-7　純素或全素

	1200 大卡	1500 大卡	1800 大卡	2000 大卡	2200 大卡	2500 大卡	2700 大卡
全穀雜糧類（碗）	1.5	2.5	3	3	3.5	4	4
全穀雜糧類（未精製*）（碗）	1	1	1	1	1.5	1.5	1.5
全穀雜糧類（其他*）（碗）	0.5	1.5	2	2	2	2.5	2.5
豆類（份）	4.5	5.5	6 5	7.5	7.5	8.5	10
蔬菜類（份）	3	3	3	4	4	5	5
水果類（份）	2	2	2	3	3.5	4	4
油脂與堅果種子類（份）	4	4	5	6	6	7	8
油脂類（茶匙）	3	3	4	5	5	6	7
堅果種子（份）	1	1	1	1	1	1	1

* 「未精製」主食品，如糙米飯、全麥食品、燕麥、玉米、甘薯等。
　「其他」指白米飯、白麵條、白麵包、饅頭等，這部分全部換成「未精製」更好。
資料來源：取自行政院衛福部素食飲食指南，2018 年 10 月。

🍉 表 1-8　蛋素

	1200 大卡	1500 大卡	1800 大卡	2000 大卡	2200 大卡	2500 大卡	2700 大卡
全穀雜糧類（碗）	1.5	2.5	3	3	3.5	4	4
全穀雜糧類（未精製*）（碗）	1	1	1	1	1.5	1.5	1.5
全穀雜糧類（其他*）（碗）	0.5	1.5	2	2	2	2.5	2.5
豆類（份）	3.5	4.5	5.5	6.5	6.5	7.5	9
蛋類（份）	1	1	1	1	1	1	1
蔬菜類（份）	3	3	3	4	4	5	5
水果類（份）	2	2	2	3	3.5	4	4
油脂與堅果種子類（份）	4	4	5	6	6	7	8
油脂類（茶匙）	3	3	4	5	5	6	7
堅果種子（份）	1	1	1	1	1	1	1

* 「未精製」主食品，如糙米飯、全麥食品、燕麥、玉米、甘薯等。
　「其他」指白米飯、白麵條、白麵包、饅頭等，這部分全部換成「未精製」更好。
資料來源：取自行政院衛福部素食飲食指南，2018 年 10 月。

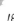

🍉 表 1-9　奶素

	1200 大卡	1500 大卡	1800 大卡	2000 大卡	2200 大卡	2500 大卡	2700 大卡
全穀雜糧類（碗）	1.5	2.5	3	3	3.5	4	4
全穀雜糧類（未精製*）（碗）	1	1	1	1	1.5	1.5	1.5
全穀雜糧類（其他*）（碗）	0.5	1.5	2	2	2	2.5	2.5
豆類（份）	3	4	5	6	6	7	8
乳品類（杯）	1.5	1.5	1.5	1.5	1.5	1.5	2
蔬菜類（份）	3	3	3	4	4	5	5
水果類（份）	2	2	2	3	3.5	4	4
油脂與堅果種子類（份）	4	4	5	6	6	7	8
油脂類（茶匙）	3	3	4	5	5	6	7
堅果種子（份）	1	1	1	1	1	1	1

* 「未精製」主食品，如糙米飯、全麥食品、燕麥、玉米、甘薯等。
　「其他」指白米飯、白麵條、白麵包、饅頭等，這部分全部換成「未精製」更好。
資料來源：取自行政院衛福部素食飲食指南，2018 年 10 月。

🍉 表 1-10　奶蛋素

	1200 大卡	1500 大卡	1800 大卡	2000 大卡	2200 大卡	2500 大卡	2700 大卡
全穀雜糧類（碗）	1.5	2.5	3	3	3.5	4	4
全穀雜糧類（未精製*）（碗）	1	1	1	1	1.5	1.5	1.5
全穀雜糧類（其他*）（碗）	0.5	1.5	2	2	2	2.5	2.5
豆類（份）	2	3	4	5	5	6	7
蛋類（份）	1	1	1	1	1	1	1
乳品類（杯）	1.5	1.5	1.5	1.5	1.5	1.5	2
蔬菜類（份）	3	3	3	4	4	5	5
水果類（份）	2	2	2	3	3.5	4	4
油脂與堅果種子類（份）	4	4	5	6	6	7	8
油脂類（茶匙）	3	3	4	5	5	6	7
堅果種子（份）	1	1	1	1	1	1	1

* 「未精製」主食品，如糙米飯、全麥食品、燕麥、玉米、甘薯等。
　「其他」指白米飯、白麵條、白麵包、饅頭等，這部分全部換成「未精製」更好。
資料來源：取自行政院衛福部素食飲食指南，2018 年 10 月。

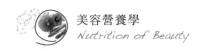

（二）六大類食物代換表

素食者可依個人熱量需求，參考六大類食物之建議份數進食，並控制三大營養素分別占總熱量比例範圍為：醣類（碳水化合物）50~60%、蛋白質 10~20%、脂質 20~30%。以下提供各類食物代換資訊，如下表：

🍉 表 1-11　素食者六大類食物代換表

類別	食物代換份量
全穀雜糧類 1 碗 （碗為一般家用飯碗、重量為可食重量）	＝糙米飯 1 碗或雜糧飯 1 碗或米飯 1 碗 ＝熟麵條 2 碗或小米稀飯 2 碗或燕麥粥 2 碗 ＝米、大麥、小麥、蕎麥、燕麥、麥粉、麥片 80 公克 ＝中型芋頭 4/5 個（220 公克）或小番薯 2 個（220 公克） ＝玉米 2 又 2/3 根（340 公克）或馬鈴薯 2 個（360 公克） ＝全麥饅頭 1 又 1/3 個（120 公克）或全麥土司 2 片（120 公克）
豆類 1 份 （重量為可食部分生重）	＝黃豆（20 公克）或毛豆（50 公克）或黑豆（25 公克） ＝無糖豆漿 1 杯 ＝傳統豆腐 3 格（80 公克）或嫩豆腐半盒（140 公克）或小方豆干 1 又 1/4 片（40 公克）或五香豆干 4/5 片（35 公克）或（濕）豆皮 30 公克
蛋類 1 份	＝雞蛋 1 個 ＝雞蛋白 70 公克 ＝皮蛋 1 個 ＝鹹鴨蛋 1 個 ＝鵪鶉蛋 6 個
乳品類 1 杯 （1 杯＝240 毫升全脂、脫脂或低脂奶＝1 份）	＝鮮奶、保久乳、優酪乳 1 杯（240 毫升） ＝全脂奶粉 4 湯匙（30 公克） ＝低脂奶粉 3 湯匙（25 公克） ＝脫脂奶粉 2.5 湯匙（20 公克） ＝乳酪（起司）2 片（45 公克） ＝優格 210 公克

表 1-11　素食者六大類食物代換表（續）

類別	食物代換份量
蔬菜類 1 份 （1 份為可食部分生重約 100 公克）	＝生菜沙拉（不含醬料）100 公克 ＝煮熟後相當於直徑 15 公分盤 1 碟，或約大半碗 ＝收縮率較高的蔬菜如莧菜、地瓜葉等，煮熟後約占半碗 ＝收縮率較低的蔬菜如芥蘭菜、青花菜等，煮熟後約占 2/3 碗
水果類 1 份 （1 份為切塊水果約大半碗～1 碗）	＝可食重量估計約等於 100 公克（80～120 公克） ＝香蕉（大）半根 70 公克 ＝榴槤 45 公克
油脂與堅果種子類 1 份 （重量為可食重量）	＝芥花油、沙拉油等各種烹調用油 1 茶匙（5 公克） ＝杏仁果、核桃仁（7 公克）或開心果、南瓜子、葵花子、黑（白）芝麻、腰果（10 公克）、或各式花生仁（13 公克）或瓜子（15 公克） ＝沙拉醬 2 茶匙（10 公克）或蛋黃醬 1 茶匙（8 公克）

資料來源：引自行政院衛福部素食飲食指南，2018 年 10 月。

四、素食飲食指標（引自行政院衛福部「素食飲食指標」）

（一）依據指南擇素食，食物種類多樣化

　　舊版素食的種類分為：「純素或全素」、「蛋素」、「奶素」、「奶蛋素」及「植物五辛素」五種，新版僅有前四項。葷食者的蛋白質主要來源為「豆魚蛋肉類」，素食者在「純素及蛋素」者，會以蛋類、豆類取代，而「奶蛋素」及「奶素」者建議增加攝取低脫或脫脂奶；可依據食物分類與建議份量來選擇搭配飲食。

（二）全穀雜糧為主食，豆類搭配食更佳

　　全穀雜糧類食物，應盡量選擇未加工者，因穀物在加工過程中會流失許多養分，如稻穀碾去穀殼為糙米，若是碾磨時將米糠層及胚芽一起碾掉，只剩下胚乳部分，即為精製白米，除了碳水化合物，其他養分幾乎都被去除了。

　　全穀類與豆類食物所含蛋白質組成不同，兩者一起食用可達到「互補作用」，因此建議每天應有全穀雜糧類食物與豆類食品搭配組合，且建議選擇未精製全穀類佔全穀雜糧類總量 1/3 以上。

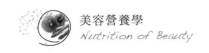

（三）烹調用油常變化，堅果種子不可少

大豆沙拉油、葵花油、橄欖油在高溫中易氧化，建議不要用來油炸食物，棕櫚油及椰子油雖是植物性，其所含飽和脂肪酸卻比較高，易升高血液中之膽固醇，不建議食用太多，在建議考慮烹調方法之後也須常變換烹調用油。

堅果種子類食物係指白芝麻、黑芝麻、核桃，杏仁果、開心果、腰果、夏威夷豆、松子仁、花仁、各類瓜子等。建議每日應攝取一份堅果種子類，同時也建議選擇要多樣化以均衡營養。

（四）深色蔬菜營養高，菇藻紫菜應俱全

深色蔬菜營養價值高，富含各種維生素、礦物質，而蔬菜中的藻類，如海帶、裙帶菜、紫菜等，菇類：如喜來菇、珊瑚菇、香菇、杏鮑菇等，提供了維生素 B_{12}，其中又以紫菜的維生素 B_{12} 含量較多，因此建議素食者飲食攝取應包含一份菇類、一份藻類食物、一份深色蔬菜。

（五）水果正餐同食用，當季在地份量足

新鮮蔬菜或水果為維生素 C 的食物來源，鐵與維生素 C 的吸收率呈正相關，改建議在三餐用餐，不論在餐前、餐中、餐後同時攝食水果，能改善鐵質的吸收率。

（六）口味清淡保健康，飲食減少油鹽糖

建議烹調時應減少使用調味品，多用蒸、煮、烤、微波代替油炸的方式，減少烹調用油量。建議少吃醃漬食物、精製加工、調味濃重、含糖高及油脂熱量密度高的食物，減少油、鹽、糖的攝取。

（七）粗食原味少精緻，加工食品慎選食

素食的加工食品，以麵筋、蒟蒻、大豆分離蛋白或香菇梗等，經過加工製程做成類似肉類造型或口感之仿肉食品，在製作過程中經常會添加食品添加物，以增加其口感或風味，因此建議素食飲食應少吃過度加工食品，多選擇新鮮食材。

（八）健康運動 30 分，適度日曬 20 分

適當的體能活動、適量熱量攝取，及配合體能運動，增加新陳代謝率，是健康體重管理的方法，每日至少 30 分鐘運動，活化型維生素 D 可幫助鈣吸收，因此建議素食者應適度進行戶外體能活動消耗熱量，避免維生素 D 缺乏。

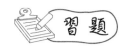習題

一、選擇題

( )　1. 如果鐵攝取過量，易造成何種狀況？　(A)會使肝衰竭　(B)高血壓 (C)中風　(D)糖尿病。

( )　2. 有機化合物是由哪些化學元素所組成？　(A)碳、氫　(B)氧　(C)氮 (D)以上皆是。

( )　3. 酵素是能催化體化學反應的一種蛋白質，用於分解脂質的酵素稱為？ (A)脂解酶　(B)蛋白質　(C)胰蛋白酶　(D)麥芽糖。

( )　4. 作用於蛋白質的酵素稱為何名？　(A)脂解酶　(B)蛋白酶　(C)核糖核 酸　(D)主酶。

( )　5. 負責氧化反應的酵素是哪一種？　(A)氧化酶　(B)水解酶　(C)脫氫酶 (D)轉移酶。

( )　6. 負責脫氫作用的酵素是哪一種？　(A)水解酶　(B)脫氫酶　(C)氧化酶 (D)聚合酶。

( )　7. 一般適合酵素的溫度為多少？　(A)36℃　(B)37℃　(C)37.5℃　(D)38℃。

( )　8. 水解酶是負責哪一項？　(A)脫氫作用　(B)脫羧基反應　(C)水解反應 (D)轉移作用。

( )　9. 負責脫氫作用的酵素是哪一種酵素？　(A)轉移酶　(B)氧化酶　(C)水 解酶　(D)脫氫酶。

( )　10. 每天應攝取多少水分？　(A)1,000c.c.　(B)1,000c.c.~1,400c.c. (C)1,500c.c.~2,000c.c.　(D)1,800c.c.~2,200c.c.。

二、問答題

1. 營養素的主要功能有哪些？

2. 營養不良會有哪些影響？

3. 食物須經過哪些過程才能在體內被利用？

Memo

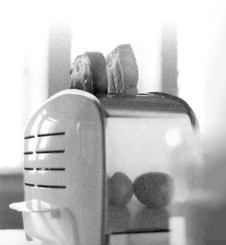

Nutrition of Beauty

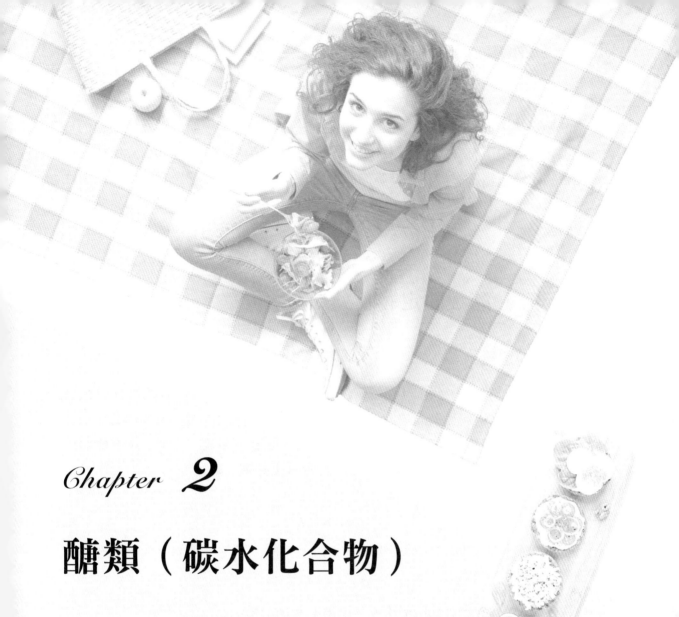

Chapter *2*

醣類（碳水化合物）

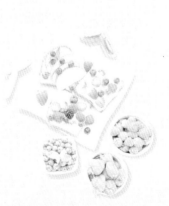

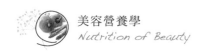
　　醣類是某些細胞的主要能源，例如紅血球和神經細胞，肌肉運動以血糖的形式提供燃料供給所有細胞，如以肝醣的形式儲存在肌肉及肝臟，當飲食所提的碳水化合物不敷所需時，儲存在肝臟的肝醣可以供應、維持血糖正常濃度，但須注意適量攝取，否則肝醣如在 18 小時之內耗盡，人體利用身體內脂肪蛋白質，影響身體的健康。

第一節 醣類的定義及分類

一、醣類的定義

　　醣類(carbohydrate)是由碳、氫、氧，以 1:2:1 的比例組合而成。分子式為 $(CH_2O)n$，n 代表這個比例的倍數，其中氫與氧的比例和水一樣 2:1。因此又稱為碳水化合物。糖與醣的區別在醣類指的為單醣、雙醣、多醣，而糖是指在醣類中具有甜味者，如果糖、葡萄糖、半乳糖、蔗糖、麥芽糖、乳糖等。

二、醣類分類

　　依醣類水解產物的化學構造複雜性，可分單醣、雙醣、寡醣、多醣等四類，分別敘述如下：

（一）單醣類(monosaccharides, simple sugars)

　　是屬醣類中構造最簡單，最常見的有葡萄糖、果糖和半乳糖，易溶於水，帶甜味的結晶體或液體。單醣含有醛基(–CHO)及氫氧基(–OH)者稱醛醣，如葡萄糖、甘露醣、半乳糖等，如含有氫氧基(–OH)以及酮基(>CO)者稱酮醣，如果糖，依含碳數有 3-7 個碳原子，分別為三碳醣(triose)、四碳醣(tetrose)、五碳醣(pentose)、六碳醣(hexose)以及七碳醣(heptose)等，其中以六碳醣最具重要生理意義，現將其分類、分布特性整理如表 2-1：

🍉 表 2-1 單醣的分類、分布及特性

分類	分布及特性
三碳醣 (triose)	體內醣類代謝產物，較少存在自然界，如甘油醛(glyceraldehyde)。
四碳醣 (tetrose)	為體內代謝的中間產物。
五碳醣 (pentose)	1. 為體內遺傳物質及輔酶的組織成分，如含有核醣(ribose)的去氧核醣酸、核醣核酸、輔酶，如：黃素腺嘌呤雙核苷酸。 2. 少量的五碳醣存在根莖類蔬葉以及水果中，如木醣(xylose)、阿拉伯醣(arabinose)，木醣以多分子聯結形成木膠(xylan)具甜味、吸收利用較低，可應用於糖尿病的飲食、阿拉伯醣被應用於細菌代謝的研究。
六碳醣 (hexose)	1. 葡萄糖(glucose)：又稱右旋醣(dextrose)，可溶於冷、熱水，為植物光合作用後，主要分布於葡萄、橘子，也是甜玉米、胡蘿蔔、玉米糖漿、楓糖漿及雙醣和多醣的分解產物。葡萄糖在人體血液中主要形式為血糖(blood sugar)，人體中樞神經只能利用葡萄糖，作為熱量的來源。 2. 果糖(fructose)：又稱左旋醣(levulose)，在體內可轉換為葡萄糖，為男性精子活動所需的能量來源，主要存在於梨子、蘋果、蜂蜜中。蜂蜜：大約一半果糖，一半葡萄糖；高果糖玉米糖漿用於製造汽水、冷凍甜點及糖果。 3. 半乳糖(galactose)：主要來自乳糖的水解，可在人體肝臟內可以與葡萄糖互轉換。其中相關疾病如：半乳糖血症(galactosemia)是一種先天遺代謝疾病之一，嬰兒失天缺乏磷酸半乳糖尿甘醯基轉移酶(galactose-l-phosphate uridyl transferase)無法將半乳轉換成葡萄糖供身體利用。致使血中半乳糖濃度升高，此時須供應無乳糖奶粉，否則嬰身會產生嘔吐、腹瀉、肝臟腫大、白內障、體重增加緩慢、心智發育有遲緩等症狀，嚴重時會造成死亡。

資料來源：引自王素華(2007)。

註： 目前食品製造業所用的糖醇主要是山梨醇(sorbitol)是葡萄糖的醇衍生物，可產生 3 大卡／克能量，但因吸收速度很慢，通常只用在無糖口香糖及減肥食品中。

嘌呤（purine，又稱普林），本書就日常用法同時使用兩譯名。

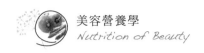

（二）雙醣類(disaccharides)

雙醣類經水解後，會產生兩分子的單醣，在自然中常見的有蔗糖、乳糖、麥芽糖等，現將其分類、特性整理如表 2-2。

表 2-2　雙醣類的分類、分布及特性

分類	分布及特性
蔗糖 (sucrose)	1. 存在於甜味較強的蔬菜及水果中，如甜菜、甘蔗、楓糖漿。 2. 由水解後產生一分子葡萄糖加一分子果糖，其混合物稱為轉化糖(invert-sugar)。 3. 白糖、紅砂糖及黑糖皆為蔗糖，不同之為純的差異。
乳糖 (lactose)	1. 由分子葡萄糖和一分子半乳糖鍵組成。 2. 乳糖甜味較其他雙醣低，不易溶於冷水，為牛奶中主要成分。 3. 在腸道中經乳糖水解後才能吸收，或促進腸道蠕動，也能增進鈣的吸收，較適合嬰兒食用。但缺乏此酵素者或活性過低者食用奶粉後，奶製品因殘留在腸道的乳糖被細菌發酵而產生酸性物質及二氧化碳，會引起腹瀉、腹痛、脹氣等症狀，稱為乳糖不耐症(lactose intolerance)。
麥芽糖 (maltose)	1. 由二分子葡萄糖結合而成的。 2. 常見於澱粉的水解物，發芽的穀類及發酵的穀類產品。 3. 在食品加工的應用，常添加於食品中的甜度，也作為嬰兒穀類副食品。

資料來源：引自王素華(2007)。

註：乳糖是乳品類及乳製品中主要的糖，許多人缺乏能夠分解 B 鍵的乳糖酶，因此不能消化大量的乳糖，結果造成腹部脹氣，絞痛及不適，這是因未吸收的乳糖被大腸的細菌代謝成酸性氣體。

（三）多醣類(polysaccharides)

是由 10 個以上單醣分子結合而成，有時單醣的數目多達 1000 以上。結構複雜，分子量大，不具甜味，部分溶於水，有些可經消化作用變成單醣吸收，有些則人體無法吸收，可吸收的如肝醣、澱粉，較難消化如：糊精、果膠、樹膠、黏質、纖維素等，另有海藻多醣類，現將其分類、分布及特性整理如表 2-3：

🍉 表 2-3　多醣類的分類、分布及特性

分類	分布及特性
澱粉 (starch)	1. 為植物體儲存醣類的型態，澱粉分為直鏈澱粉(amylose)和支鏈澱粉(amylopectin)，兩者都是植物及動物的能量來源。由許多分子葡萄糖來合成，大都存在植物的種子、根、莖內，如小麥、豆類、稻米、馬鈴薯、芋頭、甘藷等。 2. 當澱粉加水加熱，其顆粒會吸收水分而膨脹，使細胞壁破裂，因澱粉中具有膠體性質，而產生黏稠現象，所以又稱膠黏澱粉。
糊精 (dextrin)	1. 澱粉的水解過程，會先形成糊精，再分解成麥芽糖。 2. 在水解過程中產生的糊精，依分子量又可分為：澱粉糊(amylodextrin)、無色糊精(achrodextrin)、紅色糊精(erythrodextrin)。 3. 糊精比澱粉甜，易消化及易溶於水。
肝醣 (glycogen)	1. 肝醣的構造和澱粉相似，僅存於動物體內，又稱為動物性澱粉(animal starch)。 2. 主要存在於肝臟和肌肉中。 3. 肝臟中的肝醣可以協助維持血糖正常濃度，當血糖過低時，可分解成葡萄糖，進入血液以提高血糖濃度。 4. 肌肉的肝醣僅作為運動能量之用。
纖維質 (fiber)	1. 是植物細胞壁的主要成分，在人體消化道內的酵素無法分解。 2. 可刺激腸道蠕動，幫助消化，防止便祕。 3. 來自食物纖維質稱為膳食纖維(dietary fiber)，可分為水溶性和非水溶性，水溶性膳食纖維包括果膠、樹膠、黏質、海藻(algae)，而非水溶性的則包括多醣類的纖維素、半纖維素及非多醣類的木質素。

資料來源：引自王素華(2007)。

註：1. 果膠、黏膠質部分半纖維素的生理效用是延遲胃的排空，減緩葡萄糖吸收，降低血膽固醇，主要來源，柑橘類、水果、燕麥製品、豆類、食品中添加的黏稠劑果膠(pectin)：是由半乳糖醛酸脫水聚合而成的複合多醣類，是植物細胞壁重要結構物質，稱為細胞間接合物，合在水中，如李子、蘋果、葡萄，可溶於熱水，具有保水性。
　　2. 海藻多醣類：俗稱洋菜，為紅藻類細胞壁的成分，是半乳糖直鏈聚合物。

（四）醣類的衍生物(Derivatives of Carbohydrate)

醣類經化學反應可形成。

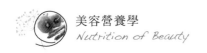

第二節　醣類的功能

一、供給熱能

葡萄糖的主要功能是提供身材細胞所需的能源，例如大部分的腦及紅血球大都由葡萄糖所提供熱量，葡萄糖也供肌內細胞和其他細胞做燃料。每公克醣在體內代謝後，可產生 4 大卡(kcal)的熱能。

二、調節脂肪代謝

當醣類缺乏時，身體內分解脂肪，而脂肪氧化不完全會產生過多酮體(ketone body)，是脂肪分解時的中間代謝產物，在肝臟形成後經血液循環運至肝外組織，少量的酮體，可被肝外組織分解利用。如心臟肌肉、胃臟、腦等部位代謝以產生熱量，但酮體大量堆積時，身體無法在短時間將酮體代謝掉，會造酮酸中毒(ketosis)，而引起鈉離子流失、脫水進而造成酸鹼不平衡，因此每日要攝取為總熱量 56~68%的醣類，以避免產生酮中毒現象。

註：酮體包括：B-羥丁酸、丙酮、雙醋酸。

三、節省蛋白質的功能

每日膳食中須攝取足夠的醣類，人體會優先使用醣類做為能量來源，蛋白質是提供建造修補組織，當醣類不足，則脂肪及蛋白質即被供為能量來源，而無法提供建造修補身體組織的功能。

四、促進腸胃蠕動

有幫助促進腸胃蠕動的醣類包括膳食纖維及乳糖。膳食纖維可促進腸胃蠕動，並可預防慢性病發生。乳糖除了促進腸胃蠕動，也可幫助腸內有益菌生長或發酵，而產生人體所需的維生素 B 群及維生素 K、微量營養素。

五、合成體內重要物質

醣類可參與體內許多生化反應，合成脂質、胺基酸及遺傳物質，如核糖核酸、去氧核糖核酸等，也為神經細胞，身體結締組織的重要成分。現分述如下：

1. 葡萄糖醛酸(glucuronic acid)：存在於肝臟，是黏多醣類(mucopolysaccharides)的組成分之一，在肝臟內的葡萄糖醛酸可與毒性化合物質及細菌的副產物結合，因而是一種解毒劑。

2. 肝素(heparin)：是一種黏質多醣類，可預防血液凝固。

3. 玻糖醛酸(hyaluronic acid)：為一種黏性物質，是形成結締組織細胞間質的成分。

4. 免疫多醣類(immune polysaccharides)：為身體抵抗感染機制的一部分。

5. 軟骨素硫酸(chondroitin sulfates)：存在於皮膚、軟骨、肌腱、骨骼及心臟瓣膜中。

6. 糖苷類(glycosides)：是腎上腺激素(adrenal hormones)及類固醇的構成要素。

7. 羊乳糖脂(glalactolipids)：是神經組織的組成成分。

8. 核糖核酸(ribonucleic acid, RNA)與去氧核糖核酸(deoxyribonucleic acid, DNA)：是控制及傳遞細胞遺傳特性的化合物。

六、中樞神經系統(central nervous system)

中樞神經系統的主要中心－腦(brain)，並沒有儲存葡萄糖，須從血液中來供給，如葡萄糖供給不足，所造成的低血糖，可能導致腦部傷害。

第三節 醣類的消化、吸收及代謝

一、醣類的消化

（一）口腔

人體以化學性（酵素）及機械性（咀嚼或蠕動）方法將大分子食物分解小分的過程稱為消化作用。唾液中含有澱粉(amylase)，可在中性或微鹼性的環境下作用，可將澱粉分解成糊精和麥芽糖，因食物停留在口腔內的時間很短，當食物進入胃後，唾液澱粉酶的作用會被胃酸抑制，因此醣類在口腔進行的消化作用是很有限的。

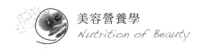

（二）胃的消化

當食物與唾液混合後進入胃中，與胃酸及蛋白質消化酵素混合，而形成食糜。會產生兩種反應，蛋白質消化酵素分解唾液中的澱粉酶，另一是胃酸中和唾液的鹼性。此兩種反應均可抑制唾液中澱粉酶的澱粉分解作用。因此，胃對於醣類並沒有消化的功用，胃會產生排空運動，可將食糜推進小腸。現例舉乳糖、蔗糖、麥芽糖、澱粉說明如下：

1. 乳糖 $\xrightarrow[\text{(lactase)}]{\text{乳糖酶}}$ 葡萄糖＋半乳糖

2. 蔗糖 $\xrightarrow[\text{(sucrase)}]{\text{蔗糖酶}}$ 果糖＋葡萄糖

3. 麥芽糖 $\xrightarrow[\text{(maltase)}]{\text{麥芽糖酶}}$ 葡萄糖＋葡萄糖

4. 澱粉 $\xrightarrow[\text{(amylase)}]{\text{澱粉酶}}$ 葡萄糖＋麥芽糖

（三）小腸

小腸為醣類消化主要的場所。在小腸發生的酵素分解反應包括：

1. 胰澱粉酶將澱粉分解，形成麥芽糖。

2. 雙醣酶將雙醣分解成單醣。例如蔗糖被蔗糖酶分解成葡萄糖及果糖，麥芽糖被麥芽糖酶分解成二分子的葡萄糖，乳糖被乳糖酶分解成葡萄糖及半乳糖等。在小腸內，所有醣類都會被分解為單醣才能吸收。

（四）大腸

所有含食糜到達大腸時，醣類只剩下無法分解的纖維質，大腸中的細菌可利用纖維質來產生水、氣體及短鏈脂肪酸(short-chain fatty acids)，如丙酸(propionic acid)、丁酸(butyric acid)、醋酸(acetic acid)等，短鏈脂肪酸可被大腸吸收進入體內產生熱量。

二、醣類的吸收

消化後的單醣必須進行耗能的主動運動，或進行載運體的被動擴散作用，主要目的是將這單醣藉由通過小腸壁細胞而進入肝門靜脈血液內。

三、醣類的代謝

從腸道吸收的果糖、葡萄糖、半乳糖，進入肝、心臟會轉變成葡萄糖供給細胞能量。肝臟是所有營養素代謝中心，可以進行合成作用；可將葡萄糖以肝醣型式儲存，也可以進行分解作用，將葡萄糖供給身體之用。

（一）醣類的貯存

葡萄糖、果糖、半乳糖進入肝臟內，經由酵素作用轉變成葡萄糖，部分經血液循環送至全身各組織細胞氧化釋能，部分轉變肝醣貯存在肌肉或肝臟內。一般成人體內肝醣儲存量約 350~450 公克。

（二）轉變成胺基酸

在體內的葡萄糖代謝產物經轉胺基作用，形成非必需胺基酸，供給身體合成蛋白質。

（三）轉變成脂肪

葡萄糖代謝過程，先分解成乙醯輔酶 A(acetyl-CoA)，再由這些乙醯輔酶 A 組合成能量儲存形式－脂肪。

脂肪儲存在體內以備不時之需。但脂肪組織儲存脂肪並不像肝臟儲存肝醣，因脂肪組織可無限量儲存脂肪。因此吃糖會變胖就是這個道理。

（四）葡萄糖的分解

葡萄糖分解最終產生二氧化碳、水及熱能。釋出的熱能以腺嘌呤核苷三磷酸(ATP)的型式，存放在細胞內粒線體中，依身材需要釋出熱量。

四、血糖的維持

肝臟是調節葡萄糖代謝的主要器官，肝臟藉著肝醣合成、肝醣分解、脂質合成與分解、糖質新生等機轉來調節、控制葡萄糖以維持血糖值的恆定。

一般正常飯前血糖(fasting blood sugar)保存在 80~110mg/dL，但飯後 1 小時後血糖則會升至 140mg/dL 左右，慢慢又降低至正常範圍，如飯前的血糖超過130~160mg/dL，則懷疑能是罹患糖尿病。

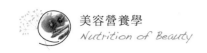

（一）維持血糖激素的因素

1. 胰島素(insulin)：由胰臟的蘭氏小島中的 β 型細胞所分泌，是降血糖激素，貯存在肝臟肌肉及脂肪組織中，由以下的作用來維持血糖。
   (1) 促使血中葡萄糖在肝臟及肌肉中形成醣。
   (2) 促進葡萄糖進入脂肪細胞及肌肉細胞分解與氧化。
   (3) 促使葡萄糖轉變成脂質或其他物質。

2. 腎上腺素(epinephrine)：是由腎上腺髓質分泌，具有升高血糖的功能。其作用的方式是促進肝醣分解並抑制胰島素作用。

3. 腎上腺皮質激素(glucocorticoid)：由腎上腺皮質分泌，可促進糖質的新生作用以升高血糖。

4. 甲狀腺激素(thyroid hormone)：是由甲狀腺分泌，具有升高血糖之功能，可促進腸內六碳醣的吸收、糖質新生及肝醣分解之作用。

5. 生長激素(growth hormone)：由腦垂體前葉分泌，可使血糖升高，具有促進脂質氧化以節省醣類之作用。

6. 升糖激素(glucagon)：是由胰臟之蘭氏小島中的 α 型細胞所分泌。其作用為促進糖質新生與肝醣分解的作用，以升高血糖和胰島素互相制衡。

（二）影響血糖值的因素

1. 運動。

2. 外傷。

3. 麻醉。

4. 服用藥物。

5. 肝臟疾病。

6. 腎功能異常。

7. 消化或吸收不良。

8. 長期的營養不良或過剩。

9. 內分泌疾病而影響激素的分泌。

第四節 醣類的食物來源及需要量

一、食物的來源

食物中醣類可來自於植物性食物的全穀雜糧類、蔬果類等，以及動物性食物，如乳品類、肝醣（包括牡蠣、蛤蜊、九孔等），現分別說明如下：

（一）全穀雜糧類

為多醣類中澱粉的主要食物來源如下：

1. 米及米類製品：如油飯、米粉、年糕、米苔目等。

2. 雜糧類及相關製品：燕麥、小麥、麵包、土司、高粱、蕎麥、黑麥、通心麵、油麵、麵線、拉麵、麥粉、饅頭、燒餅等。

3. 根莖類：番薯、薯條、芋頭、玉米、馬鈴薯。

4. 種子類：菱角、蓮子。

（二）乳品類以及乳製品

含雙醣中的乳糖或另外添加蔗糖，如調味奶、牛奶、乳酪、乳酸菌飲料等。

（三）豆魚蛋肉類

醣類含量較少，新鮮的貝類和牡蠣常含有肝醣，但死之後很快就會轉變成乳酸及丙酮酸。

（四）蔬菜類

包括所有蔬菜如高麗菜、甜菜、胡蘿蔔、葉菜、洋蔥、皇帝豆、四季豆、茭白筍、南瓜、菜豆等。

（五）水果類

富含蔗糖（雙醣）或葡萄糖及果糖（單醣），也含有大量的膳食纖維，如葡萄、梨子、香蕉、蘋果、龍眼、波羅蜜等。

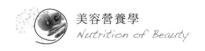

（六）其他

加工食品一般添加多量蔗糖，如蜜餞、蜂蜜、罐頭製品、果糖糖漿。

二、攝取量的建議

行政院衛福部於「每日飲食指南」中建議，醣類的攝取量應占每日攝取總量為 50~60%、脂質 20~30%、蛋白質 10~20%，為了預防酮酸血症，每天至少應攝取 50~100 公克醣類，精製糖的攝取量不宜超過總熱量 10%，膳食纖維的建議量每日約 25~35 公克。

第五節 醣類對健康的影響

一、醣類攝取過多或過少時的影響

醣類攝取過少，易引起熱量不足，而身體為了彌補其不足則會造成脂質代謝異常，飲食中蛋白質或體蛋白分解流失，嚴重時可能會引起免疫力降低、體重下降、體內酸鹼不平衡及脫水等現象，醣類如攝取過多，可能會造成肥胖等疾病。

二、乳糖不耐症(lactose intolerance)

有些成年人，對牛乳缺乏耐受性，因他們小腸內乳糖酶(lactase)活性較低，而導致乳糖吸收障礙。當未吸收的乳糖累積在小腸內發酵時，會產生脹氣、腹瀉、腹痛。

三、心血管疾病

攝取過多糖易使血中的三酸甘油酯量升高，而高三酸甘油酯血症為冠狀動脈硬化危險因素之一，低密度脂蛋白(low density lipoprotein, LDL)顆粒較小而易導致心血管疾病，增加脂肪組織的脂肪積聚，增加血液凝塊的傾向，促進肝臟合成脂肪。

四、蛀牙

蛀牙的形成是因口腔裡的細菌及殘留食物而形成牙菌斑，並附著在牙齒表面，細菌經分解後產生乳酸，破壞牙齒琺瑯質的結構，當患者牙齒抵抗力不佳，就易形成蛀牙。食物中以醣類最易造成口腔中細菌產生酸性物質，尤其是蔗糖，平日最好少吃黏性高醣類，以減少蛀牙。

五、相對性低血糖(relative hypoglycemia)

相對性低血糖是指因攝取精緻醣類造成胰島素對於升高的血糖過度反應，而產生低血糖。另將普通食物的升糖指數(GI)及升糖負荷(GL)整理如表 2-4，食物所含的碳水化合物如表 2-5：

表 2-4 一般食物的升糖指數(GI)和升糖負荷(GL)(Glycemic index)

參考食物的標準食品：葡萄糖＝100

低血糖指數(GI)食物：低於 55 　　　低血糖負荷(GL)食物：低於 15

中血糖指數(GI)食物：55~70 　　　中血糖負荷(GL)食物：15~20

高血糖指數(GI)食物：高於 70 以上 　　高血糖負荷(GL)食物：20 以上

食物	份量	升糖指數	碳水化合物	升糖負荷
乳製品				
牛奶、全脂	1 杯	27	11	3
牛奶、脂肪	1 杯	32	12	4
優格、低脂	1 杯	33	17	6
穀類、麵條				
長粒白米	1 杯	56	45	25
短粒白米	1 杯	72	53	38
糙米	1 杯	55	46	25
義大利麵	1 杯	41	40	16
豆類				
白豆	1 杯	38	54	21
扁豆	1 杯	30	40	22
菜豆	1 杯	27	38	10
烤豆	1 杯	48	54	26

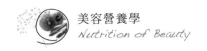
表 2-4　一般食物的升糖指數(GI)和升糖負荷(GL)(Glycemic index)（續）

食物	份量	升糖指數	碳水化合物	升糖負荷
麵包和馬芬糕				
全麥麵包	1 片	69	13	9
白麵包	1 片	70	10	7
牛角麵包	1 小型	67	26	17
貝果	1 小型	72	30	22
蔬菜				
新（紅）馬鈴薯，水煮	1 杯	62	29	18
馬鈴薯，烤	1 杯	85	57	48
紅蘿蔔，水煮	1 杯	49	16	8
甜玉米	1 杯	55	39	21
水果				
葡萄柚	1 中型	25	32	8
柳橙	1 中型	44	15	7
香蕉	1 中型	55	29	16
蘋果	1 中型	38	22	8
糖				
乳糖	1 茶匙	46	5	2
果糖	1 茶匙	23	5	1
蔗糖	1 茶匙	65	6	4
蜂蜜	1 茶匙	73	6	4
點心				
果凍糖	1 盎司	80	26	21
巧克力	1 盎司	49	18	9
洋芋片	1 盎司	54	15	8
香草餅	5 片	77	15	12

🍉 表 2-4　一般食物的升糖指數(GI)和升糖負荷(GL)(Glycemic index)（續）

食物	份量	升糖指數	碳水化合物	升糖負荷
飲料				
開特力運動飲料	1 杯	78	15	12
可口可樂	1 杯	63	26	16
柳橙汁	1 杯	46	26	13
蘋果汁	1 杯	40	29	12

資料來源：引自蕭寧馨(2009)。

註：1 杯：240 毫升，1 盎司：30 公克。

🍉 表 2-5　食物所含的碳水化合物

食物種類	份量	碳水化合物
米飯	120 毫升	22
熟玉米	120 毫升	21
烤馬鈴薯	1 個	51
義大利麵條	120 毫升	19
雜糧麵包	1 片	12
牛奶	240 毫升	12
菜豆	120 毫升	19
熟紅蘿蔔	120 毫升	8
優格（含阿斯巴甜）	240 毫升	19
花生	30 公克	6
鳳梨	120 毫升	10
香蕉	1 根	28
可樂飲料	350 毫升	39
MM 原味巧克力豆	45 公克	30

資料來源：引自蕭寧馨(2009)。

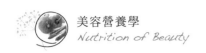

第六節　膳食纖維與健康

　　膳食纖維(dietary fiber)是指不能被人體消化道內酵素分解的木質素及多醣類，這些物質具有特殊的化學結構及不同的化學、物理性質，木質素不屬於醣類，而存在植物的木質部分或蔬果、全穀類的表層。因此膳食纖維主要來自於植物的細胞壁、細胞間質或植物的分泌物。

一、膳食纖維分類

　　以膳食纖維的溶解性不同，可分為可溶性及不可溶性的膳食纖維，分別敘述如下：

（一）可溶性膳食纖維

1. 種類
   (1) 果膠：與纖維素及木質素不同，無真正的纖維素，也不具絲狀特徵，但它是細胞壁重要的結構物質，也具有細胞間質(intercellularcement)的功能。溶於熱水並能保留水分而形成凝膠。食物來源：蘋果、柑橘類、梨。
   (2) 半纖維素(hemicellulose)：存在植物的細胞壁中，半纖維素溶於熱水，存在各類植物性食物中，如芹菜、蘿蔔、葉菜類、甘藍菜、瓜類、全穀類、蘋果、桃、梨。
   (3) 膠與黏漿(gums and mucilages)：都是植物細胞的非結構性成分，可溶於熱水。不能消化的多醣類，被應用於食品工業。例如從海藻提煉出的洋菜(agar)，因其凝膠性質而被廣泛使用，愛爾蘭苔、褐藻酸鹽、鹿角素，也都從海藻中抽提而出的，應用於煉乳及冰淇淋等食品中，以增加潤滑度，果膠也用於製造果凍(fruit jellies)。

2. 生理功能
   (1) 延緩胃排空。
   (2) 延緩葡萄糖吸收及血糖上升。
   (3) 降低血液中膽固醇。

（二）不可溶性膳食纖維

1. 種類：

 (1) 纖維素：是細胞壁的主要結構，不溶於水，在穀類的粗糠(bran)中含量豐富。

 (2) 木質素：雖將其歸類為膳食纖維素，因不含糖的單元，因此不是醣類，不溶水，為構成植物木質部的成分，豆類、含有種子的水果及梨子的木質細胞都是重要來源，全穀類也含有中等量的木質素，大多數蔬菜含量較低。

2. 生理功能：增加腸道內實體，促進腸道蠕動。

3. 食物來源：

 (1) 糙米、全麥、燕麥、大麥、小麥麩皮、植物。

 (2) 堅果類、豆類、黃豆。

 (3) 馬鈴薯、胡蘿蔔、花椰葉、綠花椰菜。

 (4) 全穀類、小麥麩皮。

二、膳食纖維的生理作用

纖維對小腸的生理作用有下列幾點：

（一）預防及舒解便祕

膳食纖維可吸收水分，可軟化糞便使其易排出，膳食纖維對水有很好的親和力，因吸水分而增加腸道內的實體，進而促進腸蠕動，並縮短廢物停留在腸道內的時間。

（二）改善耐糖能

果膠、黏漿及膠都可延緩胃排空，這有兩個優點：

1. 增加飽腹感、減少進食，有助於能量的攝取控制在需要之範圍內。

2. 可緩和血液循環吸收葡萄糖的反應，因而降低胰島素分泌。

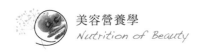

（三）能抑制血液中膽固醇上升

果膠、膠及黏漿可與膽酸(bile acid)及固醇類(steroid)物質螯合。此種螯合效應有助於降低血中膽固醇的量，減少心血管疾病與膽結石的罹患率。燕麥片有適度降低血中膽固醇濃度的作用。

（四）預防憩室病及痔瘡

高纖維飲食可降低憩室病(diverticular disease)及結腸過敏患者的腸管內壓。能預防因腸道局部壓力增加而導致痔瘡，及因腸壁肌肉缺乏刺激而變弱，腸管內乾硬之廢物壓迫腸壁而造成憩室病。

（五）降低大腸癌發生率

膳食纖維可增加腸道內的實體，能減少致癌源與腸黏膜接觸的機會，可降低大腸癌的發生率。

（六）減少毒性物質的吸收

膳食纖維能吸收毒性物質，可促進有害人體的毒性物質之排出。

（七）高纖維飲食

如素食，其消化係數較低，體內所得到的淨能量比高蛋白的動物性飲食低，有些膳食纖維可能會與鈣、鎂、鋅、磷及其他礦物質結合，而造成營養缺乏症。

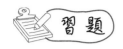

習題

一、選擇題

( ) 1. 在醣類中構造最簡單是哪一種？　(A)單醣類　(B)雙醣　(C)多醣類　(D)以上皆非。

( ) 2. 在單醣類中如果糖依含碳有 3-7 個碳原子，其中以哪一個碳醣最具重要生理意義？　(A)四碳醣　(B)五碳醣　(C)六碳醣　(D)七碳醣。

( ) 3. 醣類是哪些元素組成？　(A)碳、氫、氧　(B)氧、氫　(C)碳、氫　(D)碳、氫、氧、氮。

( ) 4. 雙醣類的分類有哪些？　(A)蔗糖　(B)乳糖　(C)麥芽糖　(D)以上皆是。

( ) 5. 多醣類是由幾個以上的單醣分子結合而成？　(A)7 個　(B)9 個　(C)10 個　(D)12 個。

( ) 6. 多醣類的分類有哪些？①澱粉、②糊精、③肝醣、④纖維質　(A)①＋②　(B)②＋③　(C)①＋②＋③　(D)①＋②＋③＋④。

( ) 7. 水溶性膳食有哪些？①果膠、②樹膠、③黏質、④海藻　(A)①＋②　(B)②＋③　(C)②＋③＋④　(D)①＋②＋③＋④。

( ) 8. 醣類可參與體內許多生化反應、合成脂質、胺基酸及遺傳物質等，也是神經細胞、身體結構組織重要成分存在於肝臟，是一種解毒劑，是下列何種成分？　(A)肝素　(B)糖苷類　(C)葡萄糖醛酸　(D)半乳糖脂。

( ) 9. 醣類的消化，乳醣可分解下列何種？　(A)葡萄糖＋半乳糖　(B)果糖＋葡萄糖　(C)葡萄糖＋葡萄糖　(D)葡萄糖＋麥芽糖。

( ) 10. 醣類的消化，蔗糖可分解以下何種？　(A)葡萄糖＋半乳糖　(B)果糖＋葡萄糖　(C)葡萄糖＋葡萄糖　(D)葡萄糖＋麥芽糖。

( ) 11. 葡萄糖分解最後產生哪些元素？　(A)水　(B)二氧化碳　(C)熱能　(D)以上皆是。

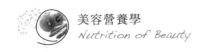
（　）12. 一般正常飯前血糖保存在多少是正常範圍？　(A)70~90 mg/dL
(B)70~100 mg/dL　(C)80~110 mg/dL　(D)100~130 mg/dL。

（　）13. 由腎上腺髓質分泌，具有升高血糖的功能，是那一種激素？　(A)腎上
腺素　(B)生長激素　(C)甲狀腺激素　(D)升糖激素。

（　）14. 由甲狀腺分泌，具有升高血糖的功能，是下列何種激素？　(A)腎上腺
素　(B)生長激素　(C)甲狀腺激素　(D)腎上腺皮質激素。

（　）15. 攝取過多糖易使血中何種物質升高，也是為冠狀動脈硬化危險因素之
一？　(A)ATP　(B)RNA　(C)DNA　(D)三酸甘油酯量。

（　）16. 可溶性膳食纖維有哪些？　(A)果膠　(B)半纖維素　(C)膠與黏漿　(D)
以上皆是。

（　）17. 可溶性膳食纖維有哪些生理功能？　(A)延緩胃排空　(B)延緩葡萄糖
吸收及血糖上升　(C)降低血液中膽固醇　(D)以上皆是。

（　）18. 不可溶性膳食纖維有哪些？①纖維素、②木質素、③果膠、④半纖維素
(A)①＋②＋③　(B)①＋②　(C)②＋③＋④　(D)①＋②＋③＋④。

（　）19. 何種物質螯合有助於降低血中膽固醇的量？　(A)果膠、膠　(B)黏漿
(C)膽酸、固醇類　(D)以上皆是。

（　）20. 高纖維飲食可能會與哪些礦物質結合，會造成營養缺乏症？①鈣、②
鎂、③鋅、④磷、⑤鐵　(A)①＋②　(B)①＋②＋③　(C)①＋②＋③
＋④　(D)①＋②＋③＋④＋⑤。

二、問答題

1. 醣類功能有哪些？

2. 膳食纖維的生理作用為何？

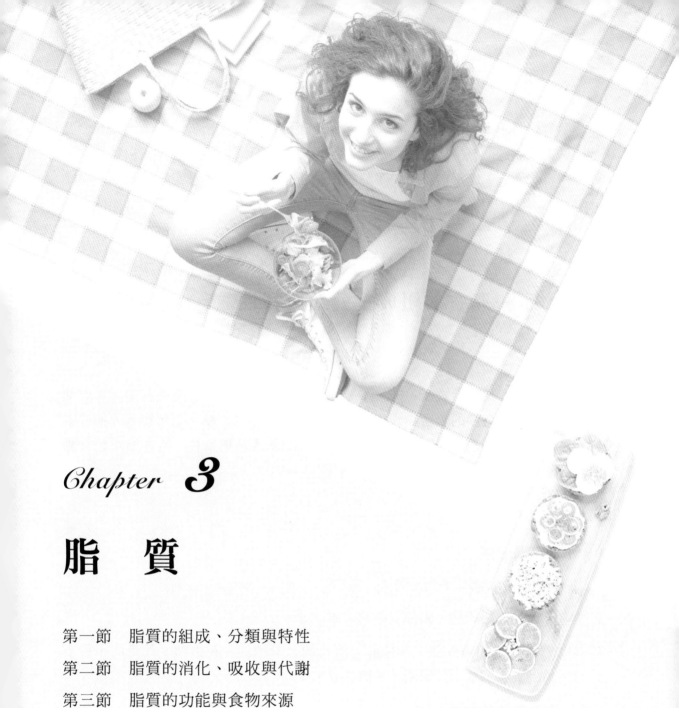

Chapter **3**

脂　質

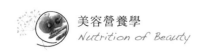

　　脂質是脂肪及脂肪類似物的總稱，脂質不溶水，但可溶於丙酮、酒精。脂質是提供人類能量的最大來源，每公克脂質所含的熱量（9 大卡）是蛋白質和碳水化合物（4 大卡）的兩倍以上。雖然飽和脂肪酸會增加心血管疾病(cardiovascular disease, CVD)，但某些人體和食物中的脂質也具有重要的功能，現將其組成、分類、特性、消化、代謝功能、食物來源，對健康的影響，分別敘述如下：

第一節　脂質的組成、分類與特性

一、組成

　　脂質是由有機化合物所組成，主要元素有碳、氫、氧等，其他側鏈元素有油類、脂肪、蠟及有關的化合物。只要可以用有機溶劑如乙醚、氯仿和苯等抽取者皆稱為脂質，而脂肪酸(fatty acid)是許多脂質的基本結構單位。有些脂質也含醣類、磷酸或氮的成分。

二、脂質分類

（一）依來源分類

　　脂質的分類依據來源可分為：

1. 動物性脂肪：如奶油、豬油、魚油、雞油等。
2. 植物性脂肪：如黃豆油、沙拉油、葵花油、玉米油、花生油、芥花油、椰子油、橄欖油、麻油、棕櫚油、米糠油等。

（二）依脂肪的飽和度分類

1. 不飽和油脂：含不飽和脂肪酸較多的油脂俗稱為「不飽和油脂」。在常溫下至液體的型態，如芝麻油、花生油、芝麻油等植物油都是液體。
2. 飽和油脂：含飽和脂肪酸較多的油脂俗稱「飽和油脂」。在常溫下呈固體的型態，常見於動物油，如奶油是黃色固體、豬油是白色固體。

（三）依化學結構分類

依照化學結構的不同，脂質可分為簡單脂質、複合脂質、衍生脂質等三大類。

1. 簡單脂質：一般指脂肪酸與甘油酯化而成的酯，有時也包括游離脂肪酸，又分為下列兩類：

   (1) 中性脂肪(neutral fat)：是由甘油及脂肪酸結合成的酯，由 3 個碳與 3 個羥基組成。中性脂肪係由一分子甘油及三分子脂肪酸經脫水縮合作用而形式，又稱為三酸甘油酯(triglyceride, TG)或三醯甘油(triacylglycerol)，由二分子脂肪酸與一分子甘油酯化成之化合物稱雙酸甘油酯(diglycerides)，由一分子脂肪酸與一分子甘油酯化成之化合物，稱為單酸甘油酯(monoglycerdes)。動植物以三酸甘油酯的型式儲存脂質，而且最常攝取的脂肪也是三酸甘油酯，在室溫下如為固態者稱為脂肪，如為液態者則稱為油。

      天然食物中的脂質以三酸甘油酯占最多，約 98~99%；其中又以碳數 14~18 的長鏈三酸甘油酯為多數，其餘為微量的單酸甘油、雙酸甘油酯、磷脂質固醇類、游離脂肪酸等。

   (2) 蠟：蠟是由長鏈脂肪酸與長鏈醇類或碳環鍵結而成的酯，不能被人體吸收，呈固體狀，蠟在動物皮膚、皮毛、羽毛、果實、樹葉，有助於外層的形成，有保護作用，如羊毛脂(lanolin)是來自羊毛，由羊毛固醇與脂肪酸形成的酯類、蜂蠟(beeswax)是蜜蜂分泌物，由 26~34 個碳原子的脂肪醇與軟脂酸而形成的酯類。

2. 複合脂質：複合脂質(compound lipids)是指中性脂質與其他非脂質化合物結合而成，依照所結合化合物的不同可分為：

   (1) 磷脂質(phospholipids)：磷脂質也是脂質的一種，由甘油、磷酸基、脂肪酸及含氮鹼基結合而成，包括有腦磷脂(cephalins)、鞘磷脂(sphingomyelin)、卵磷脂(lecithin)等。鞘磷脂是由鞘胺醇(sphingosine)、磷酸基、脂肪酸及膽素合成，腦磷脂則是脂肪酸、甘油、磷酸基及乙醇胺(ethanolamine)或絲胺酸(serine)結合而成。人體含有許多不同形式的磷脂質，尤其是腦部，磷質的功能包括構成細胞膜、神經組織、腦等組織供給熱量，也參與血液凝集

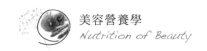

作用等。不同形式卵磷脂是常見磷脂質，在小腸細胞中，參與脂肪的消化作用。肝、花生、大豆、小麥胚芽及蛋黃都富含卵磷脂。

註： 卵磷脂(lecithin)是磷脂質的一種，含有兩個脂肪酸、一個磷酸根，一個膽鹼分子，卵磷脂自成一類，因依據所含脂肪酸之不同可以形成各種卵磷脂。

(2) 醣脂質：醣脂質(glycolipids)是脂肪酸與一分子或一分子以上醣類的脂質。醣脂質的種類有腦醣苷(cerebroside)含有葡萄糖或半乳糖的脂質，主要存在腦、神經組織之膜外層，是神經髓鞘及腦中白質的構成要素。

(3) 脂蛋白：脂蛋白(lipoprotein)是由中性脂肪、蛋白質、磷脂質及膽固醇酯所形成，在小腸黏膜或肝臟中合成。以三酸甘油酯為中心，外面包圍親水性之磷脂質及蛋白質，其功能在血液中運輸脂質。脂蛋白有下列幾種：

A. 乳糜微粒(chylomicron)：乳糜微粒在小腸黏膜形成，經吸收後進入淋巴系統的乳糜管(lacteals)而到達血液。為脂蛋白中三酸甘油酯含量最高者。乳糜微粒會使血漿呈現乳狀，但很快被脂蛋白脂肪酶(lipoprotein lipase)水解，所釋放出來的三酸甘油酯立即被組織吸收。血漿因而澄清。因此其主要功能是運輸膽固醇、三酸甘油酯，及磷脂質到脂肪細胞、肌肉，或肝臟。

B. 極低密度脂蛋白(very low density lipoprotein, VLDL)：主要由三酸甘油酯組成，在肝臟生成，將三酸甘油酯運送至各組織。

C. 低密度脂蛋白(low density lipoprotein, LDL)：含大量的膽固醇。低密度脂蛋白將膽固醇送到各組織細胞以供利用，一般如低密度脂蛋白中膽固醇的含量越高，罹患冠狀動脈硬化及動脈粥狀硬化(atherosclerosis)等心血管疾病的機率會越高。

D. 高密度脂蛋白(high density lipoprotein, HDL)：高密度脂蛋白會將各組織的膽固醇帶回肝臟代謝。高密度脂蛋白中的膽固醇含量越高，表示體內即將代謝掉的膽固醇量越多，患心血管疾病的機率就較低。

3. 衍生脂質：由類脂質水解所產生的產物稱為衍生脂質(derived lipids)，包括脂肪酸、甘油、固醇類，以及各種脂溶性維生素（維生素 A、D、E、K）。

(1) 脂肪酸的分類：脂肪酸(fatty acid)是脂質的結構單位，自然界的脂肪酸大都是直鏈偶數碳之碳氫化合物，具有一個酸根(–COOH)或稱羧基(carboxyl group)，因來自脂肪因此稱為脂肪酸。依其碳原子數目及飽和度不同可將其分類如下：

A. 以碳鏈的長短：

    a. 2~6 個者為短鏈脂肪酸(short chain fatty acid)。

    b. 8~12 者為中鏈脂肪酸(medium chain fatty acid, MCT)。

    c. 碳原子在 14 個以上者為長鏈脂肪酸(long chain fatty acid)。

註：　短鏈和中鏈脂酸所組成的脂質為水溶性，可直接被消化道吸收進入血液，因此常應用於對脂肪消化吸收，及轉運發生問題的病人。

B. 依碳鏈飽和程度分類：飽和程度是指碳鏈中碳原子及碳原子間鏈結的情形。

    a. 飽和脂肪酸(saturated fatty acid, SFA)：是指碳原子間以單鏈結合者。

    b. 不飽和脂肪酸(unsaturated fatty acid, USFA)：如碳鏈中有碳原子以雙鍵結合稱之，依雙鍵數目又可分為單元不飽和脂肪酸(monounsaturated fatty acid, MUFA)，是指脂肪酸碳鏈上只含一個雙鍵，如油酸；另一個多元不飽和脂肪酸(polyunsaturated fatty acid, PUFA)，是指脂肪酸的碳鏈上含 2 個或 2 個以上的雙鍵。

      例如，亞麻油酸、次亞麻油酸、大豆油、葵花油、紅花籽油、玉米油。

      現將常見的飽和脂肪酸及不飽和脂肪酸列表 3-1、表 3-2。

表 3-1　常見的飽和脂肪酸

種類	碳原子與雙鍵數目	化學式	食物來源
丁酸(butyric acid)	$C_4：0$	C_3H_7COOH	奶油
己酸(caproic acid)	$C_6：0$	$C_5H_{11}COOH$	奶油
辛酸(caprylic acid)	$C_8：0$	$C_7H_{15}COOH$	椰子油
癸酸(capric acid)	$C_{10}：0$	$C_9H_{19}COOH$	橄欖油
月桂酸(lauric acid)	$C_{12}：0$	$C_{11}H_{23}COOH$	橄欖油
肉豆蔻酸(myristic acid)	$C_{14}：0$	$C_{13}H_{27}COOH$	奶油、橄欖油
棕櫚酸(palmitic acid)	$C_{16}：0$	$C_{15}H_{31}COOH$	植物及動物油
硬脂酸(stearic acid)	$C_{18}：0$	$C_{17}H_{35}COOH$	動物及某些植物油脂
花生油酸(arachidic acid)	$C_{20}：0$	$C_{19}H_{39}COOH$	花生油

資料來源：引自謝明哲等(2005)。

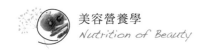

表 3-2 常見的不飽和脂肪酸

種類	碳原子與雙鍵數目	化學式	食物來源
棕櫚油酸 (palmitoleic acid)	$C_{16}:1;\Delta^9$	$C_{15}H_{29}COOH$	奶油
油酸(oleic acid)	$C_{18}:1;\Delta^9$	$C_{17}H_{33}COOH$	橄欖油
亞麻油酸 (linoleic acid)	$C_{18}:2;\Delta^{9,12}$	$C_{17}H_{31}COOH$	亞麻籽油
次亞麻油酸 (linolenic acid)	$C_{18}:3;\Delta^{9,12,15}$	$C_{17}H_{29}COOH$	亞麻籽油
花生油烯酸 (arachidonic acid)	$C_{20}:4;\Delta^{5,8,11,14}$	$C_{19}H_{31}COOH$	花生油、動物磷脂質
二十碳五烯酸 (eicosapentaenoic acid)	$C_{20}:5;\Delta^{5,8,11,14,17}$	$C_{18}H_{29}COOH$	魚油
二十二碳六烯酸 (docosahexaenoic acid)	$C_{22}:6;\Delta^{4,7,10,13,16,19}$	$C_{21}H_{31}COOH$	魚油

資料來源：引自謝明哲等(2005)。

C. 依 W 命名方式：依 W 命名方式可分為三類，W-3、W-6 及 W-9 脂肪酸，W-3 脂肪酸、W-6 脂肪酸是屬於多元不飽和脂肪酸，兩者都不能由其他脂肪酸轉變成。α-次亞麻油酸是主要的 W-3 脂肪酸，亞麻油酸是主要的 W-6 脂肪酸，皆具有特殊的生理功能。油酸(oleic acid)是主要的 W-9 脂肪酸。由於我們必須由食物中攝取亞麻油酸(W-6)和 α-次亞麻油酸(W-3)才能維持健康，因此它們被稱為必需脂肪酸。

註： 1. 二十五碳五烯酸(eicosapentaenoic, EPA)含有 20 個碳及五個碳－碳雙鍵的 W-3 脂肪酸(20:5,W-3)。魚油富含 EPA，EPA 經代謝成二十碳酸。

2. 二十二碳六烯酸(docosahexaenoic acid, DHA)含有 22 個碳和六個碳－碳雙鏈的 W-3 脂肪酸(C22:6,W-3)，魚油富含 DHA，人體也可自 α-次亞麻油酸慢慢合成，腦及視網膜都含有 DHA。

D. 依營養價值分類：

a. 必需脂肪酸：人體無法合成或合成量不足，須仰賴食物供給的脂肪酸，包括一次亞麻油酸、亞麻油酸。

b. 非必需脂肪酸：體內可自行合成，不需由食物供給的脂肪酸。

　　E. 依氫原子的位置分類：

　　　　a. 反式脂肪酸：氫原子位於雙鍵的不同側，分子形狀接近直線，不飽和脂肪酸經過氫化，或長時間加熱後，可轉變成反式脂肪酸。

　　　　b. 順式脂肪酸：氫原子位於雙鍵的同一側，分子形狀較為彎曲。

(2) 固醇類：在營養學上較具意義的類固醇，分別敘述如下：

　A. 麥角固醇(ergosterol)：存在於香菇、麥角內的植物性類固醇，紫外線照射後會產生可吸收的維生素 D_2。

　B. 植物固醇(sitosterol)：存在於黃豆油、花生油，不能被身體吸收，具有抑制膽固醇吸收的特性。

　C. 膽固醇(cholesterol)：膽固醇是固醇的一種，是呈一種臘狀的物質，和三酸甘油酯不一樣，沒有甘油的骨幹也沒有脂肪酸。膽固醇為許多具同等重要性類固醇的前驅體，如腎上腺皮質激素、膽鹽，如雌激素、睪固酮及維生素 D 荷爾蒙-1,25$(OH)_2$。

　　膽固醇也是細胞膜和在血液中運送脂質粒子的重要成分。肝臟、心臟、腦、腎都含有相當多的膽固醇。

　　人體合成膽固醇的主要材料是乙醯輔酶 A，它是最小的脂肪酸－乙酸(acetic acid)的衍生物。膽固醇在體內合成稱為內因性膽固醇(endogenous cholesterol)，由食物中攝取得到的稱為外因性膽固醇(exogenous cholesterol)。我們的細胞每天大約可製造 875 毫克的膽固醇，其中 400 毫克用來合成新的膽酸以補充糞便中的喪失，約 50 毫克是用來合成類固醇。

三、特　性

　　脂質的性質分別敘述如下：

（一）硬度

　　脂質的硬度(hardness)決定於脂肪酸的結構及其特性，不飽和脂肪酸或碳鏈上的碳數低於 12 個的飽和脂肪酸，在室溫下呈液體狀或較軟。如含 14 個碳原以上的飽和脂肪酸則為固體。

　　動物脂肪中飽和脂肪酸約占 30~60%，主要為棕櫚酸($C_{16}:0$)及硬脂酸($C_{18}:0$)，這些在室溫下呈固態，稱飽和脂肪。魚肉中脂肪酸以油酸及棕櫚酸較多，魚油含

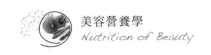
高比例的 20~24 個碳原子之多元不飽和脂肪酸，如二十碳五烯酸(eicosapentaenoic acid; EPA)，二十二碳六烯酸(docosahexaenoic acid, DHA)，乳品類中的脂肪，含飽和脂肪雖較多，但因部分為 6~10 個碳的短中鏈脂肪酸，也稱為飽和脂肪酸。

植物油主要含亞麻油酸(linoleic acid)及油酸(oleic acid, $C_{18}:1$)。花生油、橄欖油中含較多的油酸、玉米油、紅花油、棉籽油及大豆油等則富含亞麻油酸，但除椰子油例外，因其含大量月桂酸(lauric acid, $C_{12}:0$)，是中鏈飽和脂肪酸，其餘植物油在室溫呈液態而被歸為不飽和脂肪。

（二）氫化作用

以鎳為催化劑，將氫加入液態油脂碳鏈的雙鍵中，使其轉變成固態脂肪的過程稱為氫化作用(hydrogenation)。例如亞麻油酸、次亞麻油酸、油酸等經氫化作用後，可轉變成飽和的硬脂酸，在食品加工利用植物油氫化製成的人造奶油及酥油呈固體狀，脂肪軟而且可塑性大，被應用在烘焙西點及食品加工上。

（三）乳化作用

藉著乳化劑使原本不溶於水的脂肪，可在含水的溶液中均勻懸浮而形成乳化液(emulsion)，稱之乳化作用(emulsification)。膽鹽是人體腸道內消化脂肪時之生物乳化劑，在腸道內幫助脂肪之消化，此種性質也應用於牛奶的均質化(homogenization)，或人造奶油的製造。飲食中應盡量避免食用氫化油脂，例如人造奶油、植物性鮮奶油、白油、烤酥等。

（四）皂化作用

脂肪酸與金屬離子，如鈉、鉀、鈣等鹼性離子，形成脂肪酸鹽（即肥皂）；此作用稱為皂化作用(saponification)。飲食中的鈣、鈉、鉀等鹼性離子，在腸道的鹼性環境中，可能與脂肪酸結合形成不可溶性的的皂鹽而排泄。有些脂肪吸收不良者，會損失大量的鈣，如口炎性腹瀉(Sprue)。

（五）酸　敗

油脂在室溫的空氣中或濕熱環境中會產生氧化進而導致味道的改變，並產生毒性物質，稱為酸敗(rancidity)。由於氧攻擊多元不飽和脂肪酸上的雙鍵部位，而產生過氧化物，此不安定的化合物會繼續氧化而產生醛類或酮類及游離脂肪酸。此種化學反應繼續進行的結果，會使油脂的黏性增加，產生不好的油臭味。因

此，為了防止或延遲油脂酸敗，必須將油脂存放於陰暗、低溫的環境，避免與空氣接觸，食用植物油所含的維生素 E，有抑制過氧化反應的作用，可防油脂的酸敗，常被添加在油脂產品中的抗氧化劑有羥甲苯丁酯(BHT)、羥甲苯醚丁酯(BHA)或丙基沒食子醯鹽(propyl gallate)等。

（六）加熱反應

油脂過度加熱會使其甘油分解而產生刺鼻的丙稀醛(acrolein)。此物對腸胃道的黏膜有刺激，且為神經毒，油脂過度加熱，常使烹製者吸入過多丙稀醛，而漸漸失去食慾。脂肪酸在高溫長時間加熱之下，也會產生聚合作用(polymerization)。此物不但會提高油脂的黏度而降低油脂的品質，對人體也有害。因此，不宜將舊油與新油混合重複使用。

第二節　脂質的消化、吸收與代謝

一、脂質的消化

（一）口　腔

油脂進入口腔後刺激舌腺(lingual gland)分泌解脂酶，此酵素在口腔內是不具有活性，要等食糜進入胃部以後才會活化，以分解中鏈及短鏈三酸甘油酯。舌脂解酶對於新生兒體內的脂質消化有重大的生理意義。

另外，母奶中也含有脂解酶，可幫助嬰兒消化脂質。

（二）胃

胃本身也會分泌胃脂解酶(gastric lipase)，只能分解中鏈及短鏈三酸甘油酯，而產生甘油及中鏈或是短鏈脂肪酸，脂肪在胃內停留的時間約 2~4 小時。

（三）小　腸

食糜進入十二指腸時，其中脂肪刺激腸黏膜產生三種激素，有腸抑胃激素、腸促胰激素、膽囊收縮素，以幫助消化酵素的分泌及脂質的分解作用：

1. 腸抑胃激素(enterogastrone)：可抑制胃液泌及減慢蠕動，而使胃部排空時間延長。

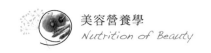

2. 腸促胰激素(secretin)：此種激素可促進胰臟分泌胰液(pancreatic juice)至腸內。胰液中含有各種脂質分解酵素，如膽固醇酯酶(cholesterol esterase)可將食物中所存在的膽固醇酯分解成游離膽固醇；胰脂解酶可分解三酸甘油酯。食糜中的脂質須經過膽汁的乳化之後，胰脂解酶才會發生作用。

3. 膽囊收縮素(cholecystokinin, CCK)：激素可促使膽囊收縮以釋放膽汁，經由膽管進入小腸。然而膽汁是由肝臟所分泌，而儲存於膽囊的消化液，成分含括有膽鹽、膽酸、膽固醇、膽紅素等。膽汁主要功能包括刺激腸道蠕動，鹼性中和酸性食糜以供腸內消化酵素作用的適當酸鹼度及乳化脂質，以便增加消化酵素作用的面積及降低脂質的表面張力，而使其能將與消化酵素緊密的接觸。膽鹽可將脂質消化的產物，有甘油、單酸甘油酯、游離脂肪酸等送入細胞後，至迴腸末端會被再吸收後隨血液經肝門靜脈而進入肝臟，再合併入新產生的膽汁分泌至小腸，即為所謂的腸肝循環(enterohepatic circulation)。

二、脂質吸收

在小腸腔內的單酸甘油酯、脂肪酸、膽固醇能與膽鹽複合成可溶於水的微膠粒(micelles)。微膠粒利用單純擴散作用被吸收進小腸黏膜細胞內。此種吸收作用大都發生在空腸中。

短鏈及中鏈脂肪酸的脂肪被乳化後，可直接進入肝門靜脈，由蛋白攜帶進入肝臟。

三、脂質的轉運

1. 膽固醇的轉運：微膠粒中的游離膽固醇由空腸吸收後，再進入黏膜細胞酯化成膽固醇酯，然後再與單酸甘油酯、甘油、游離脂肪酸等消化產物合成之三酸甘油酯形成乳糜微粒之後再進入淋巴管。

2. 乳糜微粒：是飲食中的長鏈脂肪酸被吸收後所形成，進食含有脂肪的餐食後，血液中之乳糜微粒即上升。此時周邊組織血管壁上的脂蛋白解脂酶即分解脂蛋白中的脂肪成甘油及脂肪酸，並進入脂肪細胞，乳糜微粒中的脂肪慢慢的減少，最後乳糜微粒之殘餘物再進入肝臟內分解。

四、代　謝

　　脂質的代謝只要發生在肝臟及脂肪組織，肌肉組織也參與脂肪酸的氧化。肝臟在脂肪代謝上有下列幾點作用：

1. 合成膽固醇、磷脂質。

2. 分解脂肪酸使之產生熱量。

3. 將蛋白質、醣的代謝產物合成三酸甘油酯。

4. 將脂肪酸碳鏈加長，使之轉變成另一脂肪酸。

5. 肝臟內有甲硫胺酸、膽鹼、肌醇、甜菜鹼、維生素 B_{12} 等趨酯質(lipotropic factor)，可將脂質送離肝臟以免脂肪堆積在肝臟。

6. 肪肪酸脫飽和作用，使飽和脂肪酸變成不飽和的油酸。

（一）脂肪酸及三酸甘油酯的合成

1. 脂肪酸的合成：游離脂肪酸與甘油結合成三酸甘油酯時，須先將甘油磷酸化，而產生甘油磷酸鹽後，才能進行脂質合成。

2. 三酸甘油酯的合成：小腸黏膜上皮細胞，肝臟及脂肪組織是體內合成三酸甘油酯的主要組織，游離脂肪酸必須由乙醯輔酶 A 開始，每次加入一個雙碳基的方式來合成，此種反應必須有 NADPH 的存在，游離脂肪酸轉變成脂肪醯輔酶 A(fatty acyl-CoA)後，再與甘油磷酸發生酯化而形成三酸甘油酯。

（二）脂質分解

　　除了中樞神經系統及紅血球外，全身細胞都皆氧化脂肪酸，脂肪酸的氧化過程是粒線體(mitochondria)內進行。特稱 B-氧化反應(B-oxidation)，由脂肪酸的羧基(carboxyl group)算起在第二個碳上切斷，此作用可產一分子之乙醯輔酶 A；及少兩個碳的游離脂肪酸，乙醯輔酶 A 可進入三羧循環(tricarboxylic acid cycle, TCA cycle)，而產生水、二氧化碳、熱量，也可以合成膽固醇或其他化合物。

（三）生酮作用(Ketogenesis)

　　乙醯輔酶 A 在細胞粒線體內經克氏循環代謝過程釋出能量，另一部分脂肪酸在肝內轉變成 B-羥基丁酸(B-hydroxybutyric acid)、雙醋酸(acetoacetic acid)及丙酮

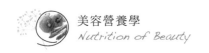

(acetone)等，此三種稱之酮體(ketone body)，人體是不能利用丙酮，只能由肺部經呼吸排出。另一方面、B-羥基丁酸及雙醋酸必須被運至肝外組織利用以產能量，但血液中的 B-羥基丁酸及雙醋酸可由尿液排出。生酮作用易發生於肌餓或是攝高蛋白、高脂肪且低醣飲食時，或者有嚴重糖尿病患者的身上。酮體堆積過多，則血液中 pH 值下降，最後會形酸毒症(acidosis)。健康者血液中酮體的濃度小於3mg/dL，一天酮體排泄量會高達 5000 毫克，稱之酮尿(ketonuria)。

第三節　脂質的功能與食物來源

一、功能

脂肪主要功能有下列幾點：

（一）提供能量

1 公克脂肪完全氧化，產生 9 大卡熱量，脂肪酸提供 60%人體的所需熱量。

（二）儲存熱量

女性胸部及臀部脂肪較多，可供懷孕及哺乳期的利用，儲存油脂的細胞稱為脂肪細胞(adipocytes)。

（三）調節生理機能

脂肪可運送脂溶性維生素 A、D、E、K 等進入小腸，以利吸收，刺激膽囊正常收縮、潤滑腸道，減少摩擦，促使刺激腸道正常蠕動，避免便祕。

（四）隔絕與保護身體

脂肪組織為身體的保護層，在天氣冷時可防體溫散失，又可維持體內內臟器官的正確位置，避免震動。

（五）提供必需脂肪酸

亞麻油酸(linolenic acid)與 n-3 系列的脂肪酸，用於合成二十碳烯酸族成分，其作用與荷爾蒙類似，有調節生理作用，缺乏必需脂肪酸，皮膚會因易失去水分而呈乾燥現象。

（六）構成體內的元素

磷脂質和膽固醇雖不是必需營養素，但有其重要生理功能－磷脂質是構成細胞膜的成分，也是血液中脂蛋白的重要成分，協助脂肪的運送，在食物中可作為乳化劑，促進水分與油脂的互溶及安定性。

（七）增加美味與飽腹感

在胃內停留時間較長給人飽腹感，較不易感到肌餓。

二、食物的來源

依外觀可分為：可見脂肪及不可見脂肪。脂肪的分類及食物來源，整理如表3-3；食物之膽固醇，整理如表 3-4。

表 3-3　脂肪的分類及食物來源

	分類及來源
可見脂肪	1. 植物性脂肪：在常溫下呈液體狀稱為油，如沙拉油、花生油、黃豆油（大豆油）、葵花籽油、蔬菜油、芝麻油、紅花籽油等。 2. 動物性脂肪：在常溫下呈固體狀，稱為脂，如豬油、羊油、奶油、牛油等。
不可見脂肪	1. 動物性脂肪：如肝臟、蛋黃、牛奶、瘦肉。 2. 植物性脂肪：豆類、堅殼果類、種籽類等。 3. 加工食品：如小西點、油酥餅、冰淇淋、巧克力等。

表 3-4　食物的膽固醇含量表

食物名稱	膽固醇量（毫克／100公克食物）	食物名稱	膽固醇量（毫克／100公克食物）	食物名稱	膽固醇量（毫克／100公克食物）	食物名稱	膽固醇量（毫克／100公克食物）
牛腱	66	火雞胸肉	77	鮭魚	35	魚肉製品	44
牛肚	134	火雞腿肉	101	比目肉	50	魚乾	80
牛腿肉	60	火雞肝	599	鱒魚	55	原味優酪乳	5
豬、牛、羊	274	鴨肉	93	魩仔魚	84	豬油	102
豬、牛、羊的肝	438	鴨賞	144	虱目魚	38	牛油	182

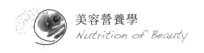
表 3-4　食物的膽固醇含量表（續）

食物名稱	膽固醇量（毫克／100公克食物）	食物名稱	膽固醇量（毫克／100公克食物）	食物名稱	膽固醇量（毫克／100公克食物）	食物名稱	膽固醇量（毫克／100公克食物）
豬舌	105	鵝肉	71	鱈魚排	23	雞油	69
五花肉	66	雞蛋	433	秋刀魚	43	鮮雞精	25
豬大里脊	52	雞蛋白	0	吳郭魚	65	蛋捲	145
豬肚	68	鵪鶉蛋	600	鰹魚	64	蜂蜜蛋糕	160
豬腎	267	雞蛋黃	1131	白鯧	65.6	蛋黃酥	577
豬腦	2075	全脂鮮乳	14	烏魚子	632	魚丸	23
豬大腸	112	低脂鮮乳	10	鮑魚	59	福州丸	34
豬小腸	199	低脂奶粉	56	蛤、蠔	50	魚卵	360
豬瘦肉	88	脫脂奶粉	22	海扇	53	甜不辣	11
羊瘦肉	100	脫脂奶	2	蟹	80	豬血	54
兔肉	91	全脂調味奶	8	牡蠣	51.1	巧克力蛋糕	47
西式火腿	33	全脂奶粉	91	小卷	319.5	水果蛋糕	45
香腸	65	一般淡水魚	60~80	烏賊	203	巧克力冰淇淋	40
培根	49	鮪魚	65	蝦仁	169	香草冰淇淋	50
全雞	60~90	鯽魚	90	海蜇皮	22	巧克力	9
雞爪	114	草魚	85	草蝦	157	天使蛋糕	0
雞肝	359	黃魚	66.4	龍蝦	85	黃豆製品	0
雞心	143	鰻魚	189	干貝	145	蔬菜類	0
雞胗	196	鯧魚	120	章魚	182.7	水果類	0
雞胸肉土雞	58.8	沙丁魚	140	墨魚	180	全穀類	0
雞胸肉肉雞	56.8	白帶魚	68.7	魷魚（乾）	615		
雞腿肉	91	金線魚	63.5	蜆	454		

資料來源：引自 1. 謝明哲等 2005(p.435)，實用營養學。
　　　　　　2. 林柏每等 2007(p.50-1)，健康與護理 III。

三、每日建議攝取量

1. 脂質攝取量：依據行政院衛福部建議，每日油脂的攝取量應控制於總熱能的 20~30%。其中多元不飽和脂肪酸、單元不飽和脂肪酸與飽和脂肪酸的比值以 1：1：1 為適宜。

2. 必需脂肪酸：亞麻油酸的攝取量，成人應占每日攝取總熱量的 1~2%，嬰兒的亞麻油酸建議量應提至 3%，以幫助腦細胞的發育。

3. 膽固醇：每日攝取量以不超過 400 毫克為原則，以預防動脈粥狀硬化及高醇固醇血症所造成的心血管疾病的發生。

第四節　脂質對健康的影響

　　脂質攝取過多或不足都是會對人體健康造成影響，現將其對健康的影響敘述如下：

一、脂質缺乏

　　飲食中如長期缺乏脂肪或攝取不足時，易造成必需脂肪酸缺少或激素分泌不足，細胞膜功能不全等現象，而影響體內的生理作用及代謝作用。脂質缺乏易造成皮膚異常，生長遲緩等現象。

二、心血管疾病

　　血液中的脂質過多，易堆積在血管壁上形成乳糜塊，而使動脈產生粥狀硬化，進而會造成血管阻塞而引起心肌梗塞、腦血管阻塞等。

三、肥胖

　　1 公克的油脂可產生 9 大卡的熱量，因此攝取過的油脂會使身體合成過多的脂肪堆積於體內而造成肥胖。

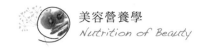
四、脂質與癌症之關係

1. 乳癌：高飽和脂肪酸飲食會改變女性動情激素分泌的平衡而導致乳癌。

2. 大腸癌：依據流行病學統計，高脂肪飲食者易得大腸癌。因高脂肪飲食會使體內產生較多的膽酸，膽酸可經還原作用、羥化作用、分裂作用及接合作用等形成初級膽酸，這些膽酸其中性固醇物質和代謝衍生物可能會在腸道中形成致癌物或輔致癌物，而導致大腸癌發生。

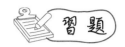 習題

一、選擇題

( )　1. 脂質是由有機化合物所組成，主要有哪些元素？　(A)硫　(B)氫　(C)氧　(D)以上皆是。

( )　2. 中性脂肪是何種元素組成的酯？　(A)甘油及脂肪酸　(B)甘油、單酸　(C)游離脂肪酸、甘油　(D)以上皆是。

( )　3. 腦磷脂則由哪些元素結合成的？　(A)脂肪酸、甘油　(B)甘油、膽鹼　(C)脂肪酸、甘油、膽鹼　(D)脂肪酸、甘油、膽鹼、磷酸基。

( )　4. 脂蛋白有下列哪些？①乳糜微粒、②極低密度脂蛋白、③低密度脂蛋白、④高密度脂蛋白　(A)①＋②　(B)①＋②＋③　(C)②＋③＋④　(D)①＋②＋③＋④。

( )　5. 脂肪酸的分類，以碳鏈的長短者以多少個為短鏈脂肪酸？　(A)2~4 個　(B)2~6 個　(C)4~8 個　(D)以上皆非。

( )　6. 碳原子在多少個以上者為長鏈脂肪酸？　(A)8 個以上　(B)10 個以上　(C)14 個以上　(D)16 個以上。

( )　7. 固醇類在營養學上分為哪些？　(A)麥角固醇　(B)植物固醇　(C)膽固醇　(D)以上皆是。

( )　8. 麥角固醇存在香菇、麥角內的植物性類固醇，紫外線照射後會產生可吸收的哪些維生素？　(A)維生素 D　(B)維生素 D_2　(C)維生素 C　(D)維生素 E。

( )　9. 人體合成膽固醇的主要材料是為何？　(A)植物固醇　(B)麥角固醇　(C)乙醯輔酶 A　(D)膽鹼。

( )　10. 脂肪酸與金屬離子，如鈉、鉀、鈣等鹼性離子，形成脂肪酸鹽，此作用稱為？　(A)氫化作用　(B)皂化作用　(C)酸敗　(D)乳化作用。

( )　11. 以鎳為催化劑，將何種元素加入氫液態油脂碳鏈的雙鏈中，使其轉變成固態脂肪的過程稱何種作用？　(A)氫化作用　(B)乳化作用　(C)皂化作用　(D)酸敗。

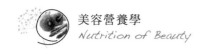
（　）12. 脂肪提供能量，1 公克脂肪氧化，可產生多少大卡？　(A)4 大卡　(B)6 大卡　(C)7 大卡　(D)9 大卡。

（　）13. 脂肪可運送哪些維生素進入小腸以利吸收？①維生素 A；②維生素 B；③維生素 C；④維生素 D、E；⑤維生素 K　(A)①＋②＋③　(B)②＋③＋④　(C)①＋④＋⑤　(D)以上皆是。

（　）14. 單元不飽和脂肪酸、多元不飽和脂肪酸與飽和脂肪酸的比值以多少為適宜　(A)1：2：1　(B)2：1：1　(C)1：1：1　(D)1：1：2。

（　）15. 膽固醇每日攝取量以多少毫克為原則？　(A)400 毫克　(B)500 毫克　(C)600 毫克　(D)700 毫克。

二、問答題

1. 脂肪的特性有哪些？

2. 脂質的代謝在肝臟上有幾種作用？

3. 脂肪的功能有哪些？

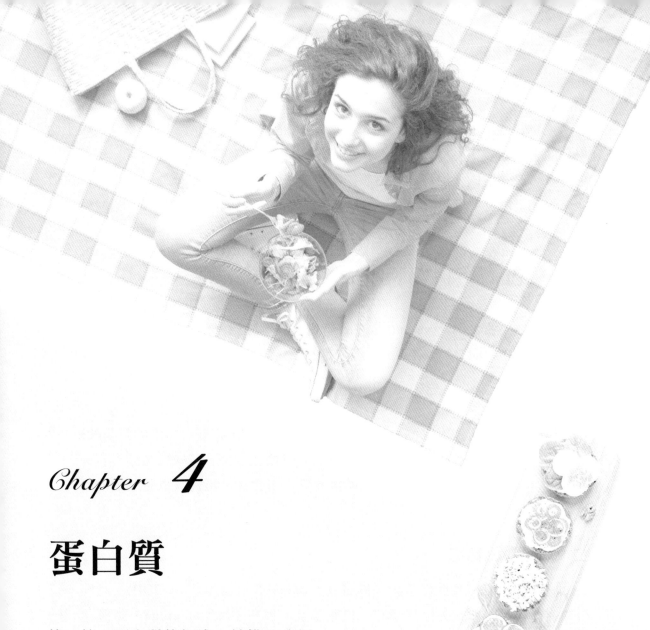

Chapter *4*

蛋白質

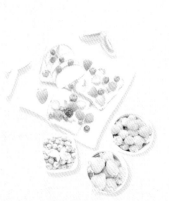

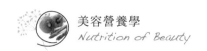

　　蛋白質為一含氮化合物，基本單位為胺基酸(amino acid)，是生物體表現生命現象的主要物質，為構成人體全身細胞組織的化合物，人體體液內有一定濃度的蛋白質，腦、肌肉、內臟、神經、體液或血液，其成分除水分外，以蛋白質占最多，因此蛋白質不只是構成生物體的主要原料，也是調節生理機能的主要物質。

第一節　蛋白質的組成、結構及分類

　　蛋白質英文名稱為 protein，在人體體重的水分為 65%，其他約 35%為固形物，而固形物中約 2/3 為蛋白質。現依其組成、分類敘述如下：

一、組成

　　構成蛋白質的基本單位為胺基酸(amino acid)，在於蛋白質中的胺基酸約 22種。胺基酸由碳、氫、氧、氮等元素構成的有機化合物，有些胺基酸含有硫，有些蛋白質含有極少的磷、鐵、銅、鈷等元素，事實上，蛋白質依胺基酸的不同，含氮量約在 15~19%。

二、胺基酸的結構

　　胺基酸是一種有機化合物，同時含有胺基(–NA)及羧基(–COOH)，且同一碳位除有－羧基－胺基外，另還有一氫原子及一根基（radical group，簡稱 R 基）（如圖 4-1）。

$$
R - \underset{\underset{\text{H}}{|}}{\overset{\overset{\text{NH}_2}{|}}{\text{CH}}} - COOH
$$

❖ 圖 4-1　胺基酸的基本結構
資料來源：引自吳裕仁(2005)。

　　蛋白質是由許多胺基酸，以胜肽結合而成，由一個胺基酸的羧基與另一個胺基酸的胺基結合脫水而成（如圖 4-2）。兩個胺基酸縮合成雙胜類，三個胺基酸縮合成三胜類，蛋白質是由上百個胺基酸所組成的多胜類，構造較為複雜，如圖 4-3：

$$R-\underset{\underset{H}{|}}{\overset{\overset{H_2N}{|}}{C}}-\underset{}{\overset{\overset{O}{\|}}{C}}-\boxed{OH+H}-N-\underset{\underset{R_1}{|}}{\overset{\overset{H}{|}}{C}}-\overset{\overset{O}{\|}}{C}-OH \xrightarrow[\text{水解}]{\text{脫水}} R-\underset{\underset{H}{|}}{\overset{\overset{H_2N}{|}}{C}}-\overset{\overset{O}{\|}}{C}-NH-\underset{\underset{R_1}{|}}{\overset{\overset{H}{|}}{C}}-\overset{\overset{O}{\|}}{C}-OH$$

❖ 圖 4-2　胜肽鏈的形成

資料來源：引自吳裕仁(2005)。

❖ 圖 4-3　蛋白質的構造

資料來源：引自吳裕仁(2005)。

三、胺基酸的分類

胺基酸依構造、營養價值來分類，分述如下：

（一）依構造分類

依構造的羧基及胺基數目不同，並在溶液中所呈現的酸鹼度可分為中性、酸性、鹼性胺基酸分為三大類，簡述如下：

1. 中性胺基酸：含有一個胺基及一個羧基。

2. 酸性胺基酸：含有兩個羧基及一個胺基者。

3. 鹼性胺基酸：含一個羧基及二個胺基者，或一個胺基及另一個鹼基與一個羧基，使胺基酸呈現鹼性者。

（二）依營養價值來分類

某些胺基酸人體不能自行合成，必須由飲食攝取，如飲食常缺乏時身體會產生症狀，此類胺基酸稱為必需胺基酸(essential amino acid, EAA)。相反的身體可自行合成稱為非必需胺基酸(nonessential amino acid, NEAA)。現分別說明如下，並將其整理如表 4-1。

1. 必需胺基酸：對成人而言，必需胺基酸有八種，但對嬰兒而言，必須再加上精胺酸及組胺酸。另外苯丙胺酸在體內會轉變成酪胺酸，但逆反不會產生，同樣

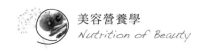

甲硫胺酸為必需胺基酸，在體內可轉成半胱胺酸，同樣逆反應也不會產生。當食物中的蛋白質含有酪胺酸及半胱胺酸，苯丙胺酸及甲硫胺酸的需求量就會降低。因此將酪胺酸與半胱胺酸，稱為半必需胺基酸(semiessential amino acid)。

2. 非必需胺基酸：是指身體內可自行合成者，例如在體內可將酮酸經轉胺作用而合成胺基酸。

表 4-1　必需胺基酸及非必需胺基酸

類別	名稱	
必需胺基酸	1. 異白胺酸 Isoleucine(I)	2. 白胺酸 Leucine (Leu)
	3. 羥丁胺酸 Threonine (Thr)	4. 結胺酸 Valine (Val)
	5. 苯丙胺酸 Phenylalanine (Phe)	6. 色胺酸 Tryptophan (Try)
	7. 甲硫胺酸 Methionine (Met)	8. 離胺酸 Lysine (Lye)
	9. 組織胺酸 Histidine (His)	
非必需胺基酸	1. 甘胺酸 Glycine(Gly)	2. 丙胺酸 Alanine(Ala)
	3. 絲胺酸 Serine (Ser)	4. 酪胺酸 Tyrosine (Tyr)
	5. 脯胺酸 Proline (Pro)	6. 羥脯胺酸 Hydroxyproline (Hyp)
	7. 胱胺酸 Cystine (Cys)	8. 半胱胺酸 Cysteine (Cys)
	9. 天門冬胺酸 Aspartic Acid (Asp)	10. 麩胺酸 Glutamic Acid (Glu)
	11. 精胺酸 Arginine (Arg)	

資料來源：引自黃玲珠(2006)。

四、蛋白質的分類

蛋白質可依營養價值、化學性質及物理方法來區分，分述如下：

（一）依化學性質分類

依化學性質可分為簡單蛋白、複合蛋白、衍生蛋白。

1. 簡單蛋白：此類蛋白質主要是指以酸、鹼或酵素水解後，僅產生胺基酸或其衍生物，稱之為簡單蛋白質(simple protein)。

   (1) 白蛋白：可溶於水，例如血液中的血清白蛋白、牛奶的乳白蛋白、卵中的卵白蛋白、豌豆中的豆白蛋白。

(2) 球蛋白類：微溶於水如血液中的血清球蛋白、蛋白的卵球蛋白，豌豆中的豆球蛋白。

(3) 醇溶蛋白：可溶於酒精，如玉米中的玉米膠蛋白、小麥中的醇溶蛋白。

(4) 穀蛋白：難溶於水，如小麥中的麩質、穀類中的穀膠蛋白。

(5) 精蛋白類：鮭魚精子中的鮭魚精蛋白、鱘精蛋白。

(6) 組織蛋白類：與核酸結合成為核蛋白，分布於動物細胞核中。

(7) 硬蛋白類：包括頭髮及皮膚的角蛋白，支持組織的膠原蛋白(collagen)、彈性纖維蛋白(elastin)。膠原蛋白是哺乳動物內最多的蛋白質，主要分布於骨骼、軟骨、皮膚及血管壁中、筋膜、子宮壁等；彈性纖維蛋白與組織的彈性有關，分布於韌帶、血管壁為主；角蛋白分布於頭髮、腱、指甲等。

2. 複合蛋白：由簡單蛋白質與非蛋白質結合而成，經水解後除產生胺基酸外還有其他物質。複合蛋白包括如下：

(1) 磷蛋白：單純蛋白質與磷酸結合的物質，如蛋黃中的黃素蛋白、乳品類中的酪蛋白。

(2) 醣蛋白：蛋白質與醣類結合的物質，常貯存於一些酵素及細胞膜蛋白中，如免疫球蛋白。

(3) 黏蛋白：黏膜分泌的黏液中所含的黏蛋白。

(4) 核蛋白：簡單蛋白質與核酸結合成，如細胞核中的核蛋白。

(5) 脂蛋白：蛋白質、磷脂質、三酸甘油酯及膽固醇結合而成。
例如：血液中負責運輸膽固醇及三酸甘油酯的高密度蛋白、低密度脂蛋白等。

(6) 色素蛋白：蛋白質與非蛋白色素結合，如血液中的血紅素、細胞色素、視紫質及核黃蛋白(flavoproteins)。

(7) 金屬蛋白：蛋白質與金屬元素的鐵、鋅、銅等結合，例如胰島素、血鐵質(Hemosiderin)、運鐵蛋白(Transferrin)。

3. 衍生蛋白質：單純蛋白或複合蛋白經酸鹼、酵素、水解後所分解的產物稱為衍生蛋白質，例如蛋白質水解之產物、蛋白腖(peptone)，膠原在水中加熱處理後所產生的動物膠(gelatin)。

（二）依物理形狀區分

依物理形狀可區分為纖維狀蛋白質及球狀蛋白質。

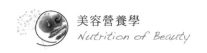

1. 纖維蛋白：胺基酸的胜鏈以平行方式鏈結成直鏈狀，這類的蛋白可使組織具有彈力、韌性，而且不溶於水，例如頭髮、指甲中的角蛋白，血管中的彈性蛋白，肌腱及骨骼、皮膚中的膠原蛋白。

2. 球形蛋白：胺基酸與胺基酸之間成環狀結合，同時緊密擠壓成球狀的蛋白質，可以融入體液中，如血清球蛋白。

（三）依蛋白質之營養價值分類

依蛋白質所含的人體必需胺基酸種類與比例，可分成完全蛋白質及不完全蛋白質，分述如下：

1. 完全蛋白質(complete protein)：含有足量的必需胺基酸以供身體生長發育所需，並維持新陳代謝而達到正氮平衡，此類蛋白質稱之為完全蛋白質，具有較高的生物價值，例如植物性蛋白質的黃豆、胚芽、乾酵母粉，以及動物性蛋白質中的牛奶、雞蛋、魚肉類等。

2. 部分完全蛋白質(partially complete protein)：此種蛋白質其所含的某些胺基酸不足，長期攝取此類之蛋白質，雖可維持生命，但不能促進生長發育，如豆類蛋白質含較少的甲硫胺酸、穀類中之蛋白質則含較少的離胺酸。

3. 不完全蛋白質(incomplete protein)：此類蛋白質缺乏數種必需胺基酸，不足以應付身體新陳代謝所需，不足以促進生長發育，也不能維持生命，如玉米、蔬菜、穀類、魚翅及蹄筋等。

第二節　蛋白質的功能

蛋白質在人體內是構成肌肉、器官，形成荷爾蒙及酵素等，調節各種生理機能，形成抗體而抵抗細菌侵入等功能，每天的飲食須攝取足夠醣類、脂肪及蛋白質，則蛋白質即可充分發揮其效能。現將功能敘述如下：

一、建造新的細胞組織

1. 蛋白質是構成肌肉、器官及激素等主要材料。

2. 是牙齦、指甲、皮膚、頭髮及血球細胞等之基本原料。

3. 每一個活細胞中均都含有蛋白質，因在建造新細胞組織時，皆需要蛋白質。

4. 對嬰幼期、兒童期、青春期、懷孕期及運動員訓練的初期等都需要有較多的蛋白質，來應付細胞組織量的增加。

二、修補及維持組織

在整個生命期當中，為維持身體組織的完整，須每天從食物中攝取足夠的胺基酸，以修補隨時都會自然損壞、老殘的細胞組織。此種功能不是其他營養素可取代的。

三、調節生理機能

人體中的蛋白質存在於人體組織、體液各處、血液等，有許多調節生理機能之功用如下：

1. 維持體內內外水分平衡及體內酸鹼平衡。

2. 構成酵素，以幫助新陳代謝。

3. 構成抗體，以維持體內防禦系統。

4. 構成激素，以調節新陳代謝之進行，例如：甲狀線、胰島素、腎上腺素。

5. 構成皮膚及毛髮的色素及參與出血傷口血液的凝固。

6. 維持眼睛的正常視覺。

7. 協助二氧化碳及營養素在血液及體液中的運送，例如肌紅素、血紅素。

8. 構成神經傳導物質以傳導神經之刺激，如甲硫胺酸可供給合成膽鹼進而合成神經傳導物－乙醯膽鹼。

四、供給熱能

蛋白質在體內分解後可釋放出熱能，每公克約可產生 4 仟卡(kcal)的熱能，但醣類如攝取不足時，蛋白質在體內分解後，部分產物會被轉變成葡萄糖來維持血糖濃度，基本上如以蛋白質作熱量來源是最不經濟的，易造成肝臟及腎臟的負擔，如以高蛋白減肥法來達到減重效果，更會造成含氮廢物大量的產生進而影響肝及腎等器官的功能。

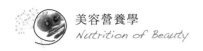

第三節　蛋白質的營養價值

一、蛋白質品質的評定

（一）蛋白質效率

1. 蛋白質效率(protein efficiency ratio, PER)的定義：以正在發育的小動物或幼兒在其熱量與其他營養素足夠之情況下，攝取 1 公克測試蛋白質後所增加的體重公克數。

2. 意義：PER 越高表示蛋白質的品質越好，大於 2 者為品質優良的蛋白質，例舉如表 4-2。

$$PER = \frac{體重增加量（公克）}{蛋白質攝取量（公克）}$$

表 4-2　常見的食物 PER

種類	PER
蛋	4
黃豆	2.32
精白米	2.18
牛奶	3.1
魚	3.6
牛肉	2.3

（二）蛋白質淨利用率

攝取蛋白質後，被消化吸收的氮，一部分經代謝後，由腎臟排出，稱尿素氮，一部分在體內被利用以合成身體的組織，稱保留氮素。蛋白質淨利用率(net protein utility, NPU)為保留氮素與氮的攝取量之比，再乘 100%所得的數值。

蛋白質淨利用率的計算公式如下：

$$NPU = \frac{保留氮量}{攝取氮量} \times 100$$

$$= \frac{（攝取氮量－糞便氮量＋代謝性氮量^*－尿氣量＋內因性氮量^*）}{攝取氮量} \times 100$$

$$= \frac{攝取氮量－（糞便氮量－代謝性氮量）－（尿氮量－內因性氮量）}{攝取氮量}$$

註：1. 代謝性氮量：動物攝食無蛋白飲食時由糞便中所排出的氮。由腸黏膜細胞、腸內細菌及消化酵素等所構成。
　　2. 內因性氮量：在同代謝性氮量的前述情況下，由尿中所排出之氮量稱之，由身體代謝所產生。

（三）生物價

　　蛋白質生物價是食物中蛋白質經攝取後，胺基酸被吸收，供給體內生長以及維持需保留的氮與吸收的氮之百分比值。生物價(biological value, BV)的定義：為保留氮量與吸收氮量之百分比。生物價乘以消化吸收率即為蛋白質淨利用率。生物價越高，表示蛋白質品質越佳。各類食物的生物價與蛋白質利用率列於表 4-3。

表 4-3　各類食物的生物價及蛋白質淨利率

食物種類	蛋白質淨利用率(NPU%)	蛋白質效率(PER)	生物價(BV)%
人奶	*	*	95
牛奶（全脂）	82	3.09	84
蛋	94	3.92	94
乾豆（一般）	42	1.48	58
黃豆	66	2.32	73
魚	81	3.55	83
牛肉	73	2.30	74
小麥（全穀）	59	1.53	65
小麥粉	51	0.60	52
糙米	70	*	73
玉米（全粒）	53	1.12	59
白米	63	2.18	64

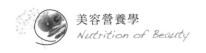

表 4-3　各類食物的生物價及蛋白質淨利率（續）

食物種類	蛋白質淨利用率(NPU%)	蛋白質效率(PER)	生物價(BV)%
馬鈴薯	60	*	67
花生	48	1.65	54
啤酒酵母	55	2.24	66
綠葉蔬菜	54	*	64

資料來源：引自黃玲珠(2006)。

（四）胺基酸積分

1. 胺基酸積分(amino acid score; AAScore)的定義：是指計算所欲評定的蛋白質中某特定胺基酸量，與等量參考蛋白質的同一胺基酸比值。

2. 意義：蛋白質所含的必需胺基酸中胺基酸積分最低者稱為第一限制胺基酸，次低者為第二限制胺基酸，此種化學方法，並未考慮到胺基酸的吸收率。胺基酸評分的計算公式如下：

$$胺基酸評分 = \frac{每公克欲評定的蛋白質中所含某特定胺基酸量的毫克數}{每公克參考蛋白質中所含相同胺基酸的毫克數} \times 100$$

二、蛋白質的互補作用

並不是每種食物都含有人體必需的胺基酸，因此如要提高飲食中蛋白質的品質，可攝取含有不同蛋白質的食物，藉以提高蛋白質的利用率，此為胺基酸的互補效果。可使用幾種方法如下：

1. 如以人工合成的胺基酸可添加於缺乏之食物中，可增進食物的價值。例如甲硫胺酸或離胺酸。

2. 可將各種植物食品互相配合進食，如穀類的限制胺基酸為離胺酸，但富含有甲硫胺酸，而豆類富含離胺酸，其限制胺基酸為甲硫胺酸，所以豆類和穀類食品混合使用，可提供各類胺基酸，因此吃米飯配豆腐，可達到蛋白質品質改善的目的。

3. 將植物性食品與少量動物性食品混合食用，可提高植物性蛋白質之利用效率，例如蛋、牛奶，可補穀類食物所缺乏的離胺酸。

第四節 蛋白質的消化、吸收與代謝

一、蛋白質消化

消化的目的是使蛋白質水解成胺基酸或胜肽，以利於腸道吸收，而在小腸中被消化的蛋白質不僅來自食物，還有腸道內脫落之黏膜及來自體內之消化液，現將各消化器的作用整理如表 4-4：

▼ 表 4-4　蛋白質在各器官的消化作用

器官	酵素			消化作用
	不活化物質	活化物質	活化酵素	
口腔	無	無	無	口腔只將食物嚼碎，增加作用面積
胃	胃蛋白酶	鹽酸	凝乳酵素（嬰兒胃中含有）	將酪蛋白凝結成凝乳塊
			胃蛋白酶（最適作用 pH 值約在 7~8）	胃蛋白酶可將蛋白質水解成蛋白（proteoses），然後分解成蛋白（peptones）
小腸	胰凝乳酶原	胰蛋白酶	胰凝乳蛋白酶（最適作用 pH 值約在 7~8）	胰凝乳蛋白酶作用於苯丙胺酸、酪胺酸和色胺酸間的胜肽鍵
	胰蛋白酶原	腸激酶	胰蛋白酶	胰蛋白酶作用於胜肽鏈中離胺酸與精胺酸之間的胜肽鍵上
	原胺基胜肽	胰蛋白酶	胺基端胜肽酶	是切斷胺基端最末一個胜肽鍵
	原羧基胜肽	胰蛋白酶	羧基端胜肽酶	切斷羧基最末一個胜肽鍵
	雙胜酶原	胰蛋白酶	雙胜酶	雙胜酶可水解雙胜類，使其分解成二分子胺基酸

資料來源：引自吳裕仁(2005)、謝明哲等(2005)，編著者整理(2010)。

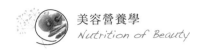

二、蛋白質的消化率

（一）消化係數

蛋白質消化係數(coefficient of digestiblity, CD)的定義：是指攝取蛋白質在腸道中被消化吸收的蛋白質量，分析食物中與糞便中的含氮量，其公式如下：

$$CD = \frac{氮的攝取量-（糞便的含氮量-攝取無蛋白飲食的糞便含氮量）}{氮的攝取量} \times 100$$

註：如以各類食物為例。
  1. 植物性蛋白質的消化係數則在 75~85% 之間。
  2. 牛奶及蛋的消化係數為 97%。
  3. 魚與肉類則小於 97%。
  4. 混合食物中的蛋白質消化係數平均約 92%。

（二）酵素抑制效應

有些食物中含有抑制胰蛋白酶的成分，如未經加熱的黃豆、敏豆等食物內含有抑制胰蛋白酶的成分，進而阻礙蛋白質的消化，此類食物可加熱處理，以提高蛋白質消化率。不宜生食。

（三）蛋白質變性

蛋白質加熱後橫向鍵斷裂的過程稱為蛋白質變性，不易被消化，如麵包經烤焙後，棕色外皮之離胺酸較白色麵包的利用率較低。如在適當的溫度下加熱，部分交叉鏈結被分解有利於消化。

三、蛋白質的吸收作用

蛋白質消化後的產物為水溶性的胺基酸或小分子胜肽，小分子胜肽或胺基酸利用主動運輸進入小腸，但必須依靠運送蛋白質，因此彼此之間會有所競爭，吸收大部分都在空腸部位。經由毛細血管直接送入肝門靜脈循環。僅有 1% 的胺基酸未被吸收而排出體外。小腸分泌的內生性蛋白質與脫屑的上皮細胞都可在腸內分解並再被吸收。

另外新生兒體內常利用胞飲作用，吸收來自母體初乳(colostrum)中的抗體，以增強嬰兒的免疫力。

四、蛋白質的代謝

　　體內蛋白質的合成及分解不斷的進行，分解的蛋白質與合成之蛋白質量維持某種平衡，以成年人而言，其胺基酸的吸收量大約等於流失量，此種狀態稱動態平衡。此將蛋白質的分解與合成分述如下：

（一）蛋白質的合成

1. 蛋白質的合成是依據細胞本身遺傳因子 DNA 的訊息而合成，須經過一連串的複製、轉錄、轉譯的過程後，體內每一個細胞都可將胺基酸合成自己所需的各種蛋白質，例如：酵素、激素、結構蛋白質等。合成蛋白質時必需同時獲得所需的各種胺基酸，沒有被利用的胺基酸會隨血液循環至其他組織或至肝臟分解，不被貯存在細胞內，此是蛋白質合成上的遵循或無定律(all or none)，因此每日應攝取各種質佳的蛋白質，才能合成身體所需的蛋白質。

2. 非必需胺基酸是指體內可自行合成的胺基酸，在體內製造非必需胺基酸的原料是來自脂肪、醣類及其他種類的胺基酸，經轉胺作用(transamination)，將胺基轉送到酮酸 (keto acid)上，來產生新的胺基酸，酮酸為醣類代謝的中間產物，此過程必須有輔酶維生素 B_6 與轉胺基酶的存在。

（二）蛋白質的分解

　　蛋白質的分解也就是異化作用，蛋白質分解成胺基酸後，胺基酸須經過下列的步驟才能產生能量：

1. 脫胺作用：胺基酸經過脫胺作用後會產生酮酸及氨(NH_3)。此反應常會利用到 α-酮基戊醯酸(α-ketoglutaric acid)，最後形成麩胺酸(glutamic acid)。麩胺酸再經氧化去胺基作用後產生氨，此作用主要在肝臟進行，有時也會發生在胃臟。

2. 酮酸的代謝：不同種的胺基酸會產生不同性質酮酸，此種性質的差別可以決定由哪一個點進入熱量代謝的共同循環途徑，最後被氧化而產生熱量、二氧化碳及水等。

3. 氨的排泄：去胺基作用後所產生的氨，大部分用以合成尿素，而少部分的氨可能被用以合成體內其他非蛋白質含氮化合物或嘌呤、嘧啶或肌酸等，氨如進入體內循環會造成很大之毒素，尤其是對中樞神經，因此須將之排出，肝臟是合成尿素的主要器官，所形成的尿素經腎排出。

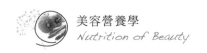

第五節　蛋白質的食物來源及需要量

一、氮的平衡

測量各年齡層對蛋白質的需求量可利用氮的平衡。氮平衡，其公式如下：

氮平衡＝氮的飲食攝取量－氮的排出量（皮膚＋尿液＋糞便）

（一）氮平衡狀態

是指攝取的氮量和排出的氮含量是相等的，通常健康的成人都處於氮平衡狀態。

（二）正氮平衡

是指攝取的氮量高於排泄出的氮量，此種狀況表示有新的蛋白質合成，例如成長發育中的兒童、孕婦、青少年、少年、恢復期的病人等。

（三）負氮平衡

是指排出的氮量高於攝取的氮量，此種狀態表示體內組織中蛋白質的流失，為不健康的表現，有可能是飲食中的熱量攝取不足，蛋白質攝取不夠或品質不佳，受傷者、臥病在床的病人都屬於負氮平衡。

二、蛋白質的食物來源

雖然蛋白質分布很廣，但品質差異也很大，飲食中蛋白質主要來自動植物性食物，現分述如下：

（一）動物性蛋白質

動物中含有大量品質良好的蛋白質，而且除動物膠(gelatin)之外，都含有全部的必需胺基酸，例如羊肉、家禽肉、豬肉、蛋、魚肉、奶製品、牛奶等。

（二）植物性蛋白質

在植物性蛋白質含量較多的為豆類，如皇帝豆、黃豆、豌豆等，穀類也有少量的蛋白質，其次，蔬菜及水果類也有的會含微量蛋白質。

三、需要量

　　一般而言，成人一日的蛋白質需要量每公斤體重約 1 公克，而我國衛福部公布國人飲食指標，每人每日蛋白質的攝取量應占攝取總熱量 10~20%，如從事輕工作的 35 歲成人男子為例，一日熱量需要為 2100 大卡，其飲食中蛋白質建議攝取量約為 6 份×7 克=42 克，現依行政院衛福部國人膳食營養素建議攝取量整理如表 4-5。

表 4-5　蛋白質每日建議攝取量

年齡（男性）	需要量（公克）	年齡（女性）	需要量（公克）
0~6 月	2.3／公斤	0~6 月	2.3／公斤
7~12 月	2.1／公斤	7~12 月	2.1／公斤
1~3 歲	20	1~3 歲	20
4~6 歲	30	4~6 歲	30
7~9 歲	40	7~9 歲	40
10~12 歲	55	10~12 歲	50
13~15 歲	70	13~15 歲	60
16~18 歲	75	16~18 歲	55
19~30 歲	60	19~30 歲	50
31~50 歲	60	31~50 歲	50
51~70 歲	55	51~70 歲	50
71 歲~	60	71 歲~	50
		懷孕第一期	+10
		懷孕第二期	+10
		懷孕第三期	+10
		哺乳期	+15

資料來源：引自行政院衛福部(2018.10.24)，國人膳食營養素參考攝取量

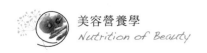

1 歲以下兒童攝取食物中動物性蛋白質宜佔蛋白質中的 2/3 以上,攝取 1500大卡的青少年,高鈣豆製品至少佔 1/3 以確保鈣質充裕,手術前後、肝炎、燒傷、感染、發燒、營養不良、甲狀腺機能亢進、臥床、癌症、外傷及失血的病人,對蛋白質的需求量則會增加。

第六節　蛋白質對健康的影響

蛋白質如攝取過多或不足,對人體健康都有影響,現分別敘述如下:

一、蛋白質攝取過多對身體影響

蛋白質攝取過多會有下列幾個狀況。

(一)代謝的負擔

攝取過多的蛋白質會在肝臟代謝轉變成脂肪或醣或代謝成熱量,尿素則經過腎臟排出。腎功能未發育完全的早產兒及嬰兒、腎臟病人也不宜攝取過量的蛋白質。

(二)增加尿鈣的排出

依據研究報告,當蛋白質攝取量提高時,尿中鈣流失量也隨著增加。

(三)提升血液中低密度脂蛋白與膽固醇的濃度

因含大量蛋白質的動物性食品也會同時提高膽固醇及飽和脂肪。如要降低飽和脂肪及膽固醇的攝取量,建議可攝取瘦肉、魚肉、豆類製品、家禽肉、低脂或脫脂牛奶及奶製品等。

(四)經濟的浪費

二、蛋白質攝取不足原因及症狀

（一）不足原因

1. 飲食中蛋白質的量與質不足。

2. 因發燒而使代謝加速。

3. 腸胃道消化吸收不良。

4. 肝功能障礙，影響蛋白質合成。

5. 如有大出血、嚴重灼燙傷、蛋白尿等，造成身體損失較多。

（二）症狀

1. 蛋白質不足時一般症狀：

   (1) 輕微不足時症狀：易疲倦、免疫力低、體重減輕、抵抗力減弱等症狀。

   (2) 長期不足：當組織貯存的蛋白質耗盡，血中蛋白質降低，血漿白蛋白含量也降低，造成無法維持正常滲透壓，血液中的水分易滲入組織，尤其血漿白蛋白濃度降至 3 公克／100 毫升以下時，易出現水腫，而導致營養性水腫。

2. 蛋白質熱量營養不足(protein caloric malnutrition)也稱為蛋白質營養不可，可分為爪西奧科兒症及消瘦症，分說明如下，並將之比較整理如表 4-6。

   (1) 爪西奧科兒症：爪西奧科兒(Kwashiorkor)也稱為紅孩兒，常發生於貧窮落後地區，剛斷奶的小孩，因斷奶期蛋白質攝取不足，只能供給富含醣類食物，無法供給牛奶，主要特徵是皮膚病變、生長停滯、水腫(edema)，頭髮變紅等，肝臟也會發生脂肪堆積，而有脂肪肝的現象。

   (2) 消瘦症：消瘦症(marasmus)常發於貧窮國家，母親以稀釋的穀類流質飲食來代替母奶，而造成嬰兒蛋白質及熱量都攝取不足而引起的疾病，其生長遲緩的現象比爪西奧科兒症更嚴重，但沒有脂肪肝及水腫的現象。

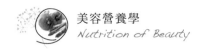

🍉 表 4-6　爪西奧科兒症與消瘦症的比較

分類	爪西奧科兒症	消瘦症
病因	1. 熱量足夠 2. 蛋白質不足	1. 熱量不足 2. 蛋白質不足
病狀	1. 貧血＋ 2. 體重降低＋ 3. 生長遲緩＋ 4. 肌肉萎縮＋ 5. 水腫＋＋＋ 6. 脂肪肝＋＋＋ 7. 類糙皮症皮膚炎 8. 心理改變（冷漠）＋＋＋ 9. 低蛋白質血症＋＋＋	1. 水腫－ 2. 貧血＋－ 3. 體重降低＋＋＋ 4. 生長遲緩＋＋＋ 5. 肌肉萎縮＋＋＋ 6. 脂肪肝＋－ 7. 類糙皮症皮膚炎＋－ 8. 低蛋白血症＋－ 9. 心理改變（冷漠）＋＋＋

資料來源：謝明哲(2005)。

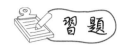

一、選擇題

( )　1. 構成蛋白質的基本單位為何？　(A)胺基酸　(B)甘油　(C)磷酸　(D)銅。

( )　2. 胺基酸由哪些元素構成？　(A)碳、氫　(B)氧　(C)氮　(D)以上皆是。

( )　3. 蛋白質依胺基酸的不同，含氮量約在多少％？　(A)10~15% (B)15~19%　(C)18~25%　(D)35%。

( )　4. 中性胺基酸是含有多少個胺基及羧基？　(A)各 1 個　(B)各 2 個　(C)各 3 個　(D)各 4 個。

( )　5. 酸性胺基酸，下列敘述何者正確？　(A)1 個胺基及 1 個羧基　(B)2 個羧基及 1 個胺基　(C)1 個羧基及 2 個胺基　(D)2 個羧基及 2 個胺基。

( )　6. 何種胺基酸在體內轉變成酪胺酸？　(A)胱胺酸　(B)半胱胺酸　(C)苯丙胺酸　(D)甲硫胺酸。

( )　7. 蛋白質的分類依化學性質可分為哪些？　(A)簡單蛋白　(B)複合蛋白 (C)衍生蛋白　(D)以上皆是。

( )　8. 蛋白質主要是指以酸、鹼或酵素水解後，僅產生胺基酸或其衍生物，稱為？　(A)白蛋白　(B)複合蛋白　(C)簡單蛋白　(D)衍生蛋白。

( )　9. 何種蛋白可溶於酒精，如玉米中的玉米膠蛋白、小麥中的醇溶蛋白 (A)球蛋白類　(B)醇溶蛋白　(C)穀蛋白　(D)精蛋白類。

( )　10. 蛋白質在體內分解後，可釋放出熱能，每公克可產生多少大卡？ (A)4 大卡　(B)6 大卡　(C)7 大卡　(D)9 大卡。

( )　11. 蛋白質的分解須經過哪些步驟，才能產生能量　(A)胱胺作用　(B)酮酸的代謝　(C)氨的排泄　(D)以上皆是。

( )　12. 胺基酸經過脫胺作用，會產生酮酸及氨，這是屬何種作用？　(A)酮酸代謝　(B)去胺作用　(C)脫胺作用　(D)氨的排泄。

( )　13. 去胺基作用後會產生哪種元素　(A)酮酸　(B)氨　(C)氮　(D)麩胺酸。

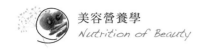
(　　) 14. 1 歲以下兒童攝取食物中動物性蛋白質宜占蛋白質中的多少比例？
(A)1/3　(B)1/2　(C)1/4　(D)2/3 以上。

(　　) 15. 攝取 1500 大卡的青少年，高鈣豆製品應至少占多少比例，以確保鈣質充裕？　(A)1/4　(B)1/3　(C)1/5　(D)1/2。

(　　) 16. 蛋白質攝取不足原因有哪些？①飲食中蛋白質的量與質不足；②因發燒而使代謝加速；③腸胃道消化吸收不良；④肝功能障礙；⑤有大出血、嚴重灼燙傷、蛋白尿　(A)①＋②　(B)①＋②＋③　(C)②＋③＋④　(D)①＋②＋③＋④＋⑤。

二、問答題

1. 依蛋白質的營養價值分類有哪些？

2. 蛋白質的功能有哪些？

3. 蛋白質攝取過多對身體有哪些影響？

4. 蛋白質熱量營養不足，可分凡西奧科兒症與消瘦症，其病狀為何？

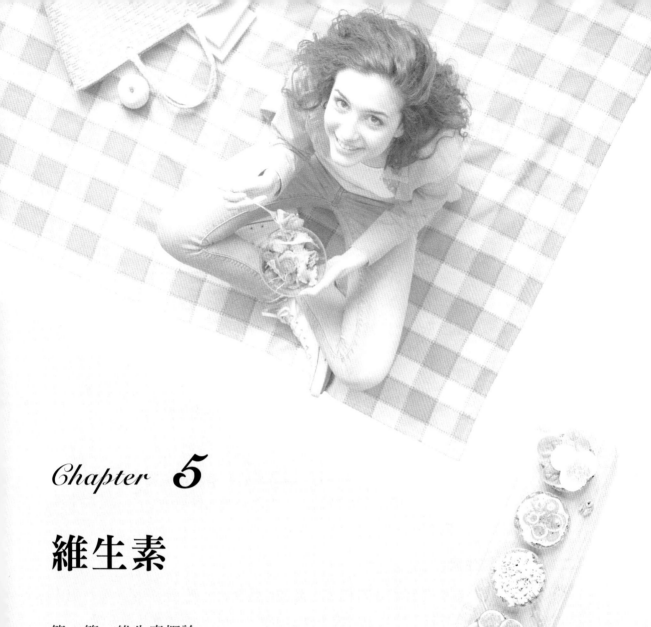

Chapter 5

維生素

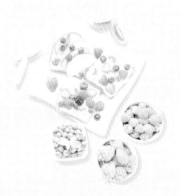

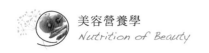

第一節　維生素概論

一、定義

　　維生素是人體必需的微量有機化合物，具有維持人體正常生理功能所不可缺少之物質，也即人體缺乏它時會產生某些疾病或症候群(syndrome)。生物體無法自行合成或合成不足，而必須從食物中攝取的物質，並參與蛋白質、脂肪、醣類等營養素的新陳代謝。在人體內代謝時不提供熱量及建造組織，人體只能合成菸鹼酸及維生素 D，腸內也有合成某些維生素，其餘皆須由飲食供給。

二、維生素的分類

　　維生素可分脂溶性維生素及水溶性維生素兩種，分別說明如下：

（一）脂溶性維生素

　　脂溶性維生素包含有：A、D、E、K，因其吸收的過程需依賴脂肪的幫助，而且貯存在脂肪組織及器官中，不易被推出，因此須避免攝取過量，尤其維生素 A，最易攝取過量而產生中毒。

（二）水溶性維生素

　　水溶性維生素包括維生素 B 群與 C，易被身體吸收、運送、排泄，雖然臨床研究指出，過量水溶性維生素也會造成不良之影響，因此仍須注意其攝取量。

第二節　脂溶性維生素

　　脂溶性維生素有 A、D、E、K，分別說明如下：

一、維生素 A

　　現依維生素 A 的化學特質，生理功能、維生素 A 缺乏症、維生素 A 攝取過多症，膳食來源及每日需要量，分別說明如下：

（一）化學性質

　　維生素 A 在人體中有三種活化的製成，包括：視網醇(retinol)、視網醛(retinal)、視網酸(retinoic acid)，其中以視網醇在人體活性最高，在體內視網醇可轉變成視網酸及視網醛，視網醛也可轉變成視網酸、視網醇，但視網酸無法轉變成視網醇及視網醛。維生素 A 為脂溶性的淺黃色結晶，對熱及鹼是相當穩定，在有氧的環境下易被氧化而受破壞。曝露在高溫空氣中、紫外線照射，放在酸敗的脂肪中等，都會被破壞。

　　類胡蘿蔔素包括 α、β、γ 等三型，其中以 β-胡蘿蔔素的活性最強，在體內可分解為 2 分子的視網醛，其效果雖為 α、γ-胡蘿蔔的兩倍，其生理效能只為視網醇的 1/6。

（二）生理功能

1. 維持正常視覺機轉：眼睛的視網膜需要維生素 A（視網醛）才能把可見光轉變成神經訊號傳送至腦部，視網膜上有桿狀細胞及錐狀細胞，桿狀細胞內視紫質(rhodopsin)是視蛋白(opsin)與視網醛結合成的感光性色素。尤其在黑暗或夜間的地方，維生素 A 可協助快速新形成視紫質，可使眼睛能看清楚，因此攝取足夠的維生素 A 可預防夜盲症(night blindness)。

2. 維持身體組織的正常生長：維生素 A 是蛋白質合成及骨細胞分化時所必須，因此可促進牙齒、骨骼及軟組織的正常發育。

3. 增強身體免疫力：維生素 A 是許多組織建造時所需，製造抗體的淋巴腺也需維生素 A 輔助，是支持免疫系統的重要物質。

4. 維持上皮組織的健康：視網酸與上皮細胞的分化（包括黏膜、皮膚等）、增殖、成熟、細胞的死亡，以及形態的形成有關。維生素 A 可維持上皮組織的正常型態，以免受病菌入侵，引起感染。

5. 具有防癌的功能：β-胡蘿蔔素具有強力的抗氧物，能抑制某些癌症的發生，許多研究發現維生素 A 不足與肺、皮膚、膀胱、尿道等部位的癌症有相關性。

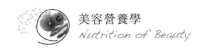

（三）維生素 A 缺乏

維生素 A 缺乏易產生下列一些症狀：

1. 指甲易斷裂。

2. 易使皮膚粗糙、老化、頭髮乾燥、失去光澤、頭皮屑增多。

3. 夜盲症：維生素缺乏時，視紫質補充產生障礙，因而產生黑暗適應不良，漸而形成夜盲症。

4. 乾眼症(xerophthalmia)：如長期缺乏維生素 A，淚腺上皮組織易角質化，角膜及結膜會乾燥、硬化。如病情繼續惡化，會造成角膜軟化症(keratomalacia)而導致失明。

5. 上皮組織細胞角質化(Keratinization)：維生素 A 缺乏時，身體的表層也會硬化，皮膚變得乾燥、粗糙，而且呈現一粒粒凸起狀，常發生於肩膀、手臂及大腿，因角質蛋白堆積在每個毛囊，而形成毛囊性表皮角化症(follicular hyperkeratosis)。皮膚細胞變硬，毛孔被死亡細胞阻塞而擴大，油脂分泌增多，而形成黑頭或白頭粉刺。這些細胞一感染即形成痤瘡（青春痘）。另外，呼吸道、消化道、生殖道、泌尿道等黏膜及皮膚角化，抵抗力降低，易受細菌感染。

6. 消化系統：維生素 A 缺乏，易使唾液分泌減少，以至吞嚥及咀嚼困難，而產生厭食，在腸胃道方面，分泌黏液的細胞會減少，營養素無法正常消化及吸收，而易導致腹瀉。

（四）維生素 A 攝取過多症

使用過量的維生素 A，易造成中毒，其中毒症狀有下列幾種：

1. 頭痛、眼花。

2. 疲倦、軟弱。

3. 視力降低、複視、肌肉不協調。

4. 焦慮、不安。

5. 皮膚發癢、乾燥。

6. 嘴唇乾燥或龜裂。

7. 掉頭髮。

8. 關節疼痛、骨質脆弱、髖骨易骨折。

9. 月經失調。

10. 肝臟受損、有黃疸現象、易引起噁心、嘔吐、腹瀉、腹痛。

11. 孕婦如中毒可能會造成胎兒畸形。

註：魚肝油攝取過量易產生皮膚紅腫、肝腫大、關節疼痛。

（五）食物來源及需要量

　　維生素 A 的來源，可包括植物性及動物性來源，常見食物種類與份量及需要量，整理如表 5-1、5-2，分別說明如下：

1. 植物性食物：胡蘿蔔、菠菜、南瓜、青花菜、紅心番薯、木瓜、芒果、哈密瓜、桃子和杏。

2. 動物性食物：主要來源：肝臟、魚肝油、腎臟、牛奶、蛋黃、瑪琪琳、乳酪、強化的牛奶及奶油等。

3. 常見維生素 A 的食物種類及份量（如表 5-1）：目前重量單位毫克（1/1000 公克）和微克（1/1,000,000 公克）已取代國際單位(IU)。維生素 A 目前的測量單位是視網醇當量(retinol activity equivalent, RAE)。

4. 每日需要量（如表 5-2）：維生素 A 活性的測量以視網醇當量(RAE)為單位，在體內的轉換方式如下：

$$1\mu g \ RAE = 1\mu g \ 視網醇當量$$
$$= 6\mu g \ \beta\text{-胡蘿蔔素}(\beta\text{-carotene})$$
$$= 12\mu g \ 其他胡蘿蔔素$$

　　一個使用國際單位(international unit, IU)來表示維生素 A 的含量，其與 RAE 的相關性如下：

$$1RAE = 3.33 \ IU = 10 \ IU \ \beta\text{-胡蘿蔔素}$$

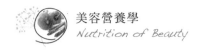

表 5-1　食物種類與份量

食物種類與份量	維生素 A（微克 RAE）
番薯，120 毫升	958
炒牛肝，30 克	3042
菠菜，160 毫升	494
小胡蘿蔔，5 根	375
芒果，1 個	402
南瓜，160 毫升	244
花椰菜，240 毫升	138
甘藍，120 毫升	206
杏，3 個	137
桃子，個	26
青蔥，1 湯匙	32
脫脂牛奶，240 毫升	150
起司，30 克	78
人造牛奶，1 小塊	50

資料來源：引自蕭寧馨(2009)。

表 5-2　各年齡階段維生素 A 建議攝取量

年齡（男性）	維生素 A（微克）	年齡（女性）	維生素 A（微克）
0~6 月	AI=400	0~6 月	AI=400
7~12 月	AI=400	7~12 月	AI=400
1~3 歲	400	1~3 歲	400
4~6 歲	400	4~6 歲	400
7~9 歲	400	7~9 歲	400
10~12 歲	500	10~12 歲	500
13~15 歲	600	13~15 歲	500
16~18 歲	700	16~18 歲	500
19~30 歲	600	19~30 歲	500
31~50 歲	600	31~50 歲	500

🍉 表 5-2 各年齡階段維生素 A 建議攝取量（續）

年齡（男性）	維生素 A（微克）	年齡（女性）	維生素 A（微克）
51~70 歲	600	51~70 歲	500
71 歲~	600	71 歲~	500
		懷孕第一期	+0
		懷孕第二期	+0
		懷孕第三期	+100
		哺乳期	+400

資料來源：引自行政院衛福部(2018.10.24)，國人膳食營養素參考攝取量

（六）藥物

維生素 A 酸(retinoic acid)被應用於治療尋常性痤瘡、生皮癬、魚鱗癬、消除皺紋及角化症等。

（七）須特別注意補充維生素 A 的族群

1. 糖尿病患者：因無法將 β-胡蘿蔔素順利轉化成維生素 A，因此須適當的補充。

2. 脂質吸收不全的症候群：因脂質吸收不全患者，不易吸收到足夠的維生素 A，因此須額外補充。

3. 電腦族：電腦族因長時間注視螢幕，易消耗大量維生素 A，會影響視網膜健康。適量的補充，可防乾眼症及眼睛疲勞。

4. 夜貓族：常熬夜者，或上夜班者，因夜間光線較暗，長時間 K 書或打電腦，眼睛易疲勞，負擔更沉重。除補充適量維生素 A 外，每隔 30 分須休息 5 分。

5. 長期配戴隱形眼鏡者：因長期戴隱形眼鏡，易造成眼睛乾澀，因此須攝取足夠維生素 A。

6. 中老婦女：維生素 A 對皮膚、視力的保護有益處，尤其對中老婦女逐漸退化的視力及乾燥皮膚有改善。同時也有協助陰道、子宮等黏膜組織的修複，可預防陰道乾癢、指甲斷裂、頭髮乾燥等狀況。

7. 青少年與兒童：維生素 A 可助組織及免疫細胞的發育，有助視力正常，適量補充可預防兒童與青少年生長遲緩，增加抵抗力。

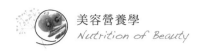

二、維生素 D

（一）維生素的化學性質

可溶於有機溶劑，不溶水，微溶於油脂，對酸、鹼熱相當穩定。維生素 D 有兩種型態：維生素 D_3（膽鈣化固醇）存在於動物中，是藉由存在動物中的 7-去氫膽醇(7-dehydrocholesterol)經紫外線照射所形成，維生素 D_2（麥角鈣化固醇）它是存在植物體的麥角醇(ergocalciferol)，也是經紫外線照射形成的。

（二）吸收與代謝

飲食中的維生素 D 與脂肪同時由空腸及迴腸吸收後，在乳糜微粒中經淋巴循環而運送，被吸收後，需轉變為具有活性的維生素 D 才能發生作用。其活化吸收的步驟如圖 5-1。

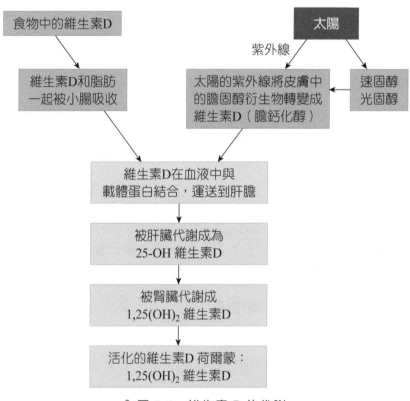

❖圖 5-1　維生素 D 的代謝

資料來源：蕭寧馨(2009)。

（三）維生素 D 的生理功能

1. 促進鈣質的吸收：活化維生素 D 經下列機轉來維持血液中的鈣、磷量的恆定：
   (1) 活化的維生素 D 在小腸內促進腸黏膜細胞合成攜鈣蛋白而增加鈣、磷的吸收。
   (2) 增加腎小管對鈣的重吸收。
   (3) 促進骨中鈣、磷的釋出。

2. 維持神經、肌肉正常生長所需。

3. 協助脂溶性維生素 A 的吸收。

4. 促進骨齒中，磷酸鈣的沉積，而使骨齒堅實。

5. 預防更年期間鈣質流失及骨質疏鬆症的發生。

（四）維生素 D 缺乏症

1. 佝僂症(ricket)：嬰兒與兒童缺乏維生素 D 或鈣，易患軟骨症，症狀為囟門延緩閉合，骨骼脆軟，兩腿內或外彎成 O 字型，胸骨突出如「雞胸」。

2. 骨軟化(osteomalacia)：成人缺乏時，易得骨質疏鬆症，骨質變軟易有骨盆、脊柱、骨骼彎曲變形，大腿及下背部的骨頭發生風濕性關節炎疼痛，易產生自發性骨折，行走困難。

（五）維生素 D 過多症

長期攝取過多易造成以下一些症狀：

1. 初期症狀：噁心、嘔吐、腹瀉、多尿、體重減輕、口渴、疲勞、頭痛、頭昏。

2. 嚴重時症狀：嚴重時骨骼中的鈣、磷游離出，堆積在軟組織如血管、心臟、肺臟、腎小管，造成軟組織鈣化，尤其腎鈣化的情形最嚴重、血壓上升。

（六）維生素 D 的需要及食物來源

1. 每日需要量：
   (1) 單位：$1\mu g$：40 IU（國際單位）。
   (2) 0~12 個月嬰兒：400 IU。
   (3) 1~18 歲：400 IU。

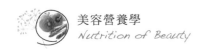

(4) 成人：50 歲之前 400 IU，超過 51 歲 600 IU。

(5) 懷孕期、哺乳期：依年齡建議攝取，不需另外增量。

2. 食物的來源：食物來源及含量整理如表 5-3。

表 5-3　維生素 D 的食物來源

食物種類	份量	維生素 D（微克）	維生素 D(IU)
罐頭鮪魚	90 克	3.4	136
沙丁魚	30 克	3.4	136
烤鮭魚	90 克	6	238
魚肝油	1 茶匙	11.3	455
燻鰻魚	30	25.5	1020
烤鯡魚	90	44.4	1775
烤青魚	90	0.9	34
烤米片	180 毫升	0.8	30
義式豬肉香腸	90 克	1.1	44
低脂牛奶	240 毫升	2.5	99
脫脂牛奶	240 毫升	2.5	98
軟式人造奶油	1 茶匙	1.5	60
熟蛋黃	1 個	0.6	25
葡萄麥麩麥片	180 毫升	1.0	38
豆漿	240 毫升	1.0	40

資料來源：引自蕭寧馨(2009)。

（七）須特別補充維生素 D 的族群

1. 嬰幼兒和青少年：注意維生素 D 及鈣質的攝取，以防發育不良，可外出曬太陽。

2. 孕婦、哺乳期婦女：當女性在懷孕、哺乳期間，因體內能量消耗量變大，除適度的補充各種營養素，每日可再提高 5 微克的量。

3. 老年人：老年人因自行合成維生素 D 的能力退化，宜注意特別補充維生素 D。

4. 手術後患者：維生素 D 可治療手術後病患的肌肉收縮問題。

5. 服用抗痙攣藥物者：服用抗痙攣藥物者，易引起骨質疏鬆，須補充維生素 D。

6. 患有骨科疾病者：如佝僂病、軟骨病、適量攝取維生素 D 可協助鈣吸收，可改善肌肉無力、抽筋、骨頭疼痛等問題。

7. 無法獲得足夠日照者：如作息不正常、晝伏夜出者，居住在日曬不足之地，空氣汙染、濃菸密布地區的人，汙染物防礙人體吸收陽光，而使維生素 D 的合成作用無法順利進行等，都須注意維生素 D 的攝取。

三、維生素 E

（一）化學性質

維生素 E 是由一群結構類似的物質所組成，有 α-生育醇、β-生育醇、γ-生育醇及 δ-生育醇等四種，另外還有的 α、β、γ、δ 四種，三烯生育醇(tocotrienol)共有八種不同的天然型態。其中最具生理活性的是 α-生育醇(α-tocopherol)，一般呈淡黃色油狀，怕光、易氧化，不溶於水、消化及吸收的過程須有脂肪存在。

（二）吸收與代謝

維生素 E 的吸收率決定在於膳食脂肪的總吸收量，必須在小腸內腔和微脂粒結合，此種過程須有膽汁及胰臟酵素的協助，一旦進入吸收細胞就併入孔糜微粒，由淋巴系統運送，再進入血液抵達組織及肝臟。至於真正的吸收率，還是個未知數，乳糜微粒的殘體在肝臟釋出維生素 E，再以脂蛋白形式運送至各細胞利用，維生素 E 的吸收率約 20~50%。

維生素 E 可儲存在肝臟，骨骼肌及脂肪組織，維生素 E 與磷質結合，而固定在細胞膜上。

（三）生理功能

1. 抗氧化作用，具有延緩老化，預防心血管疾病有顯著效果，維持肌肉正常代謝。

2. 在小腸內使維生素 A 及胡蘿蔔素的氧化作用轉弱。

3. 促進人體利用維生素 D、性荷爾蒙及膽固醇的效果。

4. 正常生殖作用所必需，幫助性腺正常發育，促進腦下腺分泌，使性腺分泌更多的性激素。

5. 減低氧的需要量，對供應氧受限制的疾病，如肺氣腫、氣喘等有幫助。

6. 增強肝臟解毒功能、保護肝臟、減輕疲勞。

7. 去除色斑、老人斑、美化肌膚。

8. 保護紅血球、防止溶血作用、新生兒及早產兒缺乏時，血球易破裂而貧血，稱為溶血性貧血，間接引起黃疸。

（四）維生素 E 缺乏症及毒性

1. 缺乏症
   (1) 人體因缺乏維生素 E 而罹患疾病較少見，一般只在早產兒中發生，早產兒因母體的維生素 E 尚未能經由胎盤輸送到胎兒體內，而導致溶血性貧血。
   (2) 某些動物因維生素 E 的不足，而導致肌肉萎縮、組織病變。

2. 毒性：有一案例，一位 41 歲男子，每日攝食 4,000mg，連續 3 個月，造成下痢、腹部疼痛、嘴、舌頭、嘴脣疼痛，其他的中毒症狀是甲狀腺、腎上腺、性腺委縮，因此如每日攝食 1,600mg，需在短期間內使用，切勿長期服用。

（五）維生素 E 每日需要量及食物來源

1. 維生素 E 每日需要量整理如下表 5-4：

表 5-4　各年齡階段維生素 E 建議攝取量

年齡（男性）	維生素 E（毫克）	年齡（女性）	維生素 E（毫克）
0~6 月	3	0~6 月	3
7~12 月	4	7~12 月	4
1~3 歲	5	1~3 歲	5
4~6 歲	6	4~6 歲	6
7~9 歲	8	7~9 歲	8
10~12 歲	10	10~12 歲	10
13~15 歲	12	13~15 歲	12
16~18 歲	13	16~18 歲	13
19~30 歲	12	19~30 歲	12
31~50 歲	12	31~50 歲	12
51~70 歲	12	51~70 歲	12
71 歲~	12	71 歲~	12
		懷孕第一期	+2
		懷孕第二期	+2
		懷孕第三期	+2
		哺乳期	+3

資料來源：引自行政院衛福部(2018.10.24)，國人膳食營養素參考攝取量。

2. 食物來源：食物的重要來源如下：

    (1) 動物性食物：母奶內含足夠嬰兒所需，牛奶含量少。

    (2) 植物性食物：小麥胚芽、堅果、黃豆、其他豆類、深綠色蔬菜、植物油（黃油、葵花油、玉米油）。

（六）須特別補充維生素 E 的族群

1. 手術後或重大外傷患者。

2. 老年人：可預防老年人器官衰退現象，對老人失智症也有一定防治作用。

3. 心血管疾病患者：可改善血液循環，降低血液中膽固醇的濃度，進而避免血管阻塞及不正常凝血，可預防中風、血管硬化等心血管疾病。

4. 不孕及易流產婦女：維生素又稱生育醇，有助於維護生殖器官的運作，如有習慣性流產或有不孕症疑慮者，皆可適量的補充。

5. 居家在空氣汙染地區者：維生素 E 有抗氧化作用，可保護細胞膜，也可保護口腔、肺部不受空氣汙染的傷害，可減輕各種毒物對人體器官的損害。

6. 有美容抗老需求者：依據醫學研究，維生素 E 有助修復受損細胞，清除體內的自由基，對皮膚有保護抗氧化的作用。

四、維生素 K

（一）化學性質

    維生素 K 是一種屬於醌類(quinone)的化合物，其苯環上有酮基，在自然界中有兩種型式，即維生素 K_1 及維生素 K_2，維生素 K_1 存在綠色植物中，稱為葉綠醌(phylloquinone)，在穀物、豆類及水果中的含量很低。維生素 K_2 主要由動物腸內寄生菌所產生，稱為甲醌(menaquinone)、維生素 K 一般呈黃色油狀，不溶於水，消化與吸收過程必須要有脂肪存在。對光及酸、鹼、氧化劑敏感，但對熱及氧氣相當安定。另一維生素 K_3 是屬於合成的。

（二）吸收與代謝

    當維生素 K 在腸道被吸收時，有 80%會被小腸吸收，然後併入乳糜微粒，這個過程須膽汁及胰液的存在，可促進維生素 K 的吸收，結腸中的細菌合成的維生素 K_2 也會被收收，約占維生素 K 需求量的 10%。過多的維生素 K 可由糞便排

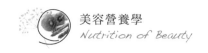

出。另外礦物油和其他人體無法吸收的油脂會干擾維生素 K 的吸收。因此在用餐前後，避免吃這些油質。

（三）維生素 K 的生理作用

1. 幫助維持骨骼的強狀。

2. 形成凝血酶原(prothrombin)，能促進血液正常凝固。

3. 孕婦需攝取足量的維生素 K，以免初生兒斷臍帶時有流血不止的危險。

4. 另有研究指出維生素 K 具有抑制癌細胞的作用，對肝炎也有防治效果。

（四）維生素 K 的缺乏症及過多症

1. 維生素 K 缺乏時，會造成凝血功能不良，凝血時間過長，甚至血流不止的症狀。

2. 過多可能會損害肝臟，引發血栓、高膽紅素血症及黃疸等疾病。

3. 另外可能造成貧血、發紅、發汗。

（五）維生素 K 的食物來源及每日需要

1. 維生素的食物來源：綠色蔬菜、肝臟、蘆筍、全穀類。

2. 每日需要量：
   (1) 0~12 個月：2~2.5mg。
   (2) 1~18 歲：30~75mg。
   (3) 成年人：男 120mg，女 90mg。
   (4) 懷孕及哺乳期不需增量。

（六）須特別補充維生素 K 的族群

1. 新生兒：因腸內尚未繁殖能製造維生素 K 的菌類，易出現維生素 K 缺乏症，而造成凝血能力較低。

2. 常流鼻血者：常流鼻血者，可能因缺乏維生素 K，可建議從食物攝取，如菠菜、花椰菜。

3. 服用特殊藥物：因維生素 K 的製造與腸道益菌有關，當服用磺胺類、抗生素等抗菌劑，也影響腸道菌叢生態，造成維生素 K 降低，可建議長期服用此類藥物者，須適當的補充維生素 K。

4. 有肝膽疾病者：因身體吸收維生素 K，需依賴膽汁及肝臟的運作，如有肝膽疾病者，易導致維生素 K 吸收不佳，可適度補充。

5. 易瘀血者：如皮膚黏膜易出血者，可能與缺維生素 K 有關，應多補充動物肝臟、深綠色蔬菜。

6. 易腹瀉者：小腸吸收功能障礙及腹瀉者，易產生維生素 K 不足的現象，要注意維生素 K 的攝取。

7. 手術後或重大外傷患者：因維生素 K 能促成肝臟中凝血酶原的合成，維持體內凝血功能，手術後及重大外傷者如缺乏維生素 K，易使手術傷口復原較慢，及延長出血時間。

第三節　水溶性維生素

水溶性維生素 B 群有 B_1、B_2、B_6、菸鹼酸、泛酸、生物素、葉酸、維生素 B_{12}、維生素 C、膽鹼，分別說明如下：

一、維生素 B_1（硫胺 Thiamin）

（一）維生素 B_1 的化學性

一般呈無色斜板狀結晶、易溶於水、乾燥型態時安定，對光及熱敏感，中性、鹼性環境下不穩定，加熱易被破壞，能防治腳氣病發生，也稱為「抗腳氣病維生素」，也能預防及治療人類的多發性神經炎(polyneuritis)，也可稱為「抗神經炎素」。

（二）吸收及代謝

硫胺主要是在小腸藉著載體系統吸收後進入組織中，在組織內被磷酸化成有活性的硫胺焦磷酸（Thiamin pyrophosphate, Tpp，或硫胺三磷酸 TTP），在血液中也以此方式運送，或以輔酶的形式由紅血球運送。因儲存不易，多餘的部分很快就由尿液排出體外。

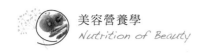

（三）生理功能

1. 幫助碳水化合物的消化，促進腸胃蠕動，可使小腸蠕動正常，促進消化液分泌，維持良好食慾、正常排泄。

2. 促使醣類在體內代謝正常，維生素 B_1 有助於醣類代謝產物丙酮酸繼續氧化，如血液中堆積較多的丙酮酸，會導致神經受損，而造成多發性神經炎，通常稱之為腳氣病(beriberi)。

3. 維持神經組織，心臟及肌肉活動正常，同時也可改善精神狀況，消除疲勞。

4. 幫助帶狀疱疹的治療：維生素 B_1 可維護皮膚緊實，並恢復其完整性。

5. 可改善記憶力：維生素 B_1 是維持腦部及神經組織細胞所需要的營養素，以協助神經機能的正常運作。

6. 減輕暈船、暈車的不適：缺乏維生素 B_1 時，神經系統的活動會產生障礙，而使靈敏度及反射動作喪失，因此而引起暈船、暈車。

（四）維生素 B_1 的缺乏症及毒性

1. 嬰幼兒缺乏時引起腳氣病，會有食慾不振、便祕、嘔吐、腹瀉。

2. 成人缺乏症：
   (1) 心血管方面：缺乏維生素 B_1 者心肌彈性差，易形成心臟擴大或衰竭，血液循環變差，而導致四肢水腫、胸腔積水或嚴重腹水。
   (2) 腸胃消化系統：缺乏時，胃腸蠕動變慢，食慾減退、便祕現象。
   (3) 神經系統：中樞神經系統須依賴葡萄糖做為能量來源，維生素 B_1 缺少時，會有典型的神經系統退化，神經肌肉功能受到干擾，而引起多發性末梢神經炎，有刺痛感，腿部肌肉按壓會痛，手腳協調不良，膝反射動作失常，腳尖無力，有垂足現象，足部會麻木，嚴重者會造成麻痺。

3. 毒性：在文獻上雖有少數有關毒性的報導，但都是使用針劑。建議注意攝取量，在一般口服下，其毒性可不必掛慮。

（五）維生素 B_1 主要來源及每日建議攝取量

1. 食物來源可分下列幾種：
   (1) 植物性食物：小麥胚芽、西瓜、葵瓜子、豆類、全穀類、豌豆、蘆筍、綠葉蔬菜。
   (2) 動物性食物：內臟、肝臟、豬肉、罐頭、洋火腿。
   (3) 其他：白麵包、熱狗、柳橙汁。

2. 將常見食物種類及份量列表 5-5。

表 5-5　維生素 B_1 的食物種類及份量

食物種類	份量	硫胺（毫克）
火腿肉	2 片	0.3
豬肉塊	150 克	0.6
罐裝瘦火腿肉	90 克	0.9
啤酒酵母	2 湯匙	2.4
加拿大培根	60 克	0.5
白豆	120 毫升	0.2
烤豆	120 毫升	0.2
熟豌豆	120 毫升	0.2
豆漿	240 毫升	0.4
小麥胚芽	60 毫升	0.5
玉米	120 毫升	0.2
新鮮柳橙汁	240 毫升	0.2
西瓜	1 片	0.2
南瓜	240 毫升	0.4
墨西哥薄餅	1 個	0.4

資料來源：引自蕭寧馨(2009)。

3. 每日建議攝取量：
   (1) 維生素 B_1 需要與醣類新陳代謝有關，一般每攝取 1,000 大卡熱量，須攝取 0.5 毫克維生素 B_1 以維持正常代謝。
   (2) 將各年齡的攝取量整理如表 5-6。

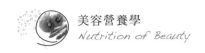

表 5-6　各年齡階段維生素 B_1 建議攝取量

年齡（男性）	維生素 B_1（毫克）	年齡（女性）	維生素 B_1（毫克）
0~6 月	AI=0.3	0~6 月	AI=0.3
7~12 月	AI=0.3	7~12 月	AI=0.3
1~3 歲	0.6	1~3 歲	0.6
4~6 歲	0.9	4~6 歲	0.8
7~9 歲	1.0	7~9 歲	0.9
10~12 歲	1.1	10~12 歲	1.1
13~15 歲	1.3	13~15 歲	1.1
16~18 歲	1.4	16~18 歲	1.1
19~30 歲	1.2	19~30 歲	0.9
31~50 歲	1.2	31~50 歲	0.9
51~70 歲	1.2	51~70 歲	0.9
71 歲~	1.2	71 歲~	0.9
		懷孕第一期	+0
		懷孕第二期	+0.2
		懷孕第三期	+0.2
		哺乳期	+0.3

資料來源：引自行政院衛福部(2018.10.24)，國人膳食營養素參考攝取量

（六）須特別補充維生素 B_1 的族群

維生素 B_1 適用者有常應酬喝酒者，外食族、愛吃加工食品者、體弱多病者、孕婦及哺乳女性、經常緊張、壓力大者、消化不良便祕者，現分別說明如下：

1. 消化不良或便祕者：多攝取富含維生素 B_1 的食物，有助於改善消化不良及便祕等症狀。

2. 攝取多量醣類者：醣類攝取超多，就須補充更多的維生素 B_1，才能足以供醣類代謝、轉換成能量，以供大腦及身體的正常運作。

3. 遭變故、病癒或剛動過手術者：剛病癒、逢遭變故、剛動過手術者，比平常人消耗更多的能量，須補充更多的維生素 B_1，才能轉換能量供給身心壓力過大或虛弱者。

4. 常吃罐頭、泡麵等加工食品：長期的食用泡麵，罐頭類的食物，易造成維生素 B_1 攝取不足的現象，因此須注意補充。

5. 經常外食者：市售便當、麵類、小吃等，維生素 B_1 含量較少，經常外食者，易缺乏需注意補充。

6. 常感到疲勞、情緒低落者：維生素 B_1 是能量轉換時的重要輔助因子，缺乏維生素 B_1 會使人感到易疲勞、肌肉痠痛，多補充維生素 B_1 可協助代謝肌肉中的嘧啶及乳酸含量，使人恢復體力、提神。

二、維生素 B_2（核黃素 Riboflavin）

（一）化學性質

維生素 B_2(Riboflavin)又稱核黃素，一般呈淡黃色結晶體易溶於水，不溶於脂肪，可耐熱、耐氧化、耐酸，易被鹼及光所破壞，維生素 B_2 可促進指甲、毛髮、皮膚的正常生長。

核黃素是兩種輔酶的成分：黃素單核酸(FMN)和黃素腺嘌呤雙核酸(FAD)。

（二）吸收與代謝

在胃中，鹽酸使維生素 B_2 從結合態釋放出來，在小腸中，主要是透過主動或便利運送吸收，在血液裡，維生素 B_2 由載體蛋白運送。大多數組織內，核黃素被轉變成 FAD 及 FMN，少量存在肝臟，大都存在小腸、肝、心臟、腎臟，一般服用過量的維生素 B_2 後，都由尿液排出，尿液呈現鮮黃色。

（三）生理功能

1. 促進發育和細胞再生。

2. 預防、口腔、嘴脣、舌發炎症狀。

3. 促進皮膚、頭髮、指甲的正常生長。

4. 還可強化脂肪代謝的作用，是減肥族須注意攝取的維生素。

5. 維生素 B_2 主要為輔助細胞進行氧化還原作用的輔酶，是身體代謝醣類、蛋白質及分解脂質的必要物質。可保護鼻子、嘴巴、眼睛的皮膚黏膜。

6. 減輕眼睛疲勞：因缺維生素 B_2 時，角膜周圍會充血，而引起角膜血管增生，導致眼睛發癢、灼熱、流淚、疲勞等症狀，補充之後即可改善。

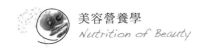
美容營養學
Nutrition of Beauty

（四）維生素 B_2 的缺乏症

一航維生素 B_2 如攝取不足易有下列一些症狀：

1. 口角炎(angular stomatitis)：如口角處皮膚黏膜潰爛，如有細菌感染則易引起口角炎、紅腫、疼痛、口角龜裂。

2. 口脣炎：嘴脣發炎紅腫、龜裂結痂。

3. 舌炎(glossitis)：舌頭成紫紅色，舌頭表面會有突起的顆粒。

4. 眼睛症狀：易疲勞、畏光、眼瞼發癢、痠痛、角膜充血。

5. 脂漏性皮膚炎(seborrheic dermatitis)：是因皮脂腺分泌物堆積於毛囊，並引起發炎、皮膚泛紅，而形成鱗屑狀的油性皮疹，常見於在口鼻間、鼻翼、眼、臉、耳、大陰脣、陰囊等部位。傷口不容易癒合。

（五）維生素 B_2 的食物來源及建議攝取量

1. 食物重要來源：肝臟、心臟、腎臟等動物肉臟、瘦肉、蛋黃、乳類、胚芽、綠花椰菜、菠菜、酵母、花生、牛奶及乳製品等。

2. 建議攝取量：
   (1) 每日需要量：成年男子約需 1.3 毫克，女人約需 1.0 毫克，孕婦約需 1.2 毫克，哺乳者約需 1.4 毫克。
   (2) 常見核黃素的食物種類及份量，如表 5-7。

表 5-7　維生素 B_2 食物種類與份量

食物種類	份量	維生素 B_2（核黃素）毫克
低脂牛奶	240 毫升	0.4
奶油牛奶	240 毫升	0.4
水煮蛋	1 個	0.3
炒牛肝	30 克	1.2
沙朗牛排	90 克	0.3
德式香腸	1 條	0.4
瘦火腿	90 克	0.2

表 5-7　維生素 B_2 食物種類與份量（續）

食物種類	份量	維生素 B_2（核黃素）毫克
蒸牡蠣	10 個	1.1
原味優格	240 毫升	0.5
雜糧麥片	180 毫升	1.3
墨西哥玉米餅	1 個	0.2
飛達起司	30 克	0.2
熟菠菜	240 毫升	0.4
生磨菇	5 朵	0.5
啤酒酵母	2 湯匙	0.5

資料來源：引自蕭寧馨(2009)。

（六）須特別補充的維生素 B_2 族群

維生素 B_2 較適用於皮膚過敏者，嘴破、口角炎患者、動脈硬化者、眼睛疲勞、充血者、孕婦及哺乳女性、素食者、偏食者、減肥者等，須特別補充的族群，分別說明如下：

1. 節食減重者：維生素 B_2 為蛋白質、脂肪及醣類代謝的重要輔助因子，可幫助代謝身體多餘的熱量，以避免脂肪堆積。

2. 偏食者：因飲食不均衡，易缺乏維生素 B_2，而造成嘴角發生潰爛或長水泡，口腔內黏膜發炎、腫痛等病變。

3. 素食者：素食者尤其全素者，易缺乏維生素 B_2，建議多吃芝麻、松子、杏仁等食材，或以酵母粉製成的健素糖。

4. 中老年人：維生素 B_2 可維護人體腔道黏膜細胞，可舒緩中老年男性因攝護腺增生，而產生排尿不順，也可對女性更年期過後生殖器官有保養的效能。

5. 孕婦及哺乳婦女：因孕婦及哺乳婦女能量消耗較大，醣類及蛋白質攝取量增加，須補足維生素 B_2 加以轉化能量，供營養所需。

6. 皮膚粗糙或易過敏者：維生素 B_2 可保持皮膚的完整及再生，舒緩皮膚過敏現象，以保持皮膚光澤。

7. 經濟弱勢族群：在國內營養調查，經濟弱勢族，維生素 B_2 缺乏的情形較普遍。主要是因維生素 B_2 來源以乳製品為主。

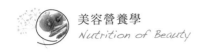

三、菸鹼酸(Niacin)（維生素 B₃）

（一）化學性質

在維生素 B 群中的菸鹼素有兩種形式－菸鹼醯胺和菸鹼酸，菸鹼素有兩種輔酶形式－菸鹼醯胺腺嘌呤雙核酸磷酸鹽(nicotinamide adenine dinucleoide phosphate, NADPT)及菸鹼醯胺腺嘌呤雙核酸(nicotin amide adenine dinucleotide, NAD)，一般呈白色結晶，對熱、鹼、光線、空氣都穩定，是神經系統健康及腦部機能正常運作不可缺乏的營養素，同時也對維持消化系統及性荷爾蒙的合成也相當重要，人體如長期缺乏菸鹼酸會導致癩皮症，因此菸鹼酸也被稱為抗癩皮症因子。

（二）吸收與代謝

體內組織中，菸鹼酸含量最多的器官為肝臟，在血漿中，主要是以菸鹼醯胺(nicotinamide)的形式存在，其中約以 15~30%的菸鹼酸與蛋白質結合，並在胃、小腸中以簡單擴散的方式吸收，而紅血球細胞內及腎小管則是以鈉離子來仰賴介質攜帶系統吸收菸鹼酸，在體內轉變成菸草醯胺並代謝後，會由尿液排出體外。

（三）生理功能

1. 治療口腔、嘴脣發炎症狀，並促進皮膚健康。

2. 協助醣類、蛋白質、脂肪的代謝，進而產生能量。

3. 舒緩偏頭痛及梅尼爾氏症候群(Meniere's syndrome)。

4. 促進消化系統健康，減輕胃腸障礙及腹瀉。

5. 可降低三酸甘油酯、膽固醇及血壓，促進血液循環。

6. 人體可利用色胺酸自行合成菸鹼酸，但體內缺乏維生素 B₆ 的人，則無法由色胺酸製造維生素 B₃。

7. 可維持神經系統的健康及腦部機能運作正常，還參與荷爾蒙的合成。

（四）菸鹼酸的缺乏症及毒性

1. 缺乏症：
    (1) 精神緊張、躁動不安。
    (2) 皮膚炎、紅疹、脫皮。
    (3) 疲倦、虛弱。
    (4) 頭痛、暈眩。

(5) 食慾差、嘔吐、腹瀉。

(6) 皮膚粗糙及產生皺紋。

(7) 會出現泛白的舌苔或舌尖疼痛。

(8) 嚴重者神經系統受損因而緊張、昏睡、抑鬱、健忘,嚴重時則有幻覺、神智紊亂或失智等症狀。

2. 毒性:臨床上使用高劑量的菸鹼酸,用於治療心血管疾病,而產生一些副作用,有麻疹、腸胃嚴重不適及頭暈、嘔吐等,19 歲以上男女、懷孕及哺乳期的婦女,建議攝取量為 35 毫克菸鹼酸為限。

(五)食物來源及每日建議攝取量

1. 食物來源:

(1) 主要來源有:肝臟、瘦肉、花生、胚芽米、魚、酵母、禽肉、花生、全穀類、香菇、綠豆、芝麻、牛奶,另外馬鈴薯、胡蘿蔔、香蕉、酪梨、花生醬、麥片等,在體內每 60 毫克的色胺酸可轉變為 1 毫克的菸鹼酸。

(2) 將食物種類整理如表 5-8。

表 5-8　菸鹼素的食物及含量

食物種類	份量	含量(毫克)
鮪魚	90 克	11.3
烤鮭魚	90 克	8.6
烤雞	90 克	10.1
火雞午餐肉	90 克	5.4
瘦中排	120 克	4.5
碎牛肉	90 克	5.0
炒牛肝	30 克	4.1
烤鱈魚	90 克	2.1
花生	120 毫升	9.9
花生醬	2 湯匙	4.4
生蘑菇	5 朵	4.7
馬鈴薯	1 個	2.1
葡萄堅果麥麩	180 毫升	3.8
墨西哥玉米餅	1 個	2.6

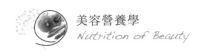
2. 依據衛福部建議，每日的攝取量如下表 5-9：

表 5-9　各年齡階段維生素 B₃ 建議攝取量

年齡（男性）	維生素 B₃（毫克）	年齡（女性）	維生素 B₃（毫克）
0~6 月	AI=2	0~6 月	AI=2
7~12 月	AI=4	7~12 月	AI=4
1~3 歲	9	1~3 歲	9
4~6 歲	12	4~6 歲	11
7~9 歲	14	7~9 歲	12
10~12 歲	15	10~12 歲	15
13~15 歲	18	13~15 歲	15
16~18 歲	18	16~18 歲	15
19~30 歲	16	19~30 歲	14
31~50 歲	16	31~50 歲	14
51~70 歲	16	51~70 歲	14
71 歲~	16	71 歲~	14
		懷孕第一期	+0
		懷孕第二期	+2
		懷孕第三期	+2
		哺乳期	+4

資料來源：引自行政院衛福部(2018.10.24)，國人膳食營養素參考攝取量

（六）須特別補充菸鹼酸的族群

1. 口、舌發炎、易口臭者：易腸胃不適，或常有口角炎、舌頭發炎、食慾不振、口臭等症狀。

2. 頭痛患者：補充適量的維生素 B₃，有助於改善腦部血液循環，並減輕因疲勞或壓力所引起的頭痛問題。

3. 孕婦及哺乳婦女：因能量消耗大，每日攝取的熱量要比一般人多。

4. 皮膚對光線易過敏者：菸鹼酸有助皮膚損傷的修復，增強皮膚的保水性及防禦力。

5. 膽固醇過高者：可參與脂肪、蛋白質、醣類的代謝作用，可降低膽固醇並改善血液循環。

6. 血液循環不佳者：菸鹼酸具有擴張血管的功能，可促進血液循環，手腳易冰冷者，可適量的補充。

7. 有心理疾病者：菸鹼酸可協助神經系統運動，對煩躁不安、情緒不穩定、歇斯底里及其他心理疾病如憂鬱症的治療有安撫的成效。

四、維生素 B_6

（一）化學性質

維生素 B_6 事實上是由三種結構相近的物質結合，即吡哆醇、吡哆醛、吡哆胺。廣泛存在於動植物食物中。動物性食物含較多的吡哆胺及吡哆醛，而植物性食物含有較多的吡哆醇。

（二）吸收與代謝

以輔酶及游離方式的維生素 B_6 都可以被動的方式吸收，然後由肝門靜脈進入肝臟。三種形式都可在肝臟中磷酸化，再進循環系統與白蛋白結合以利運送，維生素 B_6 主要儲存在肌肉組織。

（三）生理功能

1. 參與胺基酸代謝反應：
   (1) 色胺酸轉變成菸鹼酸時之輔酶。
   (2) 轉硫氫作用的輔酶，形成含硫必需胺基酸。
   (3) 轉胺基作用時的輔酶，此過程形成非必需氨基酸。
   (4) 脫羧基反應時的輔酶，將胺基酸上的羧基脫去。
   (5) 參與同半胱胺酸代謝，使用光胱胺酸代謝成半胱胺酸。
   (6) 合成血基質，在紅血球中，磷酸吡哆醛是催化血基質合成的步驟。血基質含有氮環，可將它插入蛋白質以固定鐵。可利用鐵運送血液中的氧。

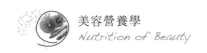
2. 碳水化合物的代謝：肝醣分解成葡萄糖時的輔酶，因此磷酸吡哆醛與維持血糖恆定有關。

3. 神經傳導素的合成：胺基酸不只是用來合成蛋白質，也可合成非蛋白質的含氮化合物，這些化合物有許多是神經傳導素，對腦部功能很重要，能預防及改善失眠、神經緊張、暴躁易怒等。

4. 參與脂肪酸的代謝：
   (1) 皮脂腺正常。
   (2) 亞麻油酸轉變成花生四烯酸時的輔酶。

5. 促進核酸合成，防止組織器官老化。

6. 天然利尿劑、減緩肌肉抽筋、麻痺等症狀。

7. 可保護皮膚、頭髮的功效，改善髮乾、頭皮屑過多症狀，並可預防皮膚炎。

（四）維生素 B_6 缺乏症及毒性

1. 缺乏症：
   (1) 脂漏性皮膚炎。
   (2) 易躁易怒、情緒不穩、焦慮。
   (3) 經前症候群、肢體疼痛、周邊神經炎。
   (4) 低色素小血球性貧血。
   (5) 脂漏性皮膚炎、皮膚發疹、舌炎、口脣炎、粉刺。
   (6) 抽筋。
   (7) 缺維生素 B_6 時，淋巴細胞的形成少，影響免疫功能。

2. 毒性：毒性很低，但長期攝取 100 毫克以上維生素 B_6，則可能會產生顫抖或神經緊張的現象。

（五）維生素 B_6 的食物來源及建議攝取量

1. 食物來源：有動物肝臟、酵母、瘦肉、蛋、麥片、小麥麩皮、大豆、香蕉、花生、紅豆、鮭魚、葵瓜子、胡蘿蔔、紫菜、蜂蜜、南瓜、馬鈴薯，現將常見整理如表 5-10。

🍉 表 5-10 維生素 B₆食物的種類、份量及含量

食物種類	每份量	維生素 B₆（毫克）
烤雞胸肉	90 克	0.5
烤鮭魚	90 克	0.8
烤火雞中餐肉	90 克	0.4
沙朗牛排	90 克	0.4
瘦火腿	90 克	0.4
炒牛肝	30 克	0.4
烤馬鈴薯	中型一個	0.7
全麥麵包	1 片	0.5
烤米片	180 毫升	0.5
啤酒酵母	2 湯匙	0.5
香蕉	1 根	0.7
酪梨	1 個	0.6
南瓜	240 毫升	0.5
西瓜	1 片	0.3
熟菠菜	120 毫升	0.2
葵瓜子	60 克	0.3

資料來源：引自蕭寧馨(2009)。

註： 1. 長期服用抗生素，傷害腸道細菌叢，需補充維生素 B₆。

2. 長期用 INH（結核治療藥）治療時，須同時服用維生素 B₆，因 INH 結核菌治療藥是維生素 B₆的對抗劑。

2. 建議攝取量：建議攝取量為 1.5 毫克，懷孕及哺乳期婦女須再增加 0.4 毫克。

（六）須特別補充維生素 B₆的族群

1. 皮膚易過敏者：長期缺乏易使皮膚過敏，或引起發炎。

2. 經前症候群的女性：可舒緩女性生理期間不適的症狀。

3. 有嘔吐困擾的孕婦：維生素 B₆可有效抑制嘔吐，經常用來治療妊娠早期孕吐症狀。

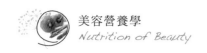
4. 服用避孕藥女性：如長期服用避孕藥的女性，易引起血液中維生素 B_6 含量降低，因此須注意補充。

5. 糖尿病患者：維生素 B_6 和腎上腺素、胰島素的正常分泌有關，適當的補充，可預防糖尿病。

6. 膀胱結石及腎臟病患者：如蛋白質攝食過多，同時又缺維生素 B_6，易合成草酸鈣，而產生結石症狀，因此宜適量補充。

7. 情緒不穩者：維生素 B_6 可助安定神經、情緒不穩定者，補充後可改善焦慮症狀。

8. 經常飲酒者：酒精易損耗體內維生素 B_6，建議常喝酒者，須注意補充適量維生素 B_6。

9. 高蛋白質飲食者：因維生素 B_6 可協助蛋白質分解，如攝取過多蛋白質的人，須增加維生素 B_6 的攝取量。

五、維生素 B_{12}

（一）化學性質

維生素 B_{12} 又稱為「鈷胺」(Cobalamin)，呈紅色結晶物，為含鈷的維生素，微溶於水，對熱安定、怕光，遇強光、強鹼易分解，能有效對抗惡性貧血 (pernicious anemia)。

（二）吸收與代謝

維生素 B_{12} 進入體內後，與蛋白質結合，經鹽酸與胃蛋白酶作用使鈷離子和蛋白質的部分分離，再和黏膜細胞所分泌的，稱為內在因子(intrinsic factor, IF)的醣蛋白結合，經由迴腸黏膜細胞上的受體所吸收。在迴腸細胞內再與特別的蛋白質結合，此蛋白質稱轉鈷胺素 II (Transcobalamin II)。轉鈷胺素 II 與維生素 B_{12} 結合，經門靜脈運送至肝臟、紅血球、骨髓。

（三）生理功能

1. 是人體代謝脂肪、蛋白質和醣類的重要元素，可促進營養的吸收和利用。

2. 對骨髓細胞、神經組織、消化系統的健康有重要影響。

3. 可消除煩躁不安，有助於注意力集中及增強記憶力。

4. 是製造紅血球的原料，和葉酸一起作用，可促進紅血球形成及再生，預防貧血。

註：維生素 B_{12} 如與葉酸配合，造血效果最佳，可預防惡性貧血。

（四）維生素 B_{12} 缺乏原因、缺乏症及毒性

1. 缺乏的原因：
   (1) 有服用制酸劑者。
   (2) 先天性的胃內因子缺乏。
   (3) 維生素 B_{12} 攝取不足，如純素食者。
   (4) 缺乏胃蛋白酶、鹽酸、胰蛋白酶、胃內因子、轉鈷胺素 II 等，胃切除或迴腸切除者，都會影響維生素 B_{12} 的吸收。

2. 缺乏症狀：
   (1) 月經不順。
   (2) 體重減輕。
   (3) 惡性貧血。
   (4) 食慾不振。
   (5) 胃腸障礙、口炎性腹瀉、口角潰爛、腸黏膜萎縮及扁平、腸內酵素消減而造成腹瀉。
   (6) 神經系統障礙，手腳麻木或末梢感覺異常，有刺痛、燒灼感、神經緊張或神經炎、心智反應變慢、記憶力衰退。

3. 吸收不良導致缺乏的處理方式：如是因內在因子缺乏，大都須由肌肉注射維生素 B_{12} 製劑。也可用鼻膠及口服高單位維生素的補充劑，但建議由醫師確認診斷來建議使用。

4. 毒性：一般人無理由需大量補充維生素 B_{12}，只有對惡性貧血者，需用維生素 B_{12} 來治療。

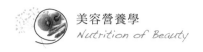

（五）維生素 B$_{12}$ 的主要食物來源及建議攝取量

1. 食物來源：

    (1) 動物肝臟、腎臟、鯖魚、鮭魚、烏魚子、文蛤、牡蠣、九孔、乳酪、瘦肉、雞蛋、乳酪、啤酒酵素、龍蝦、原味優格、玉米片、水煮蛋、蝦等。

    (2) 將常見的種類份量、含量整理如表 5-11。

表 5-11　維生素 B$_{12}$ 常見食物種類、份量、含量

食物的種類	份量	維生素 B$_{12}$（微克）
火腿午餐肉	60 克	0.4
牛肉熱狗	1 根	0.5
瘦火腿	90 克	0.6
炒牛肝	30 克	31.7
燉肉	90 克	2.7
烤蛤蜊	30 克	15.7
烤牡蠣	2 個	14.4
龍蝦	90 克	2.7
蝦	90 克	1.0
水煮蛋	1 個	0.6
低脂牛奶	240 毫升	0.9
原味優格	240 毫升	1.4
豆漿	240 毫升	0.8
啤酒酵母	2 湯匙	3.0
玉米片	180 毫升	1.1

資料來源：引自蕭寧馨(2009)。

2. 建議攝取量：

    (1) 成人每日約 2.4 毫克。

    (2) 懷孕女性需另增加 0.2 毫克。

（六）須特別補充維生素 B_{12} 的族群

1. 素食者：蔬果類幾乎不含維生素 B_{12}，素食者易缺乏。

2. 長期喝酒者：長期喝酒會妨礙維生素 B_{12} 的吸收。

3. 失眠患者：維生素 B_{12} 可有效改善睡眠品質。

4. 嚴重貧血者：葉酸和維生素 B_{12} 是造血的重要元素，缺乏者，尤其全素者，易引起貧血。

5. 腸道功能不全者：腸道中如存有過多細菌或寄生蟲，或腸道中缺乏鈣離子，易造成維生素 B_{12} 吸收上的問題，長期下來就會造成惡性貧血。

6. 胃癌手術後患者：因沒有胃做吸收作用，可用注射維生素 B_{12} 做為補充方法。

7. 易產生幻覺者：有些銀髮族，有記憶衰退、產生幻覺的症狀，維生素 B_{12} 也可發揮防治效果。

8. 服避孕藥婦女：因服避孕藥者可使血液中維生素 B_{12} 含量降低，而影響造血功能，需補充維生素 B_{12}。

六、葉　酸

（一）化學性質

　　葉酸(folic acid)因廣泛存在綠葉之中，又呈酸性，因此取名為「葉酸」。葉酸由喋啶，對胺基苯甲酸，和一個或一個以上的麩胺分子，如出現一個叫單麩胺酸葉酸，是黃色結晶，微溶水、對光、熱及酸性均不穩定但在鹼性或中性溶液中對熱穩定，一般膳食吸收率約 70%。

（二）吸收與代謝

　　在消化道中，多麩胺酸葉酸必須分解（水解）成單麩胺酸才能被吸收。在吸收之前，必先經接合酶(conjugases)水解，鋅缺乏時，會使接合酶失去活性而減少葉酸的消化，而防礙葉酸的吸收，葉酸在小腸近端處被吸收，是需鈉離子及攜帶體之主運動的方式進行，並儲存在肝臟內。

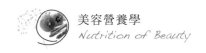
（三）葉酸的生理功能

1. 可以促使細胞內核酸及核蛋白合成。

2. 促進紅血球正常生長，預防貧血。

3. 葉酸可維護神經系統的健康，缺乏時易出現失眠、健忘等。

4. 與腦部發育有關，懷孕初期之孕婦，如缺乏葉酸，易引起胎兒腦神經系統發育不良，嚴重者可能會出現脊柱裂症及無腦症。

5. 發育中兒童如缺乏葉酸，易導致生長障礙。

6. 可維護神經系統、消化道、免疫及性功能之正常。

7. 提供甲基使同半胱胺酸代謝成甲硫胺酸，可避免同半胱胺酸堆積在血管內，因同半胱胺堆積在血管內會導致動脈硬化。

（四）葉酸的缺乏症及毒性

1. 缺乏性：
   (1) 葉酸不足會造成生長遲滯。
   (2) 毛髮、精子或指甲的生長、傷口之癒合等都會影響。
   (3) 葉酸缺少時，先影響的是紅血球的形成，紅血球無法分裂，數目變大，造成體積變大，稱之為巨球型貧血(macrocytic anemia)。
   (4) 孕婦於懷孕二個月，葉酸不足時會影響胎兒神經根管的正常形成。哺乳期乳汁分泌減少。
   (5) 口腔黏膜、潰瘍、消化不良、口炎性腹瀉。
   (6) 記憶力減退、焦慮緊張、極度疲倦。

2. 毒性：葉酸毒性極低，長期服用建議量每日 10~15 毫克，建議攝取的上限為1000 微克。

（五）葉酸主要食物來源及建議量

1. 食物來源：
   (1) 常見有鮭魚、肝臟、酵母、菌蕈類、山苦瓜、番薯葉、綠花椰葉、毛豆、全麥麵包、草莓、米、蘆筍等。
   (2) 將常見的食物份量的含量整理如表 5-12。

🍉 表 5-12 葉酸食物的種類、份量、含量

食物的種類	份量	含量（微克）
炒牛肝	30 克	62
綜合麥片	180 毫升	114
黑眼豆	120 毫升	179
熟扁豆	120 毫升	179
菜豆	120 毫升	65
蘆筍	240 毫升	263
熟菠菜	240 毫升	262
熟甜菜	120 毫升	68
熟花椰菜	240 毫升	78
墨西哥玉米餅	1 個	89
葵瓜子	60 毫升	76
新鮮柳橙汁	240 毫升	75
啤酒酵母	1 湯匙	60

資料來源：引自蕭寧馨(2009)。

2. 建議量：一般人每日約 0.4 毫克（約 400 微克），正值成年女性可略為增加，孕婦懷孕初期，要提高至每日約 0.5 毫克，哺乳期約 0.6 毫克。

（六）需特別補充維生素 B_{12} 的族群

1. 兒童及青少年：正在發育的兒童及青少年，如缺乏葉酸，易導致發育不良。

2. 計畫懷孕之婦女及懷孕前期：為了保護胎兒神經發育，所以懷孕前要注意攝取量，準媽媽最好每日攝取約 0.5~0.6 毫克。

3. 哺乳期女性：因哺乳期間，體內葉酸易流失，可提高攝取至每日約 0.6 毫克左右。

4. 服避孕藥之婦女：因服避孕藥內含有女性荷爾蒙，會使血液中葉酸之含量降低，如長期服用避孕藥，須注意補充葉酸。

5. 易情緒低落者：依據國外醫學研究指出，情緒低落或憂鬱等現象，與葉酸缺乏有關，宜適度補充。

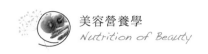
6. 服用特殊藥物者：如有服用磺胺藥劑、阿斯匹靈或抗癲癇藥等患者，宜增加葉酸的攝取。

7. 長期飲酒者：因長期喝酒者，體內酒精會使儲存在肝臟中的葉酸被排出，長期下來會導致葉酸不足，因此要注意，須額外補充。

8. 肉食主義者：葉酸主要來源是新鮮豆類或綠色蔬菜，不喜歡吃蔬菜者，要額外的補充葉酸。

七、泛酸

（一）化學性質

此維生素廣泛的存在自然食物中，因而名為泛酸。泛酸是黏性而呈黃色之油狀物，其鹽類是無色的結晶，在商店或醫院中一般是以泛酸鈣的形式存在，泛酸對酸性及鹼性環境下加熱極不穩，但可溶於水，對光線及空氣均穩定。

（二）吸收及代謝

食物中約 85%的泛酸是以輔酶 A(coenzyme A, CoA)的形式存在，在空腸主要以被動擴散吸收，在低濃度時也可藉由鈉離子依賴型的主動吸收方式來進行，約有 50%的泛酸被吸收。在腸道被吸收後，便送至肝、腎等器官被利用，但大多數可排出體外。

（三）生理功能

1. 緩和噁心症狀。

2. 幫助傷口癒口、製造及更新組織。

3. 製造抗體，適量補充有助抵抗傳染病，對頭髮、血液、皮膚的健康也很重要。

4. 緩和多種抗生素的副作用及毒性，可減輕過敏症狀。

5. 防止疲勞、增強抗壓能力。

6. 舒緩經前症候群。

（四）泛酸缺乏症及毒性

1. 缺乏症：

    (1) 腎機能衰退。

    (2) 可能會出現皮膚老化、疲勞、頭痛、暈眩、抑鬱、皮膚炎等症狀。

    (3) 肌肉易抽筋、手腳末梢有刺麻感。

    (4) 頭髮易枯黃、斷裂。

    (5) 食慾不振、消化不良、十二指腸潰瘍。

2. 毒性：泛酸對人體及動物幾乎是無毒性，如每日服用 10~20 克也偶爾只有腹瀉現象而已。

（五）泛酸主要食物來源及建議攝取量

1. 食物來源：

    (1) 主要來源有肝臟、肉類、酵母菌、豌豆、鮭魚、番薯、蛋、牛奶、綠色葉菜、未精製的穀類等。

    (2) 將常見食物種類、份量及含量，整理如表 5-13。

表 5-13　泛酸食物種類、份量及含量

食物種類	份量	泛酸（毫克）
烤雞胸肉	90 克	0.8
炒牛肝	30 克	1.7
低脂牛奶	240 毫升	0.9
原味優格	240 毫升	1.5
烤馬鈴薯	1 個	0.7
熟蛋黃	1 個	0.6
豆類	120 毫升	0.7
花生	120 毫升	1.0
玉米片	180 毫升	11.8
花椰菜	240 毫升	0.8
南瓜	240 毫升	1.2
生蘑菇	5 朵	1.7
葵瓜子	60 毫升	2.3

資料來源：引自蕭寧馨(2009)。

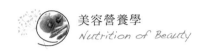
2. 建議攝取量：成人建議約攝取 5 毫克，懷孕期可增 1 毫克，哺乳期約增 2 毫克。

（六）須特別補充泛酸（維生素 B₅）的族群

1. 神經系統失調者：泛酸可保護神經系統的功能，缺乏時，易使人體神經系統退化，而造成痙攣現象。

2. 類風濕性關節炎患者：有類風濕性關節炎患者，如每天攝取足夠的泛酸，症狀可得到改善。

3. 肝功能不佳者：缺乏泛酸者，易造成肝功能退化症。

4. 十二指腸潰瘍患者：泛酸可保護潰瘍的細胞組織，攝取不足時，易導致十二指腸潰瘍，因此有十二指腸潰瘍者更需注意攝取足夠量。

5. 失眠、常疲倦者：泛酸有抒解緊張情緒，有助於改善壓力及因操勞所引起疲倦與失眠問題。

6. 服用避孕藥的婦女：因服用避孕藥會影響人體對泛酸的吸收，因此如長期服用避孕藥者，需注意要額外的補充。

7. 嗜菸、酒、咖啡者：因菸、酒、咖啡易破壞泛酸的成分，如有常喝咖啡、吸菸、喝酒，要額外的補充。

8. 頭髮稀少者：泛酸適量補充，可使髮絲強健。缺乏泛酸易使頭髮變白，或產生早發性禿頭，惡化時還可能會併發皮膚潰爛。

八、生物素

（一）化學性質

　　生物素又名是維生素 H、輔酶 R 等，是生物成長所必需的營養素，因此稱為「生物素」。是一種含硫的環狀結構，呈白色結晶，對空氣及光相當穩定，但遇強酸、強鹼易分解。在人體小腸吸收過程中，如遇到生蛋白中的「抗生物素」(avidin)，則會與之結合，阻礙身體的吸收，而造成生物素缺乏。

（二）吸收與代謝

食物中的生物素有兩種形式：蛋白質結合的輔酶與游離的維生素，稱為生物胞素(biocytin)。生物胞素是由蛋白質中之離胺酸與生物素結合而成。小腸吸收生物素時需鈉作為攜帶中間物質，而少量的生物素則以被動的擴散方式吸收。

（三）生物素生理功能

1. 維護毛髮的健康，預防白髮及落髮，幫助治療禿頭。

2. 維護皮膚、指甲、肌肉健康、減輕濕疹、皮膚炎，預防指甲斷裂。

3. 緩和肌肉疼痛。

4. 幫助代謝脂肪、碳水化合物及蛋白質。

5. 促進汗腺、骨髓、神經組織、男性性腺、皮膚、毛髮的生長及正常運作。

（四）生物素的缺乏症及毒性

1. 缺乏症：
   (1) 皮膚炎、舌炎。
   (2) 少年白、易掉髮。
   (3) 憂鬱、沮喪。
   (4) 失眠、易疲倦、肌肉疼痛。
   (5) 食慾不振。
   (6) 指甲脆、生長延遲。
   (7) 脂肪肝，高膽固醇。

2. 毒性：大量服用生物素，似乎對人體健康無害。

（五）生物素的主要來源及建議攝取量

1. 食物來源：
   (1) 主要食物來源有雞肉、雞蛋、豬肉、羊肉、動物肝臟、奶製品、白米、酵母菌、柚子、花椰菜。
   (2) 將常見種類、份量及含量整理如表 5-14。

2. 建議攝取量：成人建議攝取量約 30 微克，哺乳期可增加 5 微克。

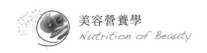

表 5-14　生物素食物的種類、份量、含量

食物的種類	份量	生物素（微克）
鮭魚	90 克	4.3
花生醬	2 湯匙	30
烤花生	5 粒	6.5
熟羊肝	30 克	11.6
水煮蛋	1 個	9.3
熟蛋黃	1 個	8.1
脫脂牛奶	240 毫升	4.9
小麥胚芽	60 毫升	7.2
低脂優格	240 毫升	7.4
雞蛋麵	240 毫升	4.0
瑞士起司	60 克	2.2
生花菜	240 毫升	1.5

資料來源：引自蕭寧馨(2009)。

九、維生素 C

（一）化學性質

　　維生素 C 是白色具有酸味的結晶，因能預防壞血病(scurvy)，也稱為「抗壞血病維生素或抗壞血酸(ascorbic acid)，是所有維生素中最容易被破壞的一種，極易溶於水，不溶於脂肪，在酸中穩定，易受高溫、光、鹼、脫水所破壞，易被氧化，鐵與銅存在時會更加速氧化。目前發現具有抗癌效果。廣泛的存在蔬菜水果中，但易受到外在環境的改變而遭到破壞。

（二）吸收與代謝

　　維生素 C 的吸收以主動運輸為主，在口腔中與胃內則以調節運輸及被動擴散的方式進行，在小腸的吸收是經由主動運送和協助吸收。大部分的維生素 C 都在迴腸以鈉離子依賴型主動運輸的方式進行吸收，在體內主要存在腦下垂體、肝臟、腎臟、胰臟、脾臟、骨髓等。過多的維生素 C 一般在 2~3 小時內即可經由尿液排出體外。

（三）維生素 C 的生理功能

1. 維生素 C 有抗氧化作用，在體內可保護維生素 A、維生素 E 及多元不飽和脂肪酸。是人體血漿中的水溶性抗氧化物。

2. 維生素 C 具有還原作用，在人體內參與氧化還原反應，代謝活性較強的組織中維生素含量最多，腎上腺含有高濃度的維生素 C。發燒、感染、緊張、壓力下，腎上腺分泌會增加。因此在各種壓力的情況下，要注意維生素 C 的補充。

3. 維生素可預防白內障、色斑、增加皮膚彈性。

4. 治療並預防普通感冒，增強免疫系統、抵抗傳染病。

5. 幫助鐵質吸收，預防壞血病發生。

6. 幫助傷口癒合，可治療外傷、牙齦出血、灼傷，也可加速手術後的恢復。

7. 維生素 C 是形成膠原(Collagen)時所需，而在形成膠原時，又需要羥輔胺酸及羥離胺酸，維生素 C 可協助輔胺酸及離胺酸形成羥輔胺酸及羥離胺酸。膠原是構成結締組織的蛋白質。也是填充在細胞間質的蛋白質，以確保細胞與細胞間緊密連接。是骨骼、軟骨、血管壁、牙齒等主要結構蛋白質。

（四）維生素 C 缺乏症及毒性

1. 缺乏症：
   (1) 牙齦紅腫發炎、易出血、牙齒鬆動。
   (2) 皮膚乾燥、缺乏彈性。
   (3) 皮下點狀出血、痰血、傷口癒合慢。
   (4) 影響鐵質的吸收及代謝，易導致貧血。
   (5) 免疫力下降、全身倦怠、易感染。
   (6) 易形成白內障。

2. 毒性：腸胃不適或腹瀉。

（五）維生素 C 食物來源及建議攝取量

1. 食物來源：
   (1) 維生素 C 主要存在綠葉蔬菜、番茄、青椒、番石榴、西印度櫻桃、檸檬、草莓、花椰菜、小白菜、奇異果、蘋果、桃子及各類水果。

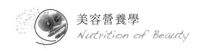

(2) 將常見的種類、份量、含量整理如表 5-15。

表 5-15　維生素 C 食物種類、份量、含量

食物種類	份量	維生素 C（毫克）
熟花椰菜	120 毫升	33
青椒圈	5 個	45
番茄汁	240 毫升	45
甘藍	120 毫升	27
生花菜	120 毫升	23
番薯	1 個	17
烤馬鈴薯	（中）1 個	16
熟菠菜	120 毫升	9
紅椒	60 毫升	71
柳橙	1 個	98
甘藍	240 毫升	97
草莓	240 毫升	94
葡萄柚汁	240 毫升	80

資料來源：引自蕭寧馨(2009)。

2. 建議攝取量：成人每日約 100 毫克，上限攝取量為 2000 毫克。

（六）需特別補充的族群

1. 易感冒者：維生素 C 可提升人體免疫力，增強抵抗力，有助於預防感冒。

2. 手術後患者：維生素 C 可促進膠原蛋白生長，有助身體組織的修復及傷口的癒合。

3. 產前、產後婦女：維生素 C 因可促進膠原蛋白的生長，可預防妊娠紋、靜脈曲張、貧血，因此產前及產後要多加注意補充。

4. 減重者：在減重期間，需大量代謝廢物，當體內脂肪減少後，皮膚變較鬆，建議適當的補充維生素 C，可促進新陳代謝，以恢復皮膚的彈性。

5. 外食族或偏食者：不常吃新鮮蔬菜、水果的人、外食族，維生素常攝取不足。

6. 喜愛美容養顏需求者：維生素 C 可修復傷口、消除自由基，有長色斑、皮膚暗沉、鬆弛或青春痘等問題肌膚，需補充維生素 C 來改善症狀。

7. 抽菸者：每抽一根菸，會破壞約 0.8 毫克的維生素 C，如有抽菸習慣者，應注意補充維生素 C。

第四節　類維生素化合物

一、膽素（又稱膽鹼）

（一）化學性質

　　最近的研究，在某些情況下，人體所製造的膽鹼，確實不敷所需，但膽鹼不能算是維生素 B 的一種，因它不具有輔酶的效能。在人體內的膽素也比其他的維生素 B 多出許多。

（二）吸收及代謝

　　膽素在小腸是由運送蛋白吸收，然後再進入肝門靜脈至肝臟，人體所有組織都含有膽素，部分膽素由尿液排出，剩餘的大都轉變成甜菜鹼(betaine)。

（三）生理功能

1. 膽素是磷脂質的成分，卵磷脂是細胞膜及血液脂蛋白的主要成分。

2. 適量補充可調節膽囊及肝功能，也有助於膽固醇的代謝，預防脂肪肝、高血脂的發生，對心血管疾病也有預防功能。

3. 膽素對腦部功能運作及大腦神經細胞發育有助益，膽素是乙醯膽鹼的前質，是神經傳導物質及許多化學訊息物質的前驅物。與專注、學習、記憶和肌肉控制等功能有關，可預防老年痴呆症及帕金森氏症。

4. 膽鹼是甜菜鹼的前質，是甲基的提供者，在腎臟及肝臟中，許多膽鹼轉變成甜菜鹼，而甜菜鹼的甲基能是用來使同半胱胺酸轉變為甲硫胺酸。

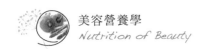
（四）膽素缺乏症及毒性

1. 缺乏症：
    (1) 老年痴呆症。
    (2) 記憶力衰退。
    (3) 脂肪肝。
    (4) 膽固醇過高、膽結石。
    (5) 易煩躁。
    (6) 動脈硬化。

2. 毒性：極高劑量的膽素會使人體散發魚腥味、流涎、嘔吐、出汗、腸胃不適及低血壓。

（五）食物來源及建議攝取量

1. 食物來源：蛋黃、豬腦、豬心、雞肝、花生、黃豆、牛奶、小麥胚芽、魚子醬、啤酒酵母。

2. 建議攝取量：成年男性每日建議攝取量 550 毫克／日，女性是 425 毫克／日。

二、肌醇

（一）化學性質

肌醇有九種異構物，只有一種能被人體利用。肌醇在人體內由葡萄糖合成，兩者的結構也很類似。

（二）吸收代謝

人體細胞內之肌醇以磷酸化的形式出現，肌醇也與細胞膜中的磷脂質結合，此種肌醇磷脂質是類二十碳酸之前質，類二十碳酸是許多類荷爾蒙作用。

肌醇的代謝受到幾種疾病的影響，多發性硬化症、癌症、腎衰竭等會造成肌醇代謝異常。糖尿病也會引起高糖血症會抑制肌醇的運送。

（三）生理功能

1. 主要功用在於維持神經系統的正常運作，供給腦細胞所需的養分，攝取足夠能改善記憶力、預防腦功能退化。

2. 膽素與肌醇都是構成卵磷脂之必要成分，攝取足夠可預防肥胖症及脂肪肝。酗酒者，因肝功能下降，很難將脂肪代謝，需多補充肌醇。

3. 肌醇和人體維生素 A、D、E、K 的消化及吸收也有關聯，當肌醇攝取量不足時，易造成維生素缺乏。

4. 肌醇對毛髮生長也很重要，可減少掉頭髮現象，可預防「少年白」的機率。

（四）肌醇的缺乏症

1. 精神病變，易健忘。

2. 脂肪肝、膽固醇過高。

3. 皮膚濕疹、常掉髮。

（五）肌醇的食物來源

1. 食物來源：雞蛋、糙米、小麥胚芽、動物肝臟、番薯、高麗菜、花生、豌豆、柳橙、葡萄柚。

2. 建議：此類的飲食平均提供 1 公克／每日，另外腎臟合成約 4 公克。

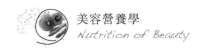

習題

( ) 1. 維生素 A，在人體中有哪幾種活化的製成？ (A)視網醇 (B)視網醛 (C)視網酸 (D)以上皆是。

( ) 2. 維生素 A 有哪些生理功能？①維持正常視覺機轉、②維持身體組織的正常生長、③增強免疫力、④維持上皮組織的健康、⑤具有防癌的功能 (A)①＋②＋③ (B)①＋②＋③＋④ (C)②＋③＋④＋⑤ (D)①＋②＋③＋④＋⑤。

( ) 3. 維生素 A 攝取過多，其中毒症狀有哪些？①頭痛、眼花；②疲倦、軟弱；③焦慮、不安；④皮膚發癢、乾燥；⑤視力降低、複視、肌肉不協調 (A)①＋②＋③ (B)②＋③＋④ (C)①＋②＋③＋④ (D)①＋②＋③＋④＋⑤。

( ) 4. 夜貓族者，除補充適量維生素 A 外，應每隔多久須休息 5 分？ (A)30分 (B)50分 (C)60分 (D)80分。

( ) 5. 因無法將 β-胡蘿蔔素順利轉化成維生素 A_1，須適當的補充維生素 A，是哪種患者？ (A)中老婦女 (B)高血壓 (C)糖尿病 (D)胃潰瘍。

( ) 6. 維生素 D 缺乏症，會造成哪些症狀？ (A)佝僂症 (B)軟骨症 (C)骨軟化 (D)以上皆是。

( ) 7. 有 α-生育醇、β-生育醇、γ-生育醇、δ-生育醇等四種，是何種維生素？ (A)維生素 A (B)維生素 E (C)維生素 D (D)維生素 C。

( ) 8. 何種維生素可促進人體利用維生素 D、性荷爾蒙及膽固醇的效果 (A)維生素 A (B)維生素 C (C)維生素 B (D)維生素 E。

( ) 9. 具有抗氧化、保護細胞膜、有美容抗老的維生素脂溶性維生素有哪些？ (A)維生素 A、C (B)維生素 B、C (C)維生素 A、E (D)維生素 A、D。

( ) 10. 缺乏何種脂溶性的維生素會造成凝血功能不良？ (A)維生素 A (B)維生素 D (C)維生素 E (D)維生素 K。

( ) 11. 有預防及治療多發性神經炎的維生素是下列哪一種？ (A)維生素 B_1 (B)維生素 B_2 (C)維生素 C (D)維生素 B_6。

( ) 12. 可預防口角炎是哪些維生素 (A)維生素 B_1 (B)維生素 B_2 (C)維生素 B_3 (D)維生素 B_6。

( ) 13. 常感到疲勞、情緒低落、經常外食者、攝取過多醣類者，建議應適當的補充何種維生素 (A)維生素 B_1 (B)維生素 B_2 (C)維生素 B_3 (D)維生素 B_6。

( ) 14. 常吃罐頭、泡麵及經常外食者，建議補充何種維生素的攝取？ (A)維生素 A (B)維生素 C (C)維生素 B_1 (D)維生素 D。

( ) 15. 缺乏何種維生素易使人感到疲勞、肌肉痠痛，同時也是能量轉換的重要輔助因子？ (A)維生素 B_1 (B)維生素 B_2 (C)維生素 B_6 (D)維生素 B_2。

( ) 16. 維生素 B_2（核黃素 Riboflavin）是哪種輔酶的重要成分？ (A)FAD 及 FMN (B)RNA (C)DNA、FAD (D)ATP、DNA。

( ) 17. 可輔助細胞進行氧化還原作用輔酶，同時也可減輕眼睛疲勞，是何種維生素？ (A)維生素 B_1 (B)維生素 B_2 (C)維生素 B_6 (D)維生素 B_{12}。

( ) 18. 維生素 B_2 缺乏症，易得哪些疾病？①口角炎、②口唇炎、③舌炎、④眼睛症狀、⑤脂漏性皮膚炎 (A)①＋②＋③ (B)②＋③＋④ (C)①＋②＋③＋④ (D)①＋②＋③＋④＋⑤。

( ) 19. 下列哪些食物含有維生素 B_2？①肝、心、腎類；②瘦肉、蛋黃；③乳類；④胚芽、綠花椰菜；⑤菠菜、酵母 (A)①＋②＋③ (B)②＋③＋④ (C)①＋②＋③＋④ (D)①＋②＋③＋④＋⑤。

( ) 20. 何種維生素有菸鹼醯胺及菸鹼酸？ (A)維生素 B_1 (B)維生素 B_2 (C)維生素 B_3 (D)維生素 B_6。

( ) 21. 可以治療口腔、嘴唇發炎症狀，並促進皮膚健康，並可舒緩偏頭痛及梅尼爾氏症狀群，是何種維生素 (A)維生素 B_1 (B)維生素 B_2 (C)維生素 B_3（菸鹼酸） (D)維生素 B_6。

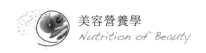

( ) 22. 可減輕胃腸障礙及腹瀉，並可降低三酸甘油酯、膽固醇及血壓等是屬哪一種維生素？ (A)維生素 A (B)維生素 B_1 (C)維生素 B_2 (D)維生素 B_3。

( ) 23. 缺乏菸鹼酸會有哪些症狀？①皮膚炎、紅疹、脫皮；②疲倦、虛弱；③頭痛、暈眩；④食慾差、嘔吐、腹瀉；⑤皮膚粗糙及產生皺紋；⑥痴呆 (A)①＋②＋③ (B)①＋②＋③＋④ (C)①＋②＋③＋④＋⑤ (D)①＋②＋③＋④＋⑤＋⑥。

( ) 24. 下列何種食物含有菸鹼酸？ (A)肝臟、瘦肉 (B)花生、胚芽米、魚 (C)全穀類、花生、綠豆 (D)以上皆是。

( ) 25. 有口、舌發炎、頭痛患者、膽固醇過高者，皮膚對光線易過敏者，應補充何種維生素？ (A)維生素 B_1 (B)維生素 B_2 (C)菸鹼酸 (D)維生素 B_{12}。

( ) 26. 哪一種維生素是由吡哆醇、吡哆醛、吡哆胺三種結構相近的物質結合？ (A)維生素 B_3 (B)維生素 B_6 (C)維生素 B_{12} (D)維生素 D。

( ) 27. 維生素 B_6 有哪些生理功能？①參與胺基酸代謝反應、②碳水化合物的代謝、③神經傳導素的合成、④參與脂肪代謝、⑤促進核酸合成，防止組織器官老化 (A)①＋②＋③ (B)①＋②＋③＋④ (C)②＋③＋④＋⑤ (D)①＋②＋③＋④＋⑤。

( ) 28. 缺乏維生素 B_6 易得何種症狀？①脂漏性皮膚炎；②易躁易怒、情緒不穩；③低色素小血球性貧血；④抽筋；⑤經前症候群；⑥肢體疼痛、周邊神經炎 (A)①＋②＋③ (B)①＋②＋③＋④ (C)①＋②＋③＋④＋⑤ (D)①＋②＋③＋④＋⑤＋⑥。

( ) 29. 維生素 B_{12} 又稱為何？ (A)吡哆醇 (B)吡哆酸 (C)鈷胺 (D)胺基酸。

( ) 30. 維生素 B_{12} 與何種營養素配合，造血效果最佳？ (A)泛酸 (B)葉酸 (C)菸鹼酸 (D)維生素 B_6。

( ) 31. 缺乏何種維生素會有月經不順、體重減輕、惡性貧血、食欲不振、胃腸及神經系統障礙 (A)維生素 B_1 (B)維生素 B_6 (C)維生素 B_{12} (D)葉酸。

（　）32. 下列哪些族群須注意補充維生素 B_{12}？①素食者、②長期喝酒者、③失眠患者、④嚴重貧血者、⑤腸道功能不全者、⑥胃癌手術後患者　(A)①＋②＋③　(B)①＋②＋③＋④　(C)②＋③＋④＋⑤＋⑥　(D)①＋②＋③＋④＋⑤＋⑥。

（　）33. 下列何種營養素的生理功能可促使細胞內核酸及核蛋白合成及促進紅血球正常生長、預防貧血？　(A)葉酸　(B)泛酸　(C)菸鹼酸　(D)以上皆非。

（　）34. 發育中兒童缺乏何種維生素，易導致生長障礙　(A)菸鹼酸　(B)葉酸　(C)泛酸　(D)胺基酸。

（　）35. 缺乏葉酸易造成哪些症狀？①生長遲滯；②巨球型貧血；③毛髮、精子、指甲的生長；④口腔黏膜、潰瘍、消化不良；⑤記憶力減退　(A)①＋②＋③　(B)①＋②＋③＋④　(C)②＋③＋④＋⑤　(D)①＋②＋③＋④＋⑤。

（　）36. 葉酸的食物來源有哪些？①鮭魚、肝臟；②酵母菌、蕈類；③山苦瓜、番薯葉；④綠花椰菜、蘆筍；⑤毛豆米、全麥麵包；⑥草莓　(A)①＋②＋③　(B)②＋③＋④＋⑤　(C)①＋②＋③＋④＋⑤　(D)①＋②＋③＋④＋⑤＋⑥。

（　）37. 泛酸有哪些生理功能？①緩和噁心症狀；②製造抗體；③緩和多種抗生素的副作用及毒性；④防止疲勞、增強抗壓能力；⑤舒緩經前症候群　(A)①＋②＋③　(B)②＋③＋④　(C)①＋②＋③＋④　(D)①＋②＋③＋④＋⑤。

（　）38. 生物素的缺乏症有哪些？①皮膚炎、舌炎；②少年白、易掉髮；③憂鬱、沮喪；④失眠、易疲倦、肌肉疼痛；⑤食慾不振；⑥脂肪肝、高膽固醇　(A)①＋②＋③　(B)②＋③＋④　(C)①＋②＋③＋④　(D)①＋②＋③＋④＋⑤＋⑥。

（　）39. 可以預防壞血病的是哪種維生素？　(A)維生素 C　(B)維生素 B_1　(C)維生素 B_6　(D)維生素 B_{12}。

（　）40. 哪種維生素在形成膠原時，需要羥輔胺酸及羥離胺酸　(A)維生素 A　(B)維生素 C　(C)維生素 D　(D)維生素 E。

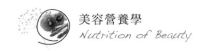

( ) 41. 下列何組的營養素具有抗氧化的功能？ (A)維生素 A (B)硒與維生素 E (C)鎂與維生素 C (D)維生素 H。

( ) 42. 具有還原作用及淡化色素功能的是哪些維生素？ (A)維生素 A (B)維生素 B_2 (C)維生素 C (D)維生素 B_6。

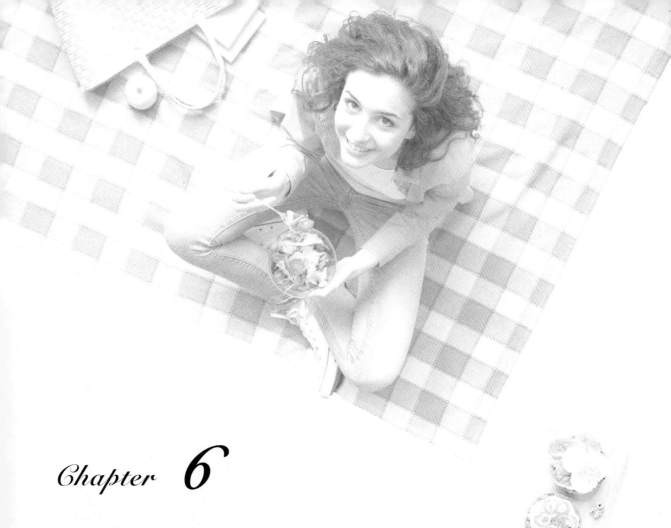

Chapter *6*

礦物質與水分

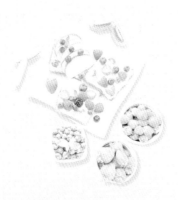

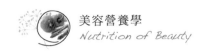
在人體內的元素約 60 多種，其中氮約 3%、氫約 10%、碳約 18%、氧占 65%，合計約 96%，礦物質的元素約 4%，或稱無機質，人體內的礦物質量約占體重的 4%，約 20 多種，每日的建議攝量在 100 毫克以上，可分為巨量礦物質，包括有鈣、磷、鎂、鉀、氯、鈉、硫等，每日建議攝取量在 100 以下的礦物質，稱為微量元素，包括有鐵、銅、鋅、碘、鉻、硒、錳、鈷、鉬等。礦物質的一般功效總歸納成以下數種：

1. 構成組織的成分：如紅血球、血紅素的鐵質。

2. 酵素反應的賦活物。

3. 構成硬組織之成分：鈣、鎂、磷等礦物質是構成骨骼、牙齒的主要成分。

4. 維持酸鹼平衡、調節滲透壓：鈣、磷、鈉、鉀等在體液中，具有調節滲透壓的作用。

5. 調節神經與肌肉的興奮作用：
   (1) 調節神經與肌肉興奮是：鉀離子(K^+)、鈉離子(Na^+)。
   (2) 使神經與肌肉鎮定的是：鎂離子(Mg^{2+})、鈣離子(Ca^{2+})。

6. 生理活性物的成分：
   (1) 維生素 B_{12} 中的鈷。
   (2) 如觸媒酵素及細胞色素中的鐵。
   (3) 胰島素中的鋅。
   (4) 甲狀腺素中的碘。

各類礦物質本身並無熱量，不能成為人體活動主要能量的來源，但體內如缺乏時，就無法發揮正常化學反應，對身體機能就有影響。

第一節　主要礦物質

主要礦物質有下列幾種：鈣(Calcium, Ca)、磷(phosphorus, P)、鈉(Sodium, Na)、鉀(potassium, K)、氯(Chlorine, Cl)、鎂(Magnesium, Mg)、硫(Sulfur, S)等。

一、鈣質(Calcium, Ca)

　　鈣質是人體含量最多的礦物質，約占體重 1.5~3%，成人體內約含有 1,000~1,200 公克；其中多數以氫氧占磷灰石(hydroxyapatite)和磷酸鈣($Ca_2(PO_4)_2$) 的型式存在牙齒及骨骼中，其餘分布在細胞內液及細胞外液與神經傳導、肌肉收縮、血液凝固等作用有關。鈣對在發育中的幼兒及青少年更為重要。

（一）鈣質的吸收與代謝

　　鈣質在 pH 值 6 以下的環境呈鈣離子型態被吸收，鈣的主動吸收主要在十二指腸中，也可在空腸及迴腸中進行被動滲透吸收。在小腸後段，食糜呈鹼性，鈣質的吸收量減少。一般食物鈣的吸收率約 25~40%，未被吸收者由糞便排出。

（二）影響鈣的吸收因素

　　當鈣的攝取量較高時，其吸收比率會降低，其吸收量多少則取決於身體的需要量，現將影響鈣質吸收因素，分別敘述如下：

1. 干擾鈣質吸收因素：
   (1) 不當的鈣與磷的比例：成人適當的鈣磷比為 1：1，Ca：P＝1：1.5 是最適合，當磷攝取量增加，會促使鈣的流失。
   (2) 攝取高蛋白質飲食，約 100 公克以上，因其所提供的磷增加，相對也會造成鈣的攝取量增加，以達到鈣、磷平衡狀態。
   (3) 胃酸分泌不足或缺乏維生素 D：胃酸分泌不足如胃部分切除者、老年人、維生素 D 的活性不足等，都會使鈣的吸收降低。
   (4) 草酸(oxalic acid)：與鈣結合形成不溶性草酸鈣，草酸主要存在綠色蔬菜中。
   (5) 植酸(phytic acid)：與鈣形成不溶性化合物，降低鈣的吸收。植酸主要存在穀類、豆類的食物中。
   (6) 高纖維飲食：高纖維飲食可促進腸蠕動，而縮短食物通過腸道的時間，會降低鈣的吸收率，過多膳食纖維也會降低鈣的吸收。
   (7) 多酚類：飲食中過多多酚類，如茶中的單寧酸(tannin)，鈣會形成不溶性化合物，而降低鈣的吸收。
   (8) 藥物：有些藥物含鈣的拮抗物，如鋁，會減低鈣的吸收。

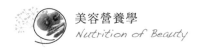

(9) 缺乏運動及壓力大都會減低鈣的利用。

(10) 脂肪過多：脂肪分解後所形成之游離脂肪酸與鈣結合，其所形成的不溶性鈣化合物從糞便中排出，以含較多飽和脂肪酸的食物較易發生。

2. 有利鈣吸收的因素：

(1) 乳糖：因乳糖有利於腸內微生物的生長，並提高腸內酸度，進而提高鈣的吸收。

(2) 脂肪：可降低腸蠕動的速度，可增加與小腸接觸吸收的時間，進而增加鈣的吸收。

(3) 維生素 D：攝取足夠維生素 D，有刺激腸黏膜細胞合成攜鈣蛋白，可促進鈣質的吸收。

(4) 酸性環境：鈣鹽易被酸性溶液溶解，腸胃如能時常維持適當的酸度，則能提高鈣的吸收量，可提供酸性環境的有乳酸、胃酸、維生素 C 等。

(5) 生理需要：身體需要鈣量越大，吸收率就越高，例如懷孕、哺乳期婦女、嬰幼兒、成長兒童等，鈣的需要量多。

3. 血鈣濃度的控制：血漿中，鈣的正常濃度為 8.5 mg/dl~10.8 mg/dl，而血鈣濃度的恆定是受鈣三醇（calcitriol, 1,25-dihydroxycholecalciferol，是一種維生素 D 的活化型式，是由副甲狀腺素刺激腎臟合成）、副甲狀腺素及降血鈣素（calcitonin，由甲狀腺分泌）三種激素控制調整。

(1) 當血鈣濃度升高時：當血鈣濃度過高時，會以下列方式來降低：

A. 副甲狀腺素分泌減少，使鈣三醇不具有生理活性，由尿液排出。

B. 分泌降血鈣素，使血漿中的鈣沉積在骨骼內來降低血鈣濃度。

(2) 當血鈣濃度降低時：當血鈣濃度下降時會有以下的方式來增加。

A. 副甲狀腺素會促進骨質中的蝕骨細胞(osteoclast)的活性，而使骨鈣游離及腎小管對鈣的再吸收。

B. 鈣三醇會促進腸壁細胞合成一種特殊的鈣來結合蛋白質，可提升小腸對鈣的吸收。

（三）鈣質的生理功用

1. 調節細胞膜的滲透性。

2. 有助於乙醯膽鹼(acetylcholine)的合成，是傳遞神經衝動，增進神經及肌肉對刺激的感應性。

3. 出血時，血液的凝固也需鈣的協助。

4. 維持正常的肌肉收縮：體液中含有適量的鈣、鈉、鎂及鉀時，可維持肌肉正常的張力及調節心跳。

5. 具有活化酵素的功能：胰解脂酶、蛋白質水解酶、三磷酸腺苷酶(ATPase)都需鈣活化。

6. 有降低膽固醇及協助維持正常的血壓，能預防心血管疾病。

7. 構成骨骼牙齒的成分：在成長發育時期，可增進骨骼生長及增加骨骼密度，在成人期，則預防骨質流失，以避免骨質疏鬆。

8. 攝取足夠鈣，可預防直腸癌、降低男性罹患攝護腺癌的風險及關節疼痛。

（四）鈣質主要食物來源及攝取量

1. 主要食物來源：小魚乾、沙丁魚、牡蠣、高鈣奶粉、芝麻、紫菜、芥菜、高麗菜、乳製品、黃豆、蝦米、杏仁、豆腐、綠色蔬菜、甘藍、排骨湯。

2. 建議攝取量：依行政院衛福部的建議，各年齡階段的攝取量如表 6-1。

表 6-1　各年齡階段鈣的建議攝取量

年齡	鈣（毫克）	年齡	鈣（毫克）
0~6 月	300	13~15 歲	1200
7~12 月	400	16~18 歲	1200
1~3 歲	500	19~30 歲	1000
4~6 歲	600	31~50 歲	1000
7~9 歲	800	51~70 歲	1000
10~12 歲	1000	71 歲~	1000

註：男性與女性建議攝取量相同，懷孕及哺乳期不需增加攝取。
資料來源：引自行政院衛福部(2018.10.24)，國人膳食營養素參考攝取量

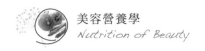

（五）鈣質的缺乏症及毒性

1. 缺乏症：
   (1) 易失眠、骨質疏鬆症。
   (2) 易腰酸背痛。
   (3) 發育不良。
   (4) 易感到焦慮或精神緊張。
   (5) 肌肉易抽筋。
   (6) 兒童易患佝僂病(ricket)，成年人則患有軟骨症(osteomalacia)。
   (7) 長期臥床的病人，會釋出骨鈣沉積在軟組織中，易形成結石。

2. 毒性：
   (1) 長期的血鈣濃度過高會產生高血鈣症(hypercalcemia)，易發生乳鹼症候群 (milk alkali syndrome)。
   (2) 如因胃潰瘍患者長期服用制酸劑及飲用大量牛奶所引起。會有胃腸出血、血壓增高及嘔吐等症狀。
   (3) 當維生素 D 攝取過多時也易高血鈣，易引起消化道不適，嬰兒會有生長遲緩現象。
   (4) 易導致腎臟及其他器官鈣化、頭痛、過敏、腎結石、腎衰竭，並防礙其他礦物質吸收。

（六）需特別補充鈣的族群

1. 全素者：因全素者無法攝取來自魚類及乳品類的鈣質，須額外補充鈣質。

2. 常感腰酸背痛者：鈣攝取不足，易使肌肉收縮不正常，而引起腰酸背痛，應多補充含鈣量較高的食物。

3. 常經痛者：鈣能有效舒緩經痛，建議可在經期前或經期中，可多吃含鈣食物，以減輕經痛的發生。

4. 銀髮族：缺鈣易引起骨折，鈣不足易引起白內障及老人痴呆症，因此銀髮族必須攝取充足的鈣質。

5. 更年期女性：因停經後，雌激素分泌突然減少，造成骨質流失，而且體內的鈣質從 40 歲前後，易造成流失，因此更須注意補充。

6. 成長中的兒童和青少年：成長中的兒童或青少年，都需多補充鈣質。因此多補充高鈣食物。

二、磷(phosphorus)

　　磷在人體內的含量僅次於鈣，約占體內礦物質總量的 1/4，約有 85~90%的磷與鈣、鎂，形成不可溶性的磷酸鹽而存在牙齒及骨骼中，其餘與醣類、脂肪、蛋白質結合，分布於體液與各細胞及細胞外液。軟組織中磷的含量則多於鈣，而骨骼中的鈣磷比為 2：1。

（一）磷的吸收與代謝

　　磷是以無機鹽的型式在小腸被吸收，成人對飲食中的磷吸收率高達 70%，維生素 D 荷爾蒙[1,25(OH)₂ 維生素 D]可促進磷的吸收。副甲狀腺素則會減低此作用。磷的排泄是經由腎臟。

（二）磷的生理功用

1. 磷是牙齒、骨骼的組織成分。

2. 磷是細胞膜的組成分之一。

3. 參與體內的酵素活化反應。

4. 許多維生素 B 需與磷酸結合，形成有活性的輔酶。

5. 磷也為脂蛋白的組成之一；在血液中幫助脂肪的運輸。

6. 為遺傳物質 RNA 及 DNA 的主要成分。

7. 無機磷在血液中為重要的緩衝劑。可維持體液的酸鹼平衡。

8. 構成體內主要能量分子核苷三磷酸(adenosine triphosphate, ATP)的重要成分。

（三）磷的食物來源及攝取量

1. 食物來源：磷的主要食物來源為肉類、全穀類、魚類、牛奶、蛋黃、麵粉、乳酪、核果類、蝦、螃蟹、花生、雞肉、杏仁。

　　註：另外飲食中約有 20~30%來自食品添加物，如各種碳酸飲料（汽水、可樂、加工肉品中都含有磷）。尤其是可樂，攝取過多的磷，易導致體內鈣與磷比例失衡，而增加得骨質疏鬆症的機率。

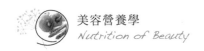

2. 建議攝取量，依行政院衛福部公告整理如表 6-2。

表 6-2　各年齡階段磷的建議攝取量

年齡	磷（毫克）	年齡	磷（毫克）
0~6 月	200	13~15 歲	1000
7~12 月	300	16~18 歲	1000
1~3 歲	4000	19~30 歲	800
4~6 歲	500	31--50 歲	800
7~9 歲	600	51~70 歲	800
10~12 歲	800	71 歲~	800

註：男性與女性建議攝取量相同，懷孕及哺乳期不需增加攝取。

資料來源：引自行政院衛福部(2018.10.24)，國人膳食營養素參考攝取量。

（四）磷的缺乏症及過多症

1. 缺乏症：

   (1) 缺乏磷，使體內合成 ATP 及有機磷減少，影響熱能產生，致肌肉無力。

   (2) 慢性的缺乏磷會使鈣質流失，牙齒發育不佳，生長遲緩。

   (3) 幼兒缺乏磷，會導致軟骨症。

   (4) 磷的缺乏症還包括食慾不振、軟弱、體重減輕、骨頭疼痛、關節僵硬。

2. 過多症：磷如攝取過量，會使鈣排泄量增加，降低鈣的可利用率，也會影響鈣磷比例，如高磷低鈣可能會引起低鈣肌肉僵直(hypocalcemic tetany)。1 歲之前嬰兒鈣磷比為 1.5~1.6：1，而 2 歲以後為 1：1（引自吳裕仁，2005），另外也會使血漿中鈣濃度降低，會造成骨質疏鬆。

（五）需特別補充磷的族群

1. 更年期女性：因雌激素分泌急速減少，骨質大量流失，可適量補充與鈣一同維持骨質的健全。

2. 素食者：磷存在蛋白質類食物，吃素者，易造成攝取不足，可建議補充攝取未精製的穀類或堅果類等。

3. 長期服用胃藥者：因胃藥（制酸劑）中所含的鋁離子，會抑制人體對磷的吸收，如長期服用會便祕及磷不足的副作用，因此須遵照醫生處方來使用胃藥。

4. 關節炎或骨骼疾病患者：鈣與磷都是骨骼構成的重要成分，能有效維護骨骼健康，可幫助舒緩關節所造成的疼痛，及一般骨骼生長遲緩問題。佝僂症是因體內磷、鈣及維生素 D 缺乏，所導致骨骼發育不健全，患者因此失去應有的硬度而變形彎曲短小、畸形及肌肉衰弱等症狀。

三、鎂(Magnesium, Mg)

　　人體中約含有 20~35 公克的鎂，其中有 60~65%為硫酸鎂、磷酸鎂、碳酸鎂，存在於骨骼的表層上，約 26%存在肌肉神經內，血漿中正常鎂濃度約 2~3 毫克／100 毫升。

（一）鎂的吸收與代謝

1. 吸收：鎂在體內的吸收主要是以主動運輸的方式在小腸中進行，在小腸前段被吸收，飲食中的鎂吸收率約 40~60%，食物中的脂肪、植酸及過多的鈣，都會干擾鎂的吸收。飲食中如鈣質少，則鎂的吸收量就增加。體內鎂的濃度則受腎臟控制，血液中的鎂是經由腎小球過濾後，大部分由腎小管再吸收。

2. 代謝：成人每日由尿液中排 100~200 毫克的鎂，剩餘不被吸收的則由糞便排出。

（二）鎂的生理功用

1. 為牙齒、骨骼的組成分。

2. 鎂有抗壓功效，具有安定神經及緩和情緒的功能。

3. 維持正常的神經與心臟功能，預防心律不整。

4. 與胰臟釋出胰島素以及細胞利用胰島素有關。

5. 擴張動脈，幫助降低血壓。

6. 是 ATP 合成以及磷酸化作用所需的催化劑。

7. 參與體內多種酵素的反應，如 ADP 轉變 ATP、ATP 轉變為環狀 AMP 等高能的轉移。DNA 製造時所需的元素。

8. 與鈉、鉀及鈣共同維持細胞內外液之平衡，調節神經的感應與肌肉的收縮。

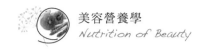

（三）鎂的食物來源及建議攝取量

1. 食物來源：鱈魚、鯉魚、小蝦、穀類、小麥胚芽、豆類、乾果類、紫菜、海帶、芝麻、可可粉、香蕉、菠菜、杏仁、腰果、葵瓜子。

2. 建議攝取量：依行政院衛福部，國人膳食營養素的建議攝取量如表 6-3。

表 6-3　各年齡階段鎂的建議攝取量

年齡（男性）	鎂（毫克）	年齡（女性）	鎂（毫克）
0~6 月	AI=25	0~6 月	AI=25
7~12 月	AI=70	7~12 月	AI=70
1~3 歲	80	1~3 歲	80
4~6 歲	120	4~6 歲	120
7~9 歲	170	7~9 歲	170
10~12 歲	230	10~12 歲	230
13~15 歲	350	13~15 歲	320
16~18 歲	390	16~18 歲	330
19~30 歲	380	19~30 歲	320
31~50 歲	380	31~50 歲	320
51~70 歲	360	51~70 歲	310
71 歲~	350	71 歲~	300
		懷孕第一期	+35
		懷孕第二期	+35
		懷孕第三期	+35
		哺乳期	+0

資料來源：引自行政院衛福部(2018.10.24)，國人膳食營養素參考攝取量。

（四）鎂的缺乏及過多症

1. 鎂的缺乏原因：一般正常飲食下，健康者是不至於缺乏，但有下列幾種狀況就會，列舉如下：

   (1) 糖尿病酸中毒。

   (2) 腸道吸收不良。

(3) 經常使用利尿劑，使鎂的排泄量增加。

(4) 嚴重的腹瀉或嘔吐，使鎂的吸收量減少。

(5) 酗酒者導致慢性酒精中毒、肝硬化。

(6) 長期使用不含鎂的靜脈注射來供給營養者。

2. 缺乏症：

(1) 肌肉震顫、麻木、抽搐、癲癇。

(2) 易有肌餓感、腎結石。

(3) 情緒暴躁或憂鬱。

(4) 心律不整、噁心、嘔吐。

(5) 譫妄與衰弱，甚至會有高血壓、心肌梗塞及妊娠毒血症。

3. 過多症：攝取過多會引腹瀉，一般如腎功能正常，並不會產生毒性反應，如是腎衰竭者會使尿液排出鎂量過少，其症狀為：發熱、嗜睡、口渴、神經與肌肉的反應性減低，有的會心房纖維化(atrial fibrillation)。

（五）須特別補充鎂的族群

1. 易緊張者：體內如缺鎂，會干擾神經的完整性，易使人產生緊張、焦慮不安的情緒反應。

2. 孕婦：缺鎂也是引起經前症候群的因素之一，孕婦如缺鎂，易得妊娠毒血症而導致早產。

3. 更年期女性：因停經後女性易缺鎂，會造成更年期症狀更加明顯，會發生血液不當凝結，而導致心臟病及中風。

4. 服用避孕藥：因長期服用避孕藥，易造成鎂的缺乏，而引發動脈硬化、血栓等疾病。

5. 大量飲酒者：大量飲酒者，體內鎂含量會偏低，易得骨質疏鬆症及心臟病等，須注意補充鎂的攝取量。

6. 易結石體質者：可預防鈣質在血管壁及組織沉澱，避免產生膽及腎結石。

7. 憂鬱症患者：鈣與鎂有緩和情緒及安定神經的功效，可抵抗憂鬱症。

8. 心臟病患者：因鎂能促進心臟及血管健康，預防心臟病。

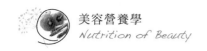

四、鈉(Sodium, Na)

鈉是維持人體的水分及電解質平衡的重要物質，對調節體內細胞正常的滲透壓、神經細胞的刺激及肌肉收縮都很重要。

（一）吸收及代謝

食物中的鈉是以無機鹽型式存在，而人體則對鈉的吸收率高達約 95%，胃、小腸、結腸都可輕易吸收，血液中有些鈉是經腎臟過濾，過量的話就由尿液排出。

（二）鈉的生理功能

1. 鈉與肌肉收縮及醣類吸收有關。

2. 可控制細胞膜的通透性。

3. 影響神經訊息的傳導。

4. 參與體內的新陳代謝，鈉離子大多在細胞外液中，與存在細胞內液的鉀離子，共同維持細胞中的水分平衡，也會影響酸鹼平衡。

（三）鈉食物的來源及建議攝取量

1. 食物的來源：大都在加工過程中所添加，如各類罐頭、醃製食品、調味料及各種零食，例舉如下：醃肉、鹹菜、醬油、沙茶醬、番茄醬、培根、豆瓣醬、臘肉、蟹、鹹蛋、香腸、蝦米、乳酪、火腿、牛肉乾、海帶、貝類、洋芋片等。

2. 建議攝取量：一般成年人鈉最低攝取量 500 毫克。

（四）鈉的缺乏及過多症

1. 缺乏症：鈉缺乏的症狀如下：
   (1) 噁心、嘔吐。
   (2) 腹瀉、嗜睡、疲倦。
   (3) 全身疲乏、注意力不集中。
   (4) 肌肉痙攣。
   (5) 中暑脫水、頭暈、昏迷。

2. 過多症：鈉過多會使鈉離子在體內滯留，使細胞液含量及血液體積增加，並提升血管阻力，而造成血壓升高。

（五）須特別小心攝取鈉的族群

1. 中暑脫水者：中暑因體內水分流失太多，而造成體內鈉鉀的濃度失衡，而產生中暑症狀，如頭暈或昏迷。須適時的補充低濃度的食鹽水或運動飲料。

2. 腹瀉嘔吐者：因腹瀉嘔吐者會在短時間內大量流失水分，導致細胞運輸困難，因此需補充淡鹽水以免脫水。

3. 喜好吃重口味食物者：通常重口味的食物，都會添加過多的調味料，調味料中的鈉含量都較高，如長期攝取過量的鈉，對身體有害。

4. 常吃罐頭類及泡麵者：鈉是加工食品常見的穩定劑，如常吃泡麵及罐頭者，易有罹患高血壓的風險。

5. 高血壓患者：如攝取過多的鈉，易導致鈉離子和水在體內無法排出，血液的體積及細胞液含量增加，易使血壓上升。

6. 腎臟病患者：因體內鈉含量過高，會滯留在細胞液中，易造成代謝問題，而增加腎臟的負擔。而引發人體疲倦及水腫等症狀。

五、鉀(potassium, K)

　　鉀主要分布在神經、肌肉、細胞中，人體約有 95%的鉀分布於細胞內液，並與鈉共同維持體內酸鹼平衡，正常的滲透壓及水分。和鈉不一樣的是鉀與低血壓有關，而不是高血壓，而且當體內鉀濃度提高時，鈉的排泄量就多。

（一）吸收與代謝

　　人體可吸收飲食中約有 90%的鉀，而且大部分在小腸吸收，體內的鉀排出由腎臟所控制，因血液把鉀帶到腎臟，由腎臟排泄或保存，而達到平衡，此過程和鈉是一樣。

（二）鉀的生理功能

1. 維持酸鹼平衡。

2. 為蛋白質合成作用所必需的物質。

3. 參與神經訊息之傳導過程。

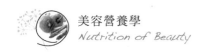

4. 控制平滑肌、骨骼肌的收縮與心臟有規律的跳動。

5. 調節體內體液的滲透壓，並保持體內水分的平衡狀態。

6. 促進細胞內的酵素活動，為細胞生長及代謝所需，並促進肌肉的生長。

7. 鉀可鬆弛血管，促使體內多餘的鈉排出，可改善攝取過鹹的飲食問題，減輕腎臟負擔。

（三）鉀的食物來源及建議攝取量

1. 食物來源：主要食物來源可分為下列幾類。
   (1) 水果類：香蕉、香瓜、奇異果、梨子、橘子、桃子及各種果汁。
   (2) 蔬菜類：芹菜、菠菜、莧菜、胡蘿蔔、番茄、冬瓜等。
   (3) 其他：全穀類、全脂牛奶、魚類、肉類、黃豆、馬鈴薯、芋頭、魷魚、紫菜、蛋、起司等。

2. 建議攝取量：成人一般鉀的攝取量每天約 1,600~2,000 毫克，食品及補充劑標示的基準值是 3,500 毫克，在食品添加鉀，須將標示列出鉀的含量。

（四）鉀的缺乏與過多症

1. 缺乏症：因鉀廣泛的存在各種食物中，不易缺乏，但如細胞外液中鉀如不正常，會使神經傳導及心肌活動不正常、骨骼肌癱瘓，低血鉀會造成噁心、嘔吐、肌肉抽筋、意識不清、便祕、倦怠、心律不整、肌肉軟弱無力、低血壓。

2. 過多：如腎功能健全，補充式的鉀對人體是不會有害，如吃太多的話，會引起胃腸不適，如腎功能不好，鉀會在血液裡積聚，造成心搏減慢。如不治療會心跳停止。

（五）需特別補充鉀的族群

1. 時常外食者：外食為了賣相及美味，通常都是高鹽、高油，因此常外食者易攝取過多的鈉含量，高鈉易引起各種疾病，鉀可維持體內酸鹼平衡及利尿的功效，可協助排除人體多餘的鈉。

2. 懷孕前期婦女：懷孕前期因會出現孕吐或腹瀉現象，易流失大量消化液或體液，鉀也會隨之流失。

3. 時常勞動者：人在勞動時，常會因大量出汗，飲食減少，水分攝取不足，而導致缺鉀，因此如勞動後，口渴頭暈、軟弱無力，都是缺乏鉀的症狀。

4. 生理期女性：女性在生理期間，身體會流失大量的骨液及水分，常會引發頭昏無力不適的症狀，適量的補充鉀可改善情況。

5. 運動員：運動員在劇烈運動，大量流汗，會使身體出現缺鉀的症狀，嚴重者會造成腎衰竭，因此須注意補充鉀。

6. 青壯年：因 20~40 歲的青壯年，活動量大，體內消耗多，需注意鉀質的攝取，以維持心肌的正常。

六、氯(Chlorine, Cl⁻)

　　氯是元素，人體需要的是氯離子(Cl^-)，成人體內含氯量約 100 公克，約占體重的 0.15%，氯是細胞外液及血液中濃度最高的陰離子。

（一）吸收與代謝

　　在小腸及結腸內，氯幾乎可完全被吸收，氯的排泄主要是經由腎臟。若嘔吐、腹瀉或流汗過多時，氯的流失會增加。

（二）生理功能

1. 調節酸鹼平衡。

2. 維持體液正常的滲透壓及水分平衡。

3. 協助血液將二氧化碳運送至肺部。

4. 協助肝臟機能，促進蛋白質、維生素 B_{12} 及鐵的吸收，形成胃酸，可活化蛋白質消化酵素，促進消化。

（三）食物來源及建議攝取量

1. 食物的主要來源：有食鹽、海藻、橄欖、海帶、雪裡紅、自來水、芹菜、茼蒿、醬油。

2. 建議攝取量：通常成人每日約 700 毫克，食品及補充劑標示基準值是 3400 毫克。

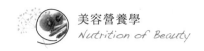

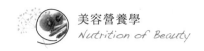

（四）缺乏與過多症

1. 缺乏症：平常不易缺氯，但如長期頻發嘔吐，再加上營養素缺乏，就會缺乏，因胃液易消耗很多的氯。其症狀如下：
   (1) 易疲倦。
   (2) 食慾不振。
   (3) 時常腹瀉、肌肉無力。
   (4) 大量出汗、體內酸鹼失衡。

2. 過多症：氯化鈉會造成高血壓，如大量攝取氯（每日超過 15 公克）會導致體液滯留。

七、硫(sulfuy)

硫占人體體重約 0.25%，硫以半胱胺酸、胱胺酸及甲硫胺酸等是以有機或無機形式存在。

體內各種蛋白質都含有硫胺基酸，尤其是形成膠原蛋白，此種蛋白質是形成角蛋白及結締組織，存在皮膚、指甲及毛髮中。

（一）吸收與代謝

可經腸道吸收後，進入血液循環而運送至身體各處而加以利用，大部分被吸收的硫會以無機形式由尿液排出，而少部分被吸收的硫則在細胞內代謝成硫酸，有解毒作用，未被吸收的硫則由糞便排出。

（二）生理功能

1. 維生素及胺基酸的成分。

2. 促進熱能反應，參與氧化還原。

3. 構成身體組成如指甲、皮膚、頭髮及結締組織。

4. 協助藥物解毒，參與酸鹼平衡。

5. 可將有毒物質如甲苯酚、酚與固醇類荷爾蒙結合而排出體外。

（三）食物來源及建議攝取量

1. 食物來源：主要有瘦肉類、蛋類、乳品類、乾豆類、花生等。

2. 建議攝取量：美國與我國皆沒明確硫的每日建議攝取量。

（四）缺乏與過多症

1. 缺乏症及過多症：目前沒有。

註：目前有一罕見的遺傳疾病－胱胺酸結石，是腎小管對胱胺酸的再吸收能力降低，導致胱胺酸尿，尿液呈
　　黃色，表示含有多量的硫，如再發生易生成含有胱胺酸結晶的結石。

第二節　微量礦物質

一、鐵質(Iron, Fe)

　　健康的成年男子每公斤體重的含量 40~50 毫克，成年女性每公斤體重約 35~45 毫克，新生嬰兒每公斤體重約含 70 毫克，鐵約有 70%存在於肌紅蛋白(myoglobin)、細胞色素(cytochrome)、血紅素(hemoglobin)與酵素中。

（一）吸收與代謝

1. 吸收：食物中的鐵質主要為氧化型鐵(Fe^{3+})，吸收後經胃酸或其他還原物還原成三價鐵離子(Fe^{3+})，鐵質多半在小腸上端，尤其是在十二指腸吸收，以主運動方式進入黏膜內的鐵，再與本鐵蛋白(apoferritin)結合成鐵蛋白(ferritin)，鐵質以鐵蛋白的形式暫貯存於腸黏膜細胞內。

　　血液中的運鐵蛋白到達小腸黏膜細胞時，通過的鐵質與腸黏膜細胞及 B-球蛋白結合成運鐵蛋白，由血液循環運送至脾臟、肝臟及骨髓中，整個鐵的吸收代謝流程參考圖如下：

$$食物中的鐵 (Fe^{3+}) \xrightarrow[胃]{胃酸、維生素C、硫氫基} 腸黏膜細胞$$

$$\xrightarrow[腸腔]{} Fe^{2+} \xrightarrow{氧化} Fe^{3+} \xrightarrow{本鐵蛋白} 鐵蛋白 \longrightarrow Fe^{3+} \xrightarrow{還原} Fe^{2+} \xrightarrow{還原} Fe^{2+} \longrightarrow 腸黏膜細胞$$

$$\xrightarrow[血液]{} 氧化 \rightarrow Fe^{3+} \rightarrow 運鐵蛋白 \rightarrow$$

資料來源：引自吳裕仁(2005)。

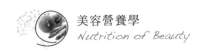

2. 有利鐵質吸收的因素：
    (1) 生理需求：發育中的嬰幼兒、懷孕的婦女及貧血者，鐵質的吸收量較高者。
    (2) 鐵的化學型態：二價的鐵鹽(Fe^{2+})溶解度大，比三價的鐵鹽(Fe^{3+})易吸收，血基質鐵（動物性食物含量多）較非血基質鐵（植物性食物含量多）易吸收。
    (3) 胃酸、維生素 C 及其他還原劑，可將三價鐵還原成二價亞鐵，可促進鐵質吸收的作用。
    (4) 食物的成分：飲食中同時有適量的鈣質，可與磷結合，而不影響鐵質吸收。

3. 防礙鐵質的吸收因素：
    (1) 鐵的抑制劑：在飲食中攝取如穀類的植酸，茶葉中的單寧酸，蔬菜中的草酸及膳食纖維，都會與鐵結合，而降低鐵的吸收。
    (2) 腸道之活動力：腸道活動力增加，就會縮短食糜與腸腔的接觸時間，因此吸收會減少。
    (3) 脂肪痢：脂肪痢是因鐵質與脂肪形成不可溶性的鹽類，再被排出體外，造成鐵質吸收因而減少。
    (4) 鹼性介質：老年人分泌胃酸能力不足，胃切除者或使用制酸劑者，都會導致胃酸缺乏等，會降低鐵的吸收量。

4. 鐵質的排泄：正常狀況下，鐵質排出量極少，汗水及尿液不含鐵質，飲食中不被吸收的鐵質由糞便排出。人體內的鐵質，可由腸胃道上皮細胞脫屑，皮膚正常之脫屑、膽汁及出血等而排出。

（二）鐵的生理功能

鐵質的功能很多，如心智發展、能量代鐵、免疫反應、體溫調節等。其機轉原理敘述如下：

1. 為血紅素、肌紅蛋白及細胞色素的主要成分。
    (1) 在血紅素中，鐵攜帶血液中的氧，從肺送至身體各組織，並協助運送部分二氧化碳回到肺，以便吐氣。

血液的攜氧能開始下降時，腎臟就會製造荷爾蒙稱之為紅血球生成素 (erythropoietin)。大部分由腎臟分泌的荷爾蒙，可促進紅血球的合成並刺激骨髓釋放紅血球。如人體沒有足夠的鐵來生成血紅蛋白，則白血球可能會無法抵抗病毒入侵，而罹患疾病。

(2) 肌紅蛋白是鐵與蛋白質的複合體，存在於肌肉中，鐵可供應氧氣給心肌細胞、骨髓肌及肌肉細胞利用。

(3) 細胞色素負責呼吸鏈中的能量生成及電子傳遞。

2. 構成酵素如黃嘌呤氧化酶(xanthine oxidase)及觸酶(catalase)等成分，或作為輔酶及參與能量及各種代謝作用。

(1) 在粒線體內，電子傳遞鏈利用細胞色素中的鐵攜帶電子從 NADH+H^+及 $FADH_2$ 到氧分子，檸檬酸循環之第一個步驟，檸檬酸轉變成異檸檬酸，都需要一種含鐵的酵素。如以上這些過程受到限制，人在從事體力活動時易疲勞。

(2) 內質網的細胞色素所含的鐵可協助許多反應過程，如藥物去毒、肝臟之酒精代謝及致癌物之排泄。

(3) 過氧化酶的鐵有助於分解有毒性的過氧化物，如過氧化氫(H_2O_2)，血小板及白血球都含有過氧化酶。

3. 鐵是某些酵素的輔因，參與神經傳導素（如腎上腺素、正腎上腺素、血清素、多巴胺等）、膠原蛋白及類二十碳酸之合成。

（三）鐵質的食物來源及建議攝取量

1. 食物來源：鐵的主要食物來源：肝、腎、內臟類，以牛肉含鐵質比豬肉多，如由內臟、肉、魚或血液（雞、鴨、鵝、豬血）等，另外，全穀類、蛋黃、豆類、核桃、紅棗、葡萄乾、芝麻、深綠色蔬菜等等。

註： 茶及咖啡中所含單寧，會與鐵結合而沉澱，而影響鐵質吸收，建議飯後不宜馬上喝茶或咖啡。

2. 建議攝取量：

(1) 0 月至 6 月：約 7 毫克。

(2) 6 月至 9 歲：約 10 毫克。

(3) 10 歲至 18 歲：約 15 毫克。

(4) 19 歲～50 歲：女 15 毫克，男 10 毫克。

(5) 51 歲～：約 10 毫克。

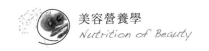
(6) 懷孕第三期：約 45 毫克。

(7) 哺乳期：約 45 毫克。

（四）缺乏與過多症

1. 鐵質的缺乏症：鐵質缺乏造成的貧血稱為缺鐵性貧血(iron deficiency anemia)也稱為低色素小血球貧血(microcytic anemia)，產生原因及症狀如下：

    (1) 原因：

    　　A. 飲食中的鐵質吸收不良。

    　　B. 血液流失，如女性月經量過多。

    　　C. 飲食中含鐵、葉酸、蛋白質、維生素 B_6、維生素 C、維生素 B_{12} 等不足。

    　　D. 缺乏其他營養素，如銅或抗壞血酸而影響造血機能。

    (2) 症狀：

    　　A. 輕微貧血：臨床少有症狀，易被病人忽略，症狀包括虛弱、易疲勞、頭暈、畏寒、臉色蒼白、胃口不佳、指甲斷裂、湯匙狀指甲，有時可發現指甲上出現縱向溝脊。

    　　B. 嚴重貧血：會使循環系統的功能受到極大影響，最後會出現心悸、呼吸急促等症狀，也會影響鋅的吸收。

2. 鐵質過多症：血鐵質沉積症(hemosiderosis)是因鐵質攝取過量或因疾病而過度輸血，經過一段時間，大量的紅血球被破壞，造成鐵質排泄不易而沉積在腎、肝、脾等，而影響器官的正常功能。

（五）需特別補充鐵質的族群

1. 素食者：植物性的食物所含的鐵是無機鐵，比肉質所含鐵較難吸收，導致鐵質攝取不足，形成缺鐵性貧血。應多攝取含有豐富鐵質的食物，如大豆、紫菜、核桃、紅棗、葡萄、芝麻、深綠色蔬菜。

2. 常喝茶及咖啡者：因茶及咖啡的單寧，會影響鐵質的吸收率，所以常喝茶及咖啡者，應額外補充鐵質，應避免於飯後馬上喝咖啡或茶。

3. 老年人：老年因造血功能減退，血紅素製造不足，血液攜氧量下降，為避免老年人貧血，需多攝取含鐵的食物。

4. 生理期的女性：依據鐵在人體內的功能，可分為儲存性鐵及功能性兩種，每次經期都耗損儲存性鐵，因經期大量出血，因而易造成缺鐵性貧血，因此生理期間須注意鐵的攝取。

5. 嬰幼兒：嬰幼兒的成長過程中，因牛奶、母乳中，未必能攝取足夠的鐵質，因此須額外的補充副食品，如麥粉、果汁，因果汁含有維生素 C，可助鐵質的吸收。

6. 孕婦：因懷孕期間，孕婦體內會儲存較多的血液，而鐵質的吸收量也較正常女性高。

二、銅(Copper, Cu)

銅和鐵一樣，可藉著改變原子價（Cu^+和 Cu^{2+}）而催化反應。成人體內約含有 80~120 毫克的銅，各組織中都含有微量，以腦、心、肝、腎、毛髮等部位含量較多，骨骼及肌肉中的濃度較低，但因骨骼及肌肉中的總量較多，因此銅總量的二分之一，分布在肌肉及骨骼中。

（一）銅的吸收及代謝

大部分的銅都在小腸吸收，吸收率可達 12~70%，在腸黏膜細胞上，銅與鋅的接受體相同，因此攝取過量的鋅、銅、鎘及大量的維生素 C 都會影響銅的吸收。銅主要排泄是經由膽汁再經糞便排出體外，其他以尿液方式排出。

（二）銅的生理功能

1. 協助骨骼、神經與結締組織的健全發展。

2. 與鐵結合以生成能量、血紅素的合成有關，可促進鐵的吸收，缺銅時，可導致缺鐵性貧血。

3. 與鋅、維生素 C 共同形成彈力蛋白(elastin)，與皮膚彈性有關。

4. 銅是人體多種酶在合成時的重要原料，如：
   (1) 細胞色素 C 氧化酶與產生熱能有關。
   (2) 酪胺酸酶(tyrosinase)，促進黑色素的形成。
   (3) 超氧歧化酶，可清除過氧化自由基，保護細胞免受氧化的傷害，與免疫力有關。

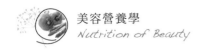
（三）銅的食物來源及建議攝取量

1. 食物來源：主要來源有肝、腎、牛肉、蝦、牡蠣、魚類、全穀類、豆類及乾果類，如腰果、葵瓜子、花生等。

2. 每日的需要量：成人每天約 2~3 毫克，兒童約 1~3 毫克，嬰兒約 0.5~1 毫克。

（四）銅的缺乏症及過多症

　　血銅濃度過低曾發生於患有爪西奧科症(Kwashiorkor)、熱帶口瘡、腎病症候群、缺鐵性貧血以及使用全靜脈營養的病患身上。

1. 缺乏症：
   (1) 貧血、腹瀉、禿髮(baldness)、虛弱。
   (2) 呼吸功能受損、生長遲滯、血管損傷、皮膚長瘡。

2. 過多症：攝取過量會有反胃、嘔吐、易怒、沮喪、肌肉關節疼痛、神經質等現象。

（五）需特別補充銅的族群

1. 燒燙傷或外傷者：銅可促進人體結締組織蛋白結合與皮膚的生成，如有傷或燒燙傷者，應適量攝取銅，再補充硒及鋅來預防傷口感染，補充銅可幫助傷口癒合。

2. 骨質脆弱者：缺銅會導致骨骼脆弱，也可能導致風濕性關節炎或骨質疏鬆症。

3. 年長者：隨著年齡增長，老年人的免疫力下降，衰老的速度越來越快，須增強免疫系統，適當的攝取含銅的食物。

4. 心臟病患者：銅能促進免疫系統、凝血系統、心血管系統的正常運作，維持冠狀動脈功能的正常。缺銅，易導致心血管疾病。

5. 缺鐵性貧血症患者：鐵和銅是人體血液中血紅蛋白合成的必需物質，銅可協助鐵質的吸收，人體如缺銅會引起造血功能失常，導致貧血，有頭暈目眩、臉色蒼白等症狀。

6. 素食者：含銅食物較高的食物，大多是海鮮、動物肝臟、肉類，素食者無法食用，須額外補充其他含銅的食物，如未精製的穀類或堅果類、乾果類。

三、鋅(Zinc, Zn)

（一）鋅的分布

成人體內含鋅約 1.4~2.3 公克，分布於體內的各組織，以肝、腎、胰、骨髓、肌肉、皮膚、頭髮、指甲、男性前列腺等。

（二）吸收與代謝

鋅的吸收作用主要在十二指腸，吸收率低於 10%，高量的銅、鈣、纖維素、植酸會干擾鋅的吸收。鋅的吸收及運送是兩個步驟的過程，第一個步驟是與黏膜的表面結合，第二步驟是通過黏膜細胞而進入血液。鋅與血液蛋白質（白蛋白）結合，便運送至肝臟，再由肝臟釋出進入循環系統時，鋅再與蛋白質（如球蛋白結合在一起）。腎臟是鋅的主要排泄器官，因此可經由尿液排出體外。

（三）生理功能

1. 維持正常味覺。

2. 若許多重要的酵素，如胰島素的組成分，超過氧歧化酵素 (superoxide dismutase, SOD)。

3. 為鎘的拮抗物質，可避免鎘中毒。

4. 鋅能維持細胞膜蛋白質（接受體）的結構，使基因轉錄因子穩定。

5. 有助於調節皮脂腺分泌，避免粉刺產生。

6. 可促進肝臟中維生素 A 的釋放，以維持血液中維生素 A 的濃度。

7. 鋅可維持睪丸的正常功能及精子的形成，性器官的成熟。

8. 鋅能強化黃體荷爾蒙及濾泡刺激素的作用。

9. 具有代謝及排除蓄積在體內的糖和脂肪作用，提高糖的代謝及脂肪之燃燒率。

10. 可保持細胞完整性，可促進皮膚細胞的新陳代謝正常，避免肌膚粗糙乾裂，也可促進黑色素代謝，防色素斑的形成。

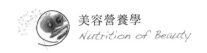

（四）鋅的食物來源及建議攝取量

1. 食物的來源：動物肝臟、牛、羊、豬、牡蠣、蝦、蟹、穀類、蛋黃、豆類、乳品類、核桃、茄子等。

2. 每日需要量：美國(RDA)對鋅的建議量，成年女性為 12 毫克、成年男性為 15 毫克，孕婦及哺乳期為 15 毫克。

（五）鋅的缺乏症與毒性

鋅缺乏通常發生在低蛋白飲食或大量攝取含植酸的食物。

1. 缺乏症：
   (1) 免疫能力下降、傷口癒合變慢。
   (2) 食慾不振、嗜睡、生長發育遲滯。
   (3) 對黑暗的適應力變差。
   (4) 皮膚受損、掉髮、味覺及嗅覺敏感變差，記憶力減退。
   (5) 性機能減退。

2. 過多症：鋅過量對身體會產生噁心、嘔吐、腹瀉、發燒等現象及影響銅的吸收。

（六）需特別補充鋅的族群

1. 老年人、素食者、糖尿病患者：老年人因免疫系統能力下降，吸收能力變差，可補充鋅來增強體力，胰島素的分泌及對醣類的代謝也與鋅有關。攝取足夠的鋅，可避免血糖值偏高。

2. 發育期的青少年：鋅是人體免疫系統及性器官的重要元素，因酵素反應中有鋅參與的種類，大多與生長發育和細胞分裂有關，因此缺鋅會導致食慾減退、骨骼發育不良、生長發育遲緩等症狀。

3. 有生殖器官疾病者：鋅可防止男性攝護腺肥大或病變，也可改善經痛，也要注意鋅的攝取，以防發生精子數量不足。

4. 有外傷者或手術後：攝取足夠的鋅可協助傷口癒合，因鋅可與維生素 C 結合，促使膠原蛋白合成，促進傷口癒合。

5. 懷孕及哺乳中的婦女：因鋅能促進人體發育，因此懷孕及哺乳中的婦女，須注意鋅的攝取。

四、碘(Iodide, I)

　　成年人體內含碘量約 10~20 毫克，其中有三分之一是以甲狀腺球蛋白 (thyroglobulin)的形式存在於甲狀腺內，其餘則分布在肌肉、皮膚、血漿、骨骼及中樞神經系統中。

（一）吸收及代謝

1. 吸收：飲食中的碘大部分是無機形式，胃腸各段都能吸收，以小腸吸收率最高且最快速，碘經吸收後，在血液中運送時，主要與蛋白質結合，此種蛋白稱為碘結合蛋白，在血液中的濃度是隨著甲狀腺素活性而變動。

2. 代謝：體內多餘的碘大部分是由尿液排出，部分由糞便排出，極少部分由汗液流失。

（二）碘的生理功能

1. 可促進消化道對葡萄糖的消化及利用。

2. 協助過多的脂肪代謝及肝臟內肝醣的分解。

3. 碘是合成甲狀腺荷爾蒙，維持甲狀腺機能正常的重要成分；是三碘甲狀腺素 (tri-iodothyronine, T_3)與甲狀腺素(thyroxine, T_4)的主成分，甲狀腺荷爾蒙有調節體內細胞的氧化作用。調整身體的基礎代謝率。

4. 刺激蛋白質合成，是中樞神經系統發育所必須。

5. 與正常生長及生育能力有關。

（三）碘的食物來源及建議攝取量

1. 食物來源：主要來源有紫菜、海苔、蝦蟹、昆布、肉類、乳製品、貝類、蛋類、洋蔥、加碘食鹽。

2. 各年齡階段的攝取量：
   (1) 0~6 月：110 微克。
   (2) 7~12 月：130 微克。
   (3) 1~3 歲：65 微克。
   (4) 4~6 歲：90 微克。
   (5) 7~9 歲：100 微克。

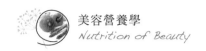

(6) 10~12 歲：120 微克。

(7) 13~15 歲：150 微克。

(8) 16~18 歲：150 微克。

(9) 19 歲～：150 微克。

(10) 懷孕期：再增加 75 微克。

(11) 哺乳期：再增加 100 微克。

（四）碘的缺乏症

1. 碘缺乏會引起甲狀腺機能低下，而造成甲狀腺腫大(goiter)，好發在婦女，尤其在青春期及懷孕期的罹患率會更高，會有頭部腫大。

2. 當孕婦本身缺碘而無法供胎兒所需時，嬰兒出生後，易發生呆小症(Cretinism)，其特徵為：

   (1) 基礎代謝率降低。

   (2) 皮膚乾燥、舌大唇厚。

   (3) 肌肉鬆弛無力，骨骼發育停滯。

   (4) 心智功能發展受阻。

註：有些物質會干擾碘的新陳代謝，而抑制甲狀腺吸收碘，會引起甲狀腺代償性的腫大，此種物質稱為誘甲狀腺腫素(goitrogen)，此類物質如花椰菜、花生、蘿蔔、包心菜，建議甲狀腺機能低下症的病人不宜生吃此類蔬菜。

（五）需特別補充碘的族群

1. 甲狀腺素分泌異常者：因人體內的碘大多儲存在甲狀腺裡，是用來製造甲狀腺素以調節新陳代謝，如缺碘就會使甲狀腺功能異常，無法正常的分泌甲狀腺素，進而影響身體機能。

2. 不吃海菜類或海鮮類食物者：因海菜類及海鮮類是含碘較高的食物來源。

3. 山區居民：因沿海地區較易取得海產及海藻類食物，在山區居民，須注意碘的攝取。

4. 孕婦：如孕婦攝取不足，易造成胎兒甲狀腺機能異常，腦部發育不全，而導致各種先天缺陷。

5. 發育期兒童：如人體缺碘嚴重，會造成甲狀腺素分泌不足，而影響新陳代謝，如幼兒缺乏會促使幼童發育不良及智能低下。

五、硒(Selenium, Se)

食物中的無機硒及有機硒均可被吸收,在體內硒含量少,主要以肝、脾、胰、腎、睪丸等器官含量最多。

(一)吸收與代謝

1. 吸收:在十二指腸、空腸與迴腸處被吸收,吸收率約 50~80%,維生素 A、C、E 可促進其吸收。

2. 代謝:硒主要是經由尿液排出體外,其餘則由糞便排除。

(二)生理功能

1. 參與碘的代謝。硒大多存在男性的生殖器官內,足夠的攝取可增強精力及性能力。

2. 元素型硒可和有毒物質,如汞、銀、砷、鎘結合,而降低其對身體的毒性。

3. 與免疫功能有關,可防禦各種型式的腫瘤形成,預防癌症的發生。

4. 硒是合成甲狀腺素時酶的輔助元素,甲狀腺素也是能量代謝時所必須,因此能維持正常的生理、生長有關。

5. 為麩胱甘酶過氧化酶(glutathione peroxidase)的成分,可清除體內的過氧化物,且與維生素 E 同為可抗氧化劑,預防自由基對人體造成傷害,可抗衰老,並可預防動脈硬化、心肌梗塞、心臟病、腦血栓等疾病。

(三)食物來源與建議攝取量

1. 食物來源:鱈魚、鮪魚、動物肝臟、糙米、大蒜、洋蔥、蘑菇、綠花椰菜、南瓜、番茄。

2. 各年齡階段的硒攝取量:
   (1) 0~6 月:15 微克。
   (2) 7~12 月:20 微克。
   (3) 1~3 歲:20 微克。
   (4) 4~6 歲:25 微克。
   (5) 7~9 歲:30 微克。

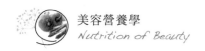
(6) 10~12 歲：40 微克。

(7) 13~15 歲：50 微克。

(8) 16~18 歲：55 微克。

(9) 19 歲～：55 微克。

(10) 懷孕期：60 微克。

(11) 哺乳期：70 微克。

（四）硒的缺乏症及毒性

1. 缺乏症狀：

   (1) 衰弱、肌肉疼痛。

   (2) 指甲灰白。

   (3) 皮膚及頭髮失去光澤。

   (4) 也可能造成克山症(Keshan disease)，可引起心肌病變及充血性心臟病。

2. 過多症：硒攝取過多會發生噁心、嘔吐、指甲與毛髮脫落及凝血時間會延長。

（五）需特別補充硒的族群

1. 白內障患者：硒是有促進生長、維護神經的健康，可改善視覺功能，如長期缺硒，會導致視力下降，使水晶體變得混濁，而誘發白內障。

2. 銀髮族：硒可協助維生素 E 發揮抗氧化，可防止自由基對人體的傷害，可延緩老化、抗癌，同時也可作為老年痴呆症的輔助治療物質。

3. 心血管疾病者：硒抗氧化很強，可抑制血液中脂質氧化、沉積，使其代謝正常，讓血管充滿彈性，可助心肌及血管的修復及再生，防止心肌病變與降低各種心臟、血管方面的疾病。

4. 更年期男女：因具有抗氧化能對更年期的男女功能如下：

   (1) 可增強更年期男性的性功能，預防攝護腺方面的疾病。

   (2) 可協助改善更年期女性，因體內雌激素分泌不足，而引發的熱潮紅症狀。

5. 成長中的兒童：體內缺了硒，會影響正在成長中兒童，硒可提高孩子對小兒麻痺症的免疫能力。

6. 素食者：硒含量較高的食物在海鮮、動物肝臟、肉類等，全素者宜補充未精製的穀類食品以增加硒的吸收量。

六、氟(Fluoride, F)

　　氟本身可能不是必需營養素，因人體基本功能不需要它，但它具有一些保健的功能，主要以氟化磷灰石型式(fluorapatite)存在牙齒及骨骼中。

（一）吸收與代謝

1. 吸收：食物中的氟約有 80%可被人體吸收，如飲食攝取過量的鈣會抑制氟的吸收，在腸胃各段中都可被吸收。

2. 代謝：氟主要以尿液方式排出體外，部分由糞便及汗液排出。

（二）生理功能

1. 少量的氟，可增加牙齒對酸性腐蝕的抵抗力，預防齲齒。

2. 參與牙齒及骨骼中礦物沉積作用，促進牙齒發育及骨骼強化。

（三）食物來源及建議攝取量

1. 食物的來源：包括鮮魚、牡蠣、海藻類、小魚乾、牛奶、雞蛋、杏仁、甘藍菜、洋蔥、綠茶、烏龍茶、蘋果。

2. 每日建議攝取量：依行政院衛福部公告，各年齡階段的攝取如下：
   (1) 0~6 月：0.1 毫克。
   (2) 7~12 月：0.4 毫克。
   (3) 1~3 歲：0.7 毫克。
   (4) 4~6 歲：1.0 毫克。
   (5) 7~9 歲：1.5 毫克。
   (6) 10~12 歲：2.0 毫克。
   (7) 13~15 歲：3.0 毫克。
   (8) 16~18 歲：3.0 毫克。
   (9) 19 歲～：3.0 毫克。
   (10) 懷孕期及哺乳期不需增加攝取。

（四）缺乏與過多症

1. 缺乏症：
   (1) 齲齒。
   (2) 骨質疏鬆症。

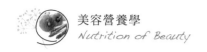

(3) 鈣質流失。

(4) 易骨折、關節疾病。

(5) 敏感性牙齒。

2. 過多症：

(1) 飲水中含氟量為 1 ppm，可使齲齒發生率降低，但如超過 2.5 ppm 時，可引起琺瑯質受損造成斑齒。有黃色斑點，失去光澤，並呈凹陷狀。

(2) 如氟濃度再增加超過 2.5 ppm，牙齒上會產生黑色斑點。

(3) 氟攝取過多也有可能造成骨質硬化、韌帶鈣化、關節僵硬疼痛。

七、鉻(Chromium, Cr)

鉻是人體必需的微量礦物質，分布在腎、脾、胰臟、睪丸及毛髮等。

（一）吸收與代謝

鉻主要在十二指腸被吸收，如與麩胱甘肽菸鹼酸結合成葡萄糖的耐受因子，食物中的鉻只有 0.5~2%能被吸收，鉻在血液中運送時主要是與轉鐵蛋白結合，而且似乎沉積於骨骼中，可由糞便排泄。主要經由尿液排出。

（二）生理功能

1. 有助於脂肪酸與膽固醇的合成，可降低總膽固醇濃度，並提升高密度脂蛋白的含量。

2. 能活化一些醣類、蛋白質、脂肪等與能量代謝相關的酵素。

3. 是重要的血糖調節劑，可提高細胞對胰島素的敏感度，使血液中的糖分正常進入細胞進行作用，以維持血糖值的平衡。

（三）食物來源及建議攝取量

1. 食物來源：主要有肝臟、牡蠣、牛肉、雞肉、啤酒、酵母、全穀類麵包、乳製品、乳酪、香蕉、帶皮的馬鈴薯。

2. 每日需要量：男性足夠攝取量約 30~35 微克，女性是 25 微克。

（四）缺乏與過多

1. 缺乏症：鉻缺乏通常發生在使用全靜脈營養的病人身上，其症狀有血糖偏高，有可能導致第二型糖尿病。血液中游離脂肪酸增加。

2. 過多：因食物含鉻量不高，因此不易造成攝取過量而中毒。鉻的接觸大都因工作場所所含鉻空氣受到汙染或土壤受到汙染，連食物及飲水也受到汙染，鉻中毒會引起皮膚過敏反應及傷害到肺部。

八、錳(Manganese, Mn)

　　錳分布在肝臟、腎臟、胰臟、骨骼、乳腺及腦下腺，與鎂是 ATP 或 ADP 與酵素之間的橋樑。

（一）吸收與代謝

　　吸收受限制，主要由腸分泌，錳與鎂這兩種礦物質常被混淆，在一些代謝途徑中也可互相取代。

（二）生理功能

1. 與黏多糖合成有關。

2. 錳主要是具有活化酵素的功用。對細胞再生及維持中樞神經正常運作很重要。

3. 是超氧化歧化酶(superoxide dismutase, SOD)的成分，可保護細胞。

4. 丙酮酸鹽羧基酶的組成分與醣類代謝有關。

5. 是影響內分泌及大腦功能，對許多神經性疾病具有療效，如阿茲海默氏症、精神分裂、癲癇及神經衰弱等疾病，都和體內錳含量不足有關。

6. 錳也是構成骨骼的必要物質，缺錳會引起骨骼中鈣質的流失，老人易骨質疏鬆、牙齒動搖、腰酸背痛，甚至骨骼變形，兒童會發育不良，如能從飲食中攝取足夠的錳，可改善骨質疏鬆症。

（三）食物的來源及建議攝取量

1. 食物的來源：菠菜、海帶、豌豆、萵苣、鳳梨、馬鈴薯、糙米、茶葉、杏仁、堅果類、核果、大豆。

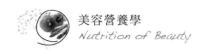

2. 每日建議：
   (1) 成人：2~5 mg。
   (2) 小孩：1~5 mg。

（四）錳的缺乏症及過多

1. 缺乏症：
   (1) 肌肉無力。
   (2) 內耳失衡。
   (3) 記憶力減退。
   (4) 腦部機能下降。
   (5) 骨質疏鬆症。
   (6) 運動失調症。
   (7) 神經過敏、煩燥不安。

2. 過多症：上限攝取量為 11 毫克／日，可避免神經傷害。

（五）需特別補充錳的族群

1. 孕婦：因錳可幫助胎兒神經組織及骨骼的發育正常，如缺乏可能導致胎兒智力低下、神經異常、骨骼畸形。

2. 記憶力不佳者：錳可使大腦正常運動，有增強記憶力的功效，因此長時間用腦的工作者或記憶力不佳，須注意攝取足夠的錳。

3. 年長者：錳可清除人體細胞內的自由基，可抗氧化及具抗衰老的功能，如缺錳也會影響甲狀腺功能減退，衰老速度變快。

4. 高血脂症患者：錳可加速細胞內脂肪的氧化，減少脂肪在體內堆積，有利保護血管，可降低心血管疾病的發生。

5. 神經性疾病患者：錳可促進中樞神經的正常運作，改善許多神經性疾病，如阿茲海默症。

6. 骨骼退化者：錳可維繫骨骼及結締組織發展功能正常。

九、鉬(Molybdenum, Mo)

（一）新陳代謝

身體內極微量，大量的鉬會抑制銅的吸收。

（二）生理功能

為特定酵素的組成分子，如將嘌呤轉換成尿酸。包括黃嘌呤脫氫酶(xanthine dehydrogenase)與相關之嘌呤氧化酶，在組織受傷時，酵素由脫氫酶形式轉變成氧化酶的形式。

（三）食物來源及需要量

1. 食物來源：主要來源有牛奶、乳製品、肝臟、全穀類、豆類、堅果等。

2. 每日需要：成人：75~250 µg／日（微克／日）。

（四）缺乏症及中毒

1. 缺乏症：健康不會缺乏，大都發生在須依賴全靜脈營養的人，症狀如下：
   (1) 心跳及呼吸速率增加。　　　　　(3) 心智異常。
   (2) 夜盲症。　　　　　　　　　　(4) 水腫、虛弱、昏迷等。

2. 中毒：在實驗動物生長遲滯，上限攝取量是 2 毫克／日，可免實驗動物生長遲滯。

十、鈷(Cobalt, Co)

（一）生理功用

1. 鈷是維生素 B_{12} 的主要部分，目前唯一已知功能與紅血球形成有關，在人類飲食中鈷以維生素 B_{12} 的方式來供給，每日只要少至 0.045~0.09µg，就可維持惡性貧血患者的骨髓功能。

2. 有研究指出鈷有防治甲狀腺腫瘤的作用，鋅是胺基酸，蛋白質代謝不可缺的元素，因而鈷又可促進鋅的吸收，改善鋅的生物活性，因此鈷也間接影響蛋白質及胺基酸的代謝。

註：鈷在自然界分布很廣，在動物體內可由腸內細菌合成維生素 B_{12} 的前身，再以維生素 B_{12} 的形式被人體吸收與利用。

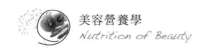

（二）食物來源

主要來源：動物肝臟、貝類、豆芽菜、牛奶、香蕉、海帶、南瓜、馬鈴薯、無花果、菠菜。

（三）缺乏症

1. 貧血、臉色白。

2. 噁心、食慾不振。

3. 體重減輕、牙齦出血、平衡感變差。

第三節 水 分

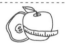

水是各式各樣化學反應的媒介，也是構成人體主要的成分。如沒有水的供應，生命所需的生化反應會在數日之內就停止了。因此分別將水在體內的分布、功能、失水、水中毒及水的需求量，分別敘述如下：

一、水分在體內的分布

水約占成人體重的 50~70%，成人每天所需水分約 1 c.c./kcal，嬰兒約占70~80%，嬰兒所需水分約 1.5 c.c./kcal。

註：由腎排尿每一分鐘約 1 c.c.，水約占人體重的三分之二，約 65%，在牙齒約占 5%的水分，脂肪組織約15~20%，肌肉約 75~85%，血漿則含有 90%的水分。

水是人體內最主要的溶劑，每一個細胞內外都充滿了水分，是用來溶解許多重要物質，並提供體內各種代謝的環境及養分，廢物的運送。在體內的水分可分為細胞外液 (extracellular fluid)、細胞內液 (intracellular fluid)、血管內液(intravascular fluid)、細胞間液(interstitial fluid)，現將整理如表 6-4。

表 6-4 水分的分布

類別	成年女性	成年男性	幼兒
細胞外液：包括血管管內和細胞間內的液體、血漿、淋巴液及腺的分泌物等	14	15	29
細胞內液：細胞內的液體，占全部體液的三分之二	40	45	48
細胞間：細胞之間的液體	10	11	24
血漿	4	4.5	5.5
血管內液：也就是靜脈、動脈、微血管、淋巴管內的液體，占全部體液的 25%。			

資料來源：引自黃玲珠(2006)、吳裕仁(2005)、蕭寧馨(2009)，編著者整理(2010)。

二、水分的功能

1. 水是最佳的溶媒：水是良好的溶媒，體內生化反應都在水溶媒中進行。

2. 水是細胞的組成要素：所有細胞主要的結構成分是水，可以維持細胞正常的膨脹能力，可使細胞成型。

3. 水有助於排出廢物及體內營養素的運送。

4. 水是良好的潤滑劑：水是體內器官、消化道、生殖道、關節、泌尿道等之潤滑劑。

5. 水是代謝反應的介質：如血液、消化液、汗液、淋巴液、尿液等體液，都含有大量的水分，在體內所有生理代謝反應都是在體液中才能進行。

6. 水可調節酸鹼平衡：體液可溶解重碳酸鹽 (HCO_3^-)、蛋白質等成分，可使體內酸鹼值不致於有太大的變化。

7. 水可調節體溫：當體溫升高時，熱會隨水分經皮膚、肺等發散，以維持體溫的恆定，過多的體熱也可由尿液、糞便排出。汗液有排出 1000c.c.，約可伴隨600 大卡熱能散失。

三、水分的平衡

　　人體每日攝取量與流失量相等，才能維持基本代謝功能，例如每日攝取量約 2,000~2,500 c.c.，飲料約 800~1,300 c.c.，食物中的水分約 1,000 c.c.，營養代謝的水約 200 c.c.。每日排出的水分，如經由腎臟排出約 1,000~1,500 c.c.，肺臟約 250~350 c.c.，腸道約 150~200 c.c.，皮膚約 600~900 c.c.。如此一來才能達到平衡狀態。

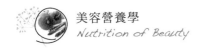

（一）身體水分的來源

1. 飲水、湯、飲料,是每日攝取的主要來源,約提供 1,000~1,500 c.c.的水分。

2. 營養素在體內氧化產生的水:人體每日對食物的代謝利用可產生 200~300 c.c. 的水分,脂、醣類、蛋白質在體內氧化後,其產生水量如下:

   (1) 100 公克的醣類氧化可產生 55 c.c.的水分。

   (2) 100 公克的蛋白質氧化可產生 41 c.c.的水分。

   (3) 100 公克的脂肪氧化可產生 107 c.c.的水分。

   現例舉每日攝取熱量,醣類、脂肪、蛋白質所占比例,經體內消化代謝後共可產生的代謝水,其算式例舉如下:

   以成人每日約攝取 1,800 大卡為例:

   $$醣類:1800 \times \frac{60}{100} \div 4 \times \frac{56}{100} = 151.2 \text{ c.c.}$$

   $$脂肪:1800 \times \frac{25}{100} \div 9 \times \frac{107}{100} = 53.5 \text{ c.c.}$$

   $$蛋白質:1800 \times \frac{15}{100} \div 4 \times \frac{41}{100} = 27.7 \text{ c.c.}$$

3. 食物所含的水:水果和蔬菜含有豐富水分。食物中含水較高的是:番茄、羅蔓生菜、南瓜、甜瓜、水芹、葡萄柚、蘆荀、柳橙、哈蜜瓜、豆腐、牛乳、水漬鮪魚等,其他含有 50~75%之間的食物有玉米、飯、馬鈴薯、香蕉、水煮蛋、去皮雞肉、豆子、麵條、烤鮭魚、鱈魚,水分低於 35%的食物有麵包、乾麥片、起司、糖、玉米花等。

（二）體內水分的排出

水分的排出大致上可經皮膚、肺、腸道、腎臟及其他等,分別敘述如下:

1. 皮膚方面:水分經由皮膚散失有兩個途徑,其一為可見性流汗,可見的汗水所流失的水分多寡,是受環境及個體活動狀況影響。當環境溫度越高或活動量越大,則汗水排出就越多,那從尿液排出量就會減少,另一方式是由皮膚等無感覺蒸發的水分約 600 c.c.,這是維持體溫的重要方式,皮膚蒸發的水分,與體表面積成正比。嬰幼兒的總體表面積約為成人的三分之一,每公斤體重所含的

體表面積比成人多，因此嬰兒較易從皮膚喪失水分，體溫變化也較大，因此照顧嬰兒需多注意水分的補充及保暖。

2. 肺臟：由呼吸所排出的水分，則依呼吸次數、環境濕度、溫度及活動狀況而受影響，一般人在適當溫度、濕度及活動狀況下，每日呼出的量約 250~300 c.c.。

3. 腸道：每天攝取的食物經消化吸收後，會有少量的水分，由大腸隨糞便排出，每天糞便中含水量約 100~200 c.c.。

4. 腎臟：健康的腎臟，每日最少應排尿 600 c.c.，是最基本的尿量，主要排出的廢物是尿素、氯化鈉等，另外有一部分的水分可視需要排出，所以每日由腎臟排出的水分，共約 1,000~1,500 c.c.。

   體內有二種重要的激素也參與腎臟對水分的調控。分別說明如下：

(1) 醛固酮(aldosterone)：醛固酮也稱為留鹽激素，當體內鹽分不夠時，血鈉濃度會降低，而引起腎上腺皮質分泌醛固酮，來促進腎臟對水分及鹽水的再吸收。此激素對水分調控如下：

體內鹽分不足→血壓降低、腎臟血流量降低（血鈉濃度減少）→腎上腺皮質→促進醛固酮分泌→促進腎臟對鹽分及水分的再吸收。

(2) 抗利尿激素(antidiuretic hormone, ADH)：一旦身體感受到血液濃度升高，就會加強保存水分。腦下垂體分泌抑制尿量。另一方面，當身體缺水或鹽分攝取過多時，會引起水液滲透壓增加，而刺激下視丘的滲透壓接受器，來促進抗利尿激素的分泌，而引起腎臟對水分的再吸收作用，使排出的尿量減少。其機轉如圖 6-1。

5. 其他狀況：在正常的情況下，也有少量會由鼻水、淚水流失，另外在嘔吐、腹瀉、出血、引流、發高燒、燙傷，或使用利尿劑等，也會增加水分的流失。

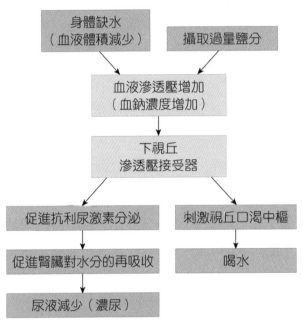

❖ 圖 6-1　激素對水分的影響

資料來源：引自吳裕仁(2005)。

（三）身體失水的狀態

當身體失水率達 10%時，各項代謝反應將無法順利進行，易產生各種病狀，當失水率達 20%，就無法存活了，現將其生理反應整理如表 6-5。

📖 表 6-5　失水的生理反應

失水率	生理反應症狀
0%	正常
1%	口渴
2%	極度口渴、喪失食慾、鬱悶、血液濃度增加
4%	皮膚潮紅、心神不寧、動作遲緩、疲倦嗜睡
6%	發熱、頭痛、手腳麻木、呼吸及脈搏增加
8%	虛脫、口齒不清、精神渙散、呼吸緩慢而痛苦
10%	精神錯亂、舌頭腫大、肌肉痙攣、腎功能喪失、血液明顯濃縮、一般功能喪失
15%	無法吞嚥、皮膚皺縮、視力模糊、耳聾、尿液無法形成
20%	奄奄一息，死亡

資料來源：引自吳裕仁(2005)。

（四）水中毒

在正常情況喝太多水會由腎臟將多餘的水分排出，但如在一些異常情形，如：靜脈注射過量、腎臟排泄能力降低、抗利尿激素分泌異常、精神異常或故意強迫性的大量喝水，嬰兒餵食不當等因素，而造成體內水分過度蓄積，而稀釋了體內其他重要成分的濃度，就可能造成水中毒的情況，其症狀有噁心、嘔吐、精神紊亂、頭痛、痙攣、昏迷甚至死亡等。

四、水的需求量

一天水分的需求量是來補充體內各器官所流失的水量，一般都以口渴感來做為指引人體攝取水的指針，以預防腎結石及便祕。水需求量的估算公式如下：

1. 以熱量攝取量計算，成人每攝取 1 大卡的熱量，其水需求量為 1 c.c.，嬰兒則為 1 大卡，其水需求量為 1.5 c.c.，例如成人如攝取 1,800 大卡的熱量，則其水需求量為：

$$1800大卡 \times \frac{1\,c.c.}{1大卡} = 1800\ c.c.$$

2. 體重的 4%：水需求量（公升）。

例舉：一個體重 60 公斤的人一天的水需求量為：

$$60 \times \frac{4}{100} = 2.4公升$$

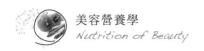

習題

( ) 1. 下列何者營養素具有骨骼生長、鈣化及增加鈣吸收的作用？ (A)維生素 B_2 (B)維生素 D (C)菸鹼酸 (D)泛酸。

( ) 2. 與鈣吸收機轉最有關的兩個因素，一個是副甲狀腺素，另一則是： (A)維生素 D (B)維生素 A (C)生物素 (D)胰島素。

( ) 3. 會造成骨質疏鬆症，是哪一個主要的礦物質？ (A)碘 (B)硫 (C)鈣 (D)鈉。

( ) 4. 鈣的主動吸收主要在胃腸內的哪一段？ (A)十二指腸 (B)空腸 (C)迴腸 (D)直腸。

( ) 5. 有利鈣吸收的因素有哪些？①乳糖、②脂肪、③維生素 D、④酸性環境、⑤生理需要 (A)①＋② (B)①＋②＋③ (C)②＋③＋④ (D)①＋②＋③＋④＋⑤。

( ) 6. 胰解脂酶、蛋白質、水解酶、三磷酸腺苷酶都需何種礦物質？ (A)鈉 (B)鈣 (C)碘 (D)硫。

( ) 7. 鈣與磷的比為？ (A)1：1 (B)1：2 (C)2：1 (D)2：2。

( ) 8. 何種礦物質是 RNA 及 DNA 的主要成分？ (A)鈣 (B)磷 (C)鈉 (D)硫。

( ) 9. 下列何者攝取過多會引起高血壓？ (A)鈉 (B)鈣 (C)硫 (D)碘。

( ) 10. 何種礦物質是牙齒、骨骼及細胞膜，並參與體內酵素活化反應，也為遺傳物質 RNA、DNA 的主要成分？ (A)鈉 (B)鈣 (C)磷 (D)碘。

( ) 11. 哪些族群須注意磷的吸收？ (A)更年期、素食者 (B)長期服藥者 (C)關節炎或骨骼疾病患者 (D)以上皆是。

( ) 12. 何種礦物質的生理功能具有維持正常的神經與心臟、預防心律不整，是 ATP 合成以及磷酸化作用所需的催化劑？ (A)鈣 (B)鈉 (C)鎂 (D)鐵。

( ) 13. 缺鐵會有哪些症狀？ (A)糖尿病、酸中毒 (B)腸道吸收不良 (C)如有酗酒者易導致慢性酒精中毒、肝硬化 (D)以上皆是。

（　）　14. 鈉有哪些生理功能？①鈉與肌肉收縮及醣類吸收有關、②可控制細胞的通透性、③影響神經訊息的傳導、④參與體內代謝、⑤組成 ATP 的成分　(A)①＋②　(B)①＋②＋③＋④　(C)②＋③＋④＋⑤　(D)①＋②＋③＋④＋⑤。

（　）　15. 鈉缺乏會有哪些症狀？①噁心；②腹瀉、嗜睡、疲倦；③全身疲乏、注意力不集中；④肌肉痙攣；⑤中暑、脫水、頭暈、昏迷　(A)①＋②＋③　(B)②＋③＋④　(C)①＋②＋③＋④　(D)①＋②＋③＋④＋⑤。

（　）　16. 何種礦物質主要分布在神經、肌肉及細胞中，在人體約有 95%分布於細胞內液　(A)鉀　(B)鈣　(C)鈉　(D)碘。

（　）　17. 低血鉀會造成哪些症狀？①噁心；②嘔吐；③肌肉抽筋；④意識不清；⑤便祕、倦怠、心律不整；⑥心律不整、肌肉軟弱無力、低血壓　(A)①＋②＋③　(B)②＋③＋④＋⑤　(C)①＋②＋③＋⑥　(D)①＋②＋③＋④＋⑤＋⑥。

（　）　18. 硫占人體體重約 0.25%，以何種形式存在？　(A)半胱胺酸　(B)胱胺酸　(C)甲硫胺酸　(D)以上皆是。

（　）　19. 下列哪種礦物質在乳汁中之含量偏低？　(A)鐵　(B)鈣　(C)鎂　(D)鈉。

（　）　20. 下列哪種礦物質與貧血有關？　(A)磷　(B)鐵　(C)鈣　(D)鎂。

（　）　21. 下列何種礦物質不在食鹽中出現？　(A)鈉　(B)氟　(C)碘　(D)氯。

（　）　22. 完全素食者最好補充有哪些營養素？　(A)鐵質及維生素 B_6　(B)鎂質和維生素 E　(C)磷質和維生素 D　(D)鈣質及維生素 B_{12}。

（　）　23. 銅缺乏會有哪些症狀？①貧血、腹瀉；②禿髮、虛弱；③呼吸功能受損、生長遲滯；④血管損傷、皮膚長瘡；⑤反胃、易怒　(A)①＋②＋③　(B)②＋③＋⑤　(C)①＋②＋③＋④　(D)①＋②＋③＋④＋⑤。

（　）　24. 下列何種礦物質是鎘的拮抗物質，可避免鎘中毒　(A)鋅　(B)鎂　(C)鈣　(D)硫。

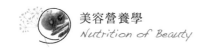
（　）　25. 何種礦物質在成年人約有三分之一以甲狀腺球蛋白的形式存在於甲狀腺內　(A)鋅　(B)鎂　(C)鈣　(D)碘。

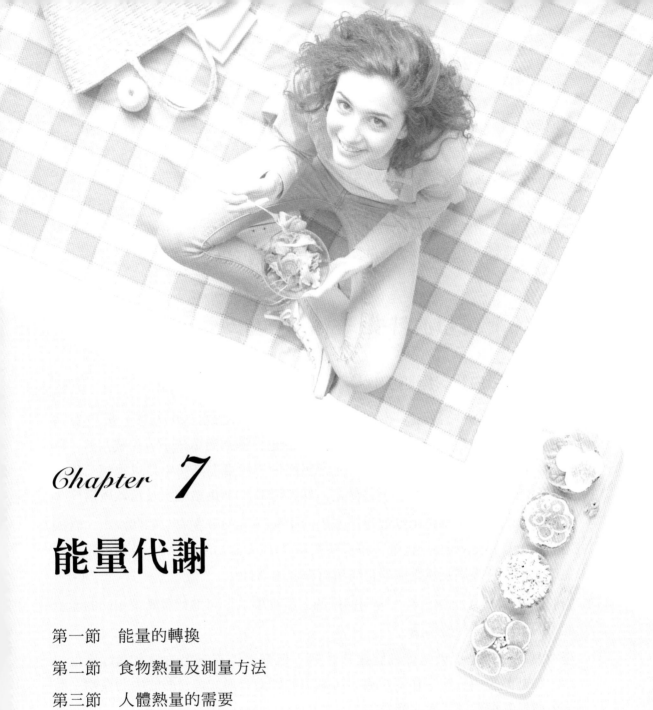

Chapter **7**

能量代謝

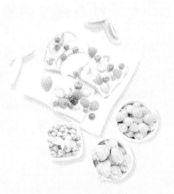

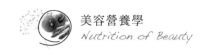

　　地球上所有能量雖然都來自於太陽光能，植物為一種自營生物，可利用二氧化碳、水及陽光來進行光合作用，但人類不能自行製造能量，需從食物中得到，食物中的醣類、脂肪、蛋白質是人體能量的主要來源，在人體的細胞中經過氧化代謝，分解成水及二氧化碳，並釋放出能量以供身體的應用。蛋白質約占每日總熱量 10~14%，脂肪為 20~30%，醣類約占 58~68%，雖然，礦物質、維生素及水分不能提供能量，但可以協助蛋白質、脂肪、醣類等分解並產生能量。

第一節　能量的轉換

一、醣類、蛋白質、脂肪的代謝

　　熱量主要來自於醣類，占總熱量 58~60%，脂肪占 20~30%，蛋白質占 10~14%，當醣類、脂肪、蛋白質，經由人體消化分解為簡單分子，如胺基酸、脂肪酸、甘油、單醣，經由小腸吸收，並釋出能量，能量在身體中是以腺苷三磷酸(adenosine triphosphate, ATP)的形式存在，身體利用 ATP 供給細胞及組織所需。

1. 醣類的異化作用，是經由醣解作用產生丙酮酸(pyruvate)在有氧的狀況下，合成乙醯輔酶 A(acetyl-CoA)再進入檸檬酸循環(TCA cycle)產生 ATP 及氫離子，而氫離子再由呼吸鏈及氧化磷酸化作用再釋放出 ATP。

2. 脂肪酸可由 B-氧化作用產生含兩個碳的乙醯輔酶 A，可進行與醣類相同的產生能量的途徑－檸檬酸循環。

3. 蛋白質：通常是提供組織細胞建造修補，但每天仍有一定的量會進行異化作用，胺基酸經由去胺基作用之後，所剩下的碳架會形成檸檬酸的中間產物，而進入檸檬酸循環中代謝成能量。

二、飲食過度時能量代謝的變化

　　當攝取過多的能量，不論是醣類、脂肪或蛋白質，最後都會轉變生成脂肪或肝醣儲存於體內，當攝取過多的醣類後，首先轉變成肝醣儲存在肝臟及肌肉中的細胞，肝醣儲存量達到飽和後，過多的醣類會轉變成脂肪儲存在脂肪細胞中，當蛋白質攝取過多，則會被轉變成丙酮酸及乙醯輔酶 A，然後再合成三酸甘油酯，以脂肪形式儲存，因此過量的醣類、脂肪及蛋白質都可能造成肥胖。

三、長期飢餓時能量代謝的變化

當身體處於飢餓狀態時，肝臟所儲存的肝醣，會先被分解而產生能量，當飢餓持續下去而肝醣用盡時，低血糖的狀態會更加速脂肪的分解。因腦細胞所使用的能量，必須來自於葡萄糖，無法以脂肪酸替代，因此身體無醣類可供給熱量時，以致脂肪分解後的乙醯輔酶 A 無法進入檸檬酸循環，最後產生酮體。腦細胞只能利用葡萄糖提供能量，無法利用酮體，此時，也只能由體蛋白開始分解成葡萄糖以供給其能量，因此蛋白質此時也會耗解增加。

第二節　食物熱量及測量方法

一、熱量單位

不管是用於測定人體所消耗的熱量或是食物所含的熱量，其單位都是以仟卡 (kilocalorie, kcal)為單位，一仟卡是指能夠將 1 公斤的水升高攝氏 1°C 所需要的能量，又可稱為 1 大卡。

二、測量方法

食物中熱量的測定是以彈卡熱量計(bomb calorimeter)，此方法是將一定量的食物放入彈卡熱量器中，彈卡熱量器中充滿氧化使放入的食物燃燒，食物變成二氧化碳，氫變成水並放出熱能傳導於水中，由溫度計可觀察水溫之變化，再計算出食物所產生的熱量，一般食物每公克燃燒以後，每種營養素所產生的熱量不一樣，利用彈卡熱量計所測得食物中的脂肪、醣類、蛋白質的熱量分別為 9.45 大卡、4.1 大卡及 5.65 大卡。

三、生理燃燒的因素

人體並不是能百分之百的消化吸收所有攝取食物中的營養素，因此利用彈卡熱量計將所測得食物熱量扣除生理燃燒的因素，才是人體實際利用的熱量。表 7-1 是顯示如何將彈卡熱量計所測得食物中的醣類、蛋白質及脂肪熱量轉換成人體實際利用的熱量。

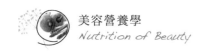
1. 人體對醣類消化率為 98%，醣類在人體中所產生之能量為 $4.1 大卡 \times 98\% = 4 大卡$。

2. 脂肪消化率為 95%，因此脂肪在人體中所產生能量為 $9.45 大卡 \times 95\% = 9 大卡$。

3. 蛋白質除了產生熱量外，部分由腎臟代謝而產生尿酸、尿素、肌酸酐等含氮化合物排出體外，因此在計算時需將尿液中的損失量扣除，蛋白質的消化率約為 92%，其中每 1 公克的蛋白質熱量中又有 1.25 大卡熱量損失於尿液中，因此人體可利用的熱量為 $(5.65 大卡 \times 92\%) - 1.25 大卡 = 4 大卡$。

表 7-1 營養素生理熱能表

營養素	燃燒產熱(kcal)	消化係數%	代謝耗損(kcal/g)	生理熱能(kcal)
醣類	4.1	98	—	4.0
脂肪	9.45	95	—	9.0
蛋白質	5.65	92	1.25	4.0
酒精	7.1	100	0.1	7.0

資料來源：引自吳裕仁(2005)。

第三節 人體熱量的需要

　　因個人的活動、性別、體型等不同的因素，因此對熱量的需求量也有所差異，可由基礎代謝、直接能量測量法、間接測量法，而得知每人每日所需耗費的熱量，將影響基礎代謝率的因素分別敘述如下：

一、基礎代謝率(basal metabolic rate, BMR)

　　是指個體在最舒服的環境中靜臥，在清醒的情況下禁食 12 小時，身體所必需消耗的能量，以維持各器官的活動，腺體的分泌、呼吸、細胞代謝、血液的循環、肌肉張力及體溫維持等所需的生命熱量，平常每小時每公斤體重所需的基礎代謝量：男性約 1 仟卡，女性為 0.9 仟卡。因此平均一個要維持一天的基礎代謝所需的熱量等於$1大卡 \times 24小時 \times 體重$。

二、基礎代謝率的測量

測量代謝率通常採用直接測量法及間接測量法，在測量基礎代謝率時，須符合下列三個條件。

1. 保持清醒。

2. 禁食：測量前須禁食 12~16 小時，在清晨空腹時測量。

3. 舒適環境下：在室溫約 20~25°C，舒適、安靜的環境下靜臥，全身放鬆。

（一）直接能量的測量法

1. 測量原理：將受測者所產生的熱量，由定量水吸收，經由溫度變化，可計算出人體所消耗之熱能。

2. 測量的方法：將受測者放在一個絕緣良好的大型密閉空間中，稱為呼吸熱量計，受測者所產生的體熱，可被已知量的水所吸收，而產生水溫之變化。

（二）間接能量測量法

1. 測量原理：利用儀器測量人體在一定時間內，產生熱量的過程中所消耗之氧氣及所產生之二氧化碳。

2. 測量方法：以呼吸測量器測量一定時間內身體產熱的過程中，所消耗的氧及所產生二氧化碳的量，每消耗 1 公斤的氧相當於消耗 483 大卡的熱量。因此，將呼吸計所測得的氧總消耗量乘以 4.83，就可得到總熱量的消耗值。

3. 呼吸商：呼吸商是指二氧化碳生成量與氧消耗量的比值。食物的種類及成分不同會影響到呼吸商之數值，如醣類為 1，蛋白質為 0.82，脂肪為 0.7，混合食物約為 0.85。

$$RQ = \frac{CO_2 生成量}{O_2 消耗量}$$

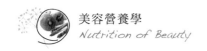

三、影響基礎代謝率的因素

影響基礎代謝率的因素，分別說明如下：

（一）年齡

年齡不同，基礎代謝率也有很大的差異，嬰幼兒時期是基礎代謝率最高的時期，另外在青春期發育時期，基礎代謝也會增加，當年齡超過 30 歲以上，新陳代謝就會漸漸變慢，因此，基礎代謝率會隨著年齡增加而下降。

（二）性別

女性的基礎代謝率比男性低 5~10%。其主要原因如下：

1. 基礎代謝率也受荷爾蒙影響，是因男女性之體內荷爾蒙分泌不同所造成。

2. 女性體內代謝活性低的脂肪組織比男性多，肌肉組織比男性少。

3. 體型與體表面積：利用體表面積可算出一天基礎消耗能量，因此體表面積是影響基礎代謝率的主要因素，體內的熱量約有 15%由皮膚發散出去，當體表面積大時，散失的熱量就會越多，因此基礎代謝率會相對提高。

4. 體內組織成分：通常身體中的脂肪組織、體液等其代謝活性比較低，脂肪組織多的人其基礎代謝率也會比較低，因此肥胖者體內脂肪多，基礎代謝率會較低，如跟一般人吃同樣食物，因熱量消耗較少，更易將多餘的熱量吸收轉變成脂肪儲存起來。

5. 環境溫度：生活在寒冷地區的人，其基礎代謝率較高，生活在熱帶地區的人其基礎代謝會比較低。夏天時基礎代謝率比冬天低。

6. 體溫：當身體的體溫超過 37°C 時，每升高 1°C，基礎代謝率就增加 12~13%。

7. 靜態代謝：靜態代謝與基礎代謝是有所區別，靜態代謝是指在休息的靜態下，所需消耗的能量，這除了包括晚上睡眠時所需的基礎代謝率，同時也包含消化食物時的產熱反應。

8. 懷孕：懷孕期是因胎兒的快速的成長，需有更多能量供給，因此加重母體內臟器官的負擔，因此懷孕婦女的基礎代謝率，每公斤體重平均約增加 13%，最後三個月基礎代謝率約增加 15~25%。

9. 營養狀況：在長時間的飢餓時，基礎代謝率明顯下降，也會比平常低。

10. 睡眠：在睡眠時身體雖不活動，但仍需消耗能量以提供生理器官所需，睡眠的基礎代謝率的比清醒時低 10%左右，每公斤理想體重每小時降低 0.1 仟卡熱量。

11. 內分泌腺會影響基礎代謝率。

(1) 男性荷爾蒙能增加基礎代謝率。

(2) 甲狀腺素：甲狀腺素分泌過多，基礎代謝率會增加，甲狀腺分泌不足，則基礎代謝率就降低。

(3) 生長激素：生長激素會刺激體內組織的生合成作用，因在嬰幼兒期及青春發育期的生長激素作用旺盛，則基礎代謝率增加。

(4) 腎上腺素。當受到恐懼、驚嚇、激動或情緒承受壓力時，身體內的腎上腺激素會快速的分泌，會促使肝醣快速分解，以供細胞活動所需，基礎代謝率就會增加。

四、食物熱效應

食物熱效應(Thermic effect of food, TEF)或稱食物特殊動力作用(Special dynamic action, SDA)，是指身體攝取食物後引起一連串的消化、吸收、儲藏、代謝等作用，而使體內熱量代謝增加，體溫也升高的現象，稱為食物熱效應。其熱量約占總熱能的 10%，食物的組成分不同，其特殊產熱效用會有所不同，醣類經消化、分解、轉換的過程會消耗較多的熱量，約占總熱量的 6%、脂肪約 4%、蛋白質約 30%，一般混合食物時，食物熱效應為全部食物熱量的 6%，但在計算熱量需要時，一般會將食物熱效應計算為基礎代謝量與活動需要熱量總和的 10%。

五、生理活動熱量

生理活動及工作所需的熱量，需依照個人的身高、體重、活動的內容及活動時所使用的時間長短等所有因素，所需的能量為基礎代謝量的 20~30%，以較簡便的方法計算活動所需的熱能，可依不同的活動量分成：低度工作者、輕度工作者、適度工作者、重度工作者等四級，此四個等級每日約需增加基礎代謝量，分為低度工作者每日需增加 30%的熱量，輕度工作者約增加 50%，適度工作者約增加 75%，重度工作者約增加 100%。輕度工作者通常是指肌肉活動少者，如辦公

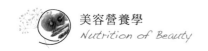

桌或家務工作者，適度工作者其工作需常走動但不粗重，重工作者是指肌肉活動較多，而且較為粗重，如搬運、挑沙石等工作者。各類型活動所需要的能量消耗可參閱表 7-2。

🍉 表 7-2　各類型活動所需要的能量消耗

身體活動		消耗熱量（大卡／公斤體重／小時）	身體活動		消耗熱量（大卡／公斤體重／小時）
走路	慢走（4 公里／小時）	3.5		瑜珈	3
	快走、健走（6 公里／小時）	5.5		跳舞（慢）、元極舞	3.1
爬樓梯	下樓梯	3.2		跳舞（快）、國際標準舞	5.3
	上樓梯	8.4		飛盤	3.2
跑步	慢跑（8 公里／小時）	8.2		排球	3.6
	快跑（12 公里／小時）	12.7		保齡球	3.6
	快跑（16 公里／小時）	16.8		太極拳	4.2
騎腳踏車	一般速度（10 公里／小時）	4		乒乓球	4.2
	速度快（20 公里／小時）	8.4	其他運動	棒壘球	4.7
	速度很快（30 公里／小時）	12.6		高爾夫	5
家事	拖地、掃地、吸地	3.7		溜直排輪	5.1
	園藝	4.2		羽毛球	5.1
工作	使用工具製造或修理（如水電工）	5.3		游泳（慢）	6.3
	耕種、牧場、漁業、林業	7.4		游泳（較快）	10
	搬運重物	8.4		籃球（半場）	6.3
其他運動	有氧舞蹈	6.8		籃球（全場）	8.3
	網球	6.6		跳繩（慢）	8.4
	足球	7.7		跳繩（快）	12.6

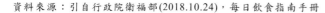
資料來源：引自行政院衛福部(2018.10.24)，每日飲食指南手冊

第四節 熱量攝取量及建議量

一、每日熱量需要量計算

成人每日需要熱能包括基礎代謝量、生理活動熱量及食物熱效應所產生熱量的總和。

$$能量總消耗＝基礎代謝量＋生理活動熱量＋食物熱效應$$
$$－睡眠時所降低的代謝量$$

（一）基礎代謝量

首先會先算出理想體重(ideal body weight, IBW)：

$$理想體重（公斤）＝〔身高（公分）／100〕^2 \times 22$$

基礎代謝率：女性每公斤理想體重 0.9 仟卡／每小時，男性每公斤理想體重 1 仟卡／每小時。

（二）睡眠時所降低的代謝量

大約每公斤理想體重每小時降低 0.1 仟卡熱量。

（三）生理活動所需的熱量

1. 低度工作者：基礎代謝率×30%。

2. 輕度工作者：基礎代謝率×50%。

3. 適度（中度）工作者：基礎代謝率×70%。

4. 重度工作者：基礎代謝率×100%。

（四）食物熱效應所產生熱能

（基礎代謝量＋活動所需的熱能）×10%

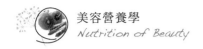
〔範例〕

　　一位上班族 22 歲男性，身高 155 公分，體重 55 公斤，請計算其每日所需的熱量。

1. 理想體重：

$$(1.55)^2 \times 22 = 53公斤$$

2. 依理想體重計算其基礎代謝量：每小時每公斤體重需要 0.9 仟卡熱能：

$$0.9仟卡 \times 53 \times 24 = 1144.8仟卡$$

3. 活動所需熱量：

$$1144.8仟卡 \times 50\% = 572.4仟卡$$

4. 睡眠所消耗的熱量：睡眠時間以 7 小時來計算：

$$0.1仟卡 \times 53 \times 7 = 37.1仟卡$$

5. 食物的熱效應：總熱能的 10%：

$$(1144.8 + 570.4) \times 10\% = 172仟卡$$

6. 總熱量需要量：

$$(1144.8 - 37.1) + 572.4 + 172 = 1852仟卡$$

簡便估算

　　可用理想體重乘以活動量，例舉如下：

$$50(公斤) \times 30仟卡 = 1800仟卡（低度工作者）$$

$$53(公斤) \times 35仟卡 = 1855仟卡（稍低度工作者）$$

$$60(公斤) \times 40仟卡 = 2400仟卡（適度工作者）$$

$$60(公斤) \times 45仟卡 = 2700仟卡（高度工作者）$$

二、每日熱量建議攝取量

人體每日消耗的熱量須由食物來補充，熱量的需求除了受到性別、年齡、體型及環境氣候影響外，也受到活動量的多寡及強度所影響。當每日熱量攝取過多，易造成肥胖、糖尿病等慢性疾病發生，如熱量攝取不足，會造成營養不良症狀。

熱量攝取過多或過少，都會造成生理改變的狀況，因此每日須均衡攝取各類營養素，我國行政院衛福部於每日營養素建議攝取量表(RDNA)中依性別的不同，列出各年齡層的每日熱量需要量，並依活動量又分為低度、輕度、適度、重度等級的熱量需要量，做為國人每日熱量攝取量的參考，如表 7-3。

表 7-3 各年齡層每日熱量建議攝取量

年齡	生活活動強度	身高（公分，cm）		體重（公斤，kg）		熱量（大卡，kcal）	
		男	女	男	女	男	女
0~6 月	稍低 適度	61	60	6	6	100／公斤	100／公斤
7~12 月	稍低 適度	72	70	9	8	90／公斤	90／公斤
1~3 歲	稍低 適度	92	91	13	13	1150 1350	1150 1350
4~6 歲	稍低 適度	113	112	20	19	1550 1800	1400 1650
7~9 歲	稍低 適度	130	130	28	27	1800 2100	1650 1900
10~12 歲	稍低 適度	147	148	38	39	2050 2350	1950 2250
13~15 歲	稍低 適度	168	158	55	49	2400 2800	2050 2350
16~18 歲	低 稍低 適度 高	172	160	62	51	2150 2500 2900 3350	1650 1900 2250 2550

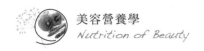

表 7-3　各年齡層每日熱量建議攝取量（續）

年齡	生活活動強度	身高（公分，cm）		體重（公斤，kg）		熱量（大卡，kcal）	
		男	女	男	女	男	女
19~30 歲	低	171	159	64	52	1850	1450
	稍低					2150	1650
	適度					2400	1900
	高					2700	2100
31~50 歲	低	170	157	64	54	1800	1450
	稍低					2100	1650
	適度					2400	1900
	高					2650	2100
51~70 歲	低	165	153	60	52	1700	1400
	稍低					1950	1600
	適度					2250	1800
	高					2500	2000
71 歲~	低	163	150	58	50	1650	1300
	稍低					1900	1500
	適度					2150	1700

資料來源：引自行政院衛福部，國人膳食營養素參考攝取量(2018.10.24)。

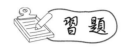

一、選擇題

( )　1. 人體對醣類的消化率為 98%，醣類在人體中所產生的能量為多少大卡？　(A)4 大卡　(B)6 大卡　(C)7 大卡　(D)8 大卡。

( )　2. 平均要維持一天的基礎代謝所需的熱量，下列敘述何者正確？　(A)22 ×體重　(B)1 大卡×24 小時×體重　(C)身高（公尺）^{2}×體重×1 大卡 (D)BMI×24。

( )　3. 基礎代謝測量須禁食多久，並在清晨空腹時測量？　(A)8 小時　(B)10 小時　(C)12~16 小時　(D)16~20 小時。

( )　4. 基礎代謝率測量，以呼吸測量器測量，與消耗 1 公斤的氧相當消耗多少大卡的熱量？　(A)300 大卡　(B)400 大卡　(C)483 大卡　(D)600 大卡。

( )　5. 影響基礎代謝率的因素有哪些？　(A)年齡、性別　(B)食物熱效應 (C)生理活動熱　(D)以上皆是。

( )　6. 女性的基礎代謝比男性低多少？　(A)2~3%　(B)5~10%　(C)10~15% (D)15~20%。

( )　7. 當身體的體溫超過 37℃時，每升高 1℃，基礎代謝率就增加多少？ (A)5~8%　(B)8~10%　(C)12~13%　(D)15~20%。

( )　8. 懷孕期是胎兒的快速成長期，需有更多能量供給，因此懷孕婦女的基礎代謝率，每公斤體重約增加多少%？　(A)5~10%　(B)13%　(C)20% (D)25%。

( )　9. 睡眠的基礎代謝率比清醒時低 10%左右，每公斤理想體重每小時降低多少大卡？　(A)0.1 大卡　(B)0.2 大卡　(C)0.3 大卡　(D)0.4 大卡。

( )　10. 基礎代謝率女性每公斤理想體重為多少？　(A)0.8 仟卡／每小時 (B)0.9 仟卡／每小時　(C)1 仟卡／每小時　(D)1.2 仟卡／每小時。

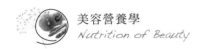

( ) 11. 基礎代謝率男性每公斤理想體重為多少？ (A)0.8 仟卡／每小時 (B)0.9 仟卡／每小時 (C)1 仟卡／每小時 (D)1.2 仟卡／每小時。

( ) 12. 生理活動所需的熱量，低度工作者基礎代謝率為多少？ (A)基礎代謝率×20% (B)基礎代謝率×30% (C)基礎代謝率×40% (D)基礎代謝率×50%。

( ) 13. 輕度工作者的基礎代謝率為何？ (A)基礎代謝率×20% (B)基礎代謝率×30% (C)基礎代謝率×50% (D)基礎代謝率×70%。

( ) 14. 適度工作者的基礎代謝率為多少？ (A)基礎代謝率×20% (B)基礎代謝率×50% (C)基礎代謝率×60% (D)基礎代謝率×70%。

( ) 15. 食物熱效應所產生熱，是（基礎代謝量＋活動所需的熱能），再乘以幾%？ (A)10% (B)12% (C)15% (D)20%。

二、問答題

1. 請你計算自己每日所需的熱量？

2. 影響基礎代謝率因素有哪些？

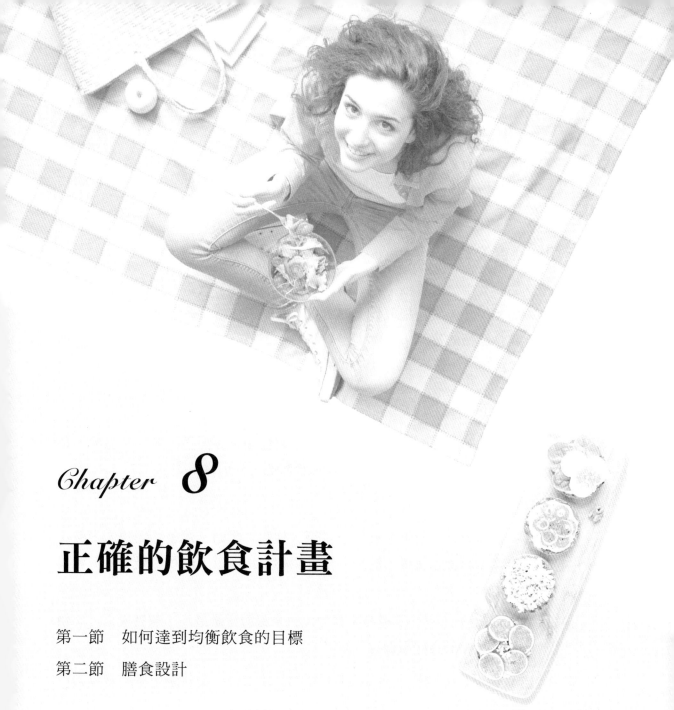

Chapter *8*

正確的飲食計畫

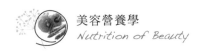

第一節　如何達到均衡飲食的目標

正確的飲食計畫，可依據行政院衛福部於 2018 年 10 月公布「每日飲食指南」及「飲食指標」來設計而達均衡飲食。（可參閱第一章第四節）。

一、均衡飲食的定義

在每日的飲食中，攝取維持健康所需的各種不同的營養素，而各類食物所提供營養素不盡相同，無法互相取代。而這些營養素須依據行政院衛福部公布每日飲食指南及飲食指標的建議，依個人年齡和活動強度，找出合適的熱量需求，均衡攝取六大類食物，並在各類食物中多樣化的選擇，才能得到均衡飲食。

二、各類食物的營養價值

每日飲食應涵蓋六大類食物，包括：全穀雜糧類、豆魚蛋肉類、乳品類、蔬菜類、水果類、油脂與堅果種子類等，其營養價值，分別說明如下：

（一）全穀雜糧類

此類食物包括米飯、玉米、馬鈴薯、麵、甘藷、芋頭、蓮子、菱角、米粉、太白粉、冬粉等，其含有大量的醣類、部分植物性蛋白質，簡單營養成分及營養價值敘述如下：

1. 醣類：以澱粉占 71.7~78.8%最多，其中以白米澱粉含量最高，燕麥最低。此類食品也是膳食纖維的良好來源之一。

2. 脂肪：含量很少，平均約 1~4%，主要存於胚芽之中，全穀類中脂肪含量約占 2%。

3. 蛋白質：含量約有 7~15%，其中以燕麥含量最高，白米含量最低，大部分集中在內胚乳、胚芽中糊粉層，依其營養價值的白蛋白、球蛋白，在穀類含量極低，其所含離胺酸不足，玉米缺乏色胺酸，大麥及白米也缺乏羥丁胺酸，因此最好配合肉類、乳品類、蛋類等動物性蛋白質食用，才可攝取足夠的胺基酸。

4. 礦物質與維生素：礦物質以糊粉層含量最豐富，約占 61%，大部分的穀類是維生素 B_1、B_2、B_6、泛酸、菸鹼酸及生育醇的重要來源，而這些營養素主要是存在於胚芽之中。

（二）豆、魚、蛋、肉類

■ 豆類

豆類的種類繁多，如黃豆、豌豆、四季豆、紅豆、花生、綠豆等，為素食者的蛋白質的主要來源，豆類的營養成分如表 8-1，並依其成分可分為二大類：(1) 含豐富蛋白質約 35%、脂肪 20%的大豆族群。(2)脂肪含量約只有 2%、醣類約 50~55%。

1. 豆類的營養成分：

   (1) 蛋白質：黃豆約有 38%在黃豆蛋白質的胺基酸組成中。以離胺酸含量豐富，甲硫胺酸及胱胺酸含量較少，如與穀類胺基酸有互補作用，搭配食用，可獲得完整的必需胺基酸。此外黃豆中蛋白質可降低血中膽固醇濃度，對患有高膽固醇血症病患，以黃豆蛋白來取代動物性蛋白時，可改善血脂質狀況。

   (2) 脂肪：豆類含有豐富脂肪，尤其黃豆約含有 16%脂肪，其脂肪酸的組成分別為亞麻油酸（linoleic acid；多元不飽和）約 7%、次亞麻油酸（linolenic acid；多元不飽和）約 54%、油酸（oleic acid；單元不飽和）含有 58%的不飽和脂肪酸，其中以亞麻油酸及次亞麻油酸最多，是為必需脂肪酸，缺乏時會引起肝功能退化及皮膚病變。而且含有卵磷脂(lecithin)，在生理為腦、神經組織的主要成分，可促進脂肪消化吸收，並有降低膽固醇的功效。

   (3) 醣類：黃豆約含有 36%左右，澱粉含量較少，部分的醣類如棉子糖、水蘇糖等，人體無法消化，須靠腸內微生物來分解，在分解過程中會產生氣體，易造成脹氣。另外，富含膳食纖維，具有整腸及第 I 型糖尿病的血糖值調節、血脂質調節等效果。黃豆也含有寡醣(soy oligosaccharides)，可對糖尿病患者提高葡萄糖的耐受性，但相對的因寡醣無法被分解，因此食後易氣脹。

   (4) 維生素：黃豆所含的水溶性維生素主要包括維生素 B_1、維生素 B_2、菸鹼酸、葉酸、泛酸等，脂溶性則以維生素 A（provitamin，胡蘿蔔素，carotene）為主，維生素 E，其中以 r-生育醇(r-tocopherol)最多，可作為抗氧化劑使用。

   (5) 礦物質：黃豆主要礦物質以鉀為最高，其他還包括鈣、磷、鎂、氯等。

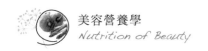

(6) 天然的植物性物質：

A. 胰蛋白酶抑制物質：胰蛋白酶抑制劑會抑制胰蛋白酶作用，降低蛋白質的消化率，在烹煮黃豆時，胰蛋白酶抑制物質經過熱處理後，將變性或降低活性，雖然胰蛋白酶抑制物質大部分已去除，但仍有些殘留在食品中，足夠供為抗癌作用。

B. 血球凝集素(hemagglutinins)：血球凝集素會促進紅血球凝集，並抑制動物生長。

C. 異黃酮素：異黃酮素有許多生理活性，如何抑制及預防癌症、抗腫瘤、抗發炎及預防心血管疾病，另外也可改善血管內皮細胞功能、降血壓、降血脂、抑制血小板凝集等。此外也可緩和或排除更年期障礙及預防停經後的骨質疏鬆症的作用。也可降低子宮頸癌及乳癌的罹患率，天然的大豆異黃酮，如非發酵的豆製品有豆腐、豆漿、豆乾等，其所含大多為含醣基的配醣體異黃酮，但其吸收率不高。另外發酵豆製品包括：豆豉、味噌、納豆、醬油和腐乳等食品，而這些豆製品含有去醣基型(aglycones)異黃酮，因此較具有生理活性。

D. 甲狀腺腫素(goitrogen)：甲狀腺腫素會降低碘的吸收，使甲狀腺機能不完全而腫大。

E. 皂素：皂素是一種配醣體(glycoside)，可使豆漿煮沸產生泡沫，一般東方黃豆食品含皂素量約 0.3~0.4%，但納豆、味噌則含量就較偏低，皂素的生理機能，可預防結腸癌、腫瘍成長，也可降低血清膽固醇濃度及抗氧化作用。

F. 黃豆固醇：黃豆所含的黃豆固醇(soy sterols)，經食用後，與體內的膽固醇產生競爭作用而影響膽固醇被吸收，而且具有抗氧化作用。

G. 植酸：植酸為肌醇(inositol)的六磷酸鹽(hexaphosphate)，會與飲食中的礦物質結合，而防礙礦物質的吸收，黃豆本身含有植酸分解酵素(phytase)，當細胞被破壞時會釋出而產生作用，可將植酸分解，目前被認為植酸是一種抗氧化劑，可避免損傷 DNA 及脂質過氧化，並可預防心血管疾病。

表 8-1　每 100 公克豆類及其製品營養成分

營養成分	種類	黃豆	豌豆	花生	紅豆	綠豆	豆腐	豆乾	豆腐皮	油豆腐
基本成分	熱量(kcal)	389	123	516	328	344	88	161	199	138
	水分(g)	11.3	67.8	7.5	13.9	10.1	81.2	67.3	59.5	75.6
	醣類(g)	32.9	21.7	28.4	61.5	63.0	6.0	3.5	4.5	1.5
	蛋白質(g)	35.6	9.2	23.6	20.9	22.8	8.5	17.4	25.3	12.7
	脂質(g)	15.7	0.3	38.1	0.6	1.1	3.4	8.6	8.8	9.1
	纖維(g)	14.5	7.5	7.9	18.5	15.8	6.0	3.3	0.6	0.7
	灰分(g)	4.5	0.9	2.4	3.1	3.1	1.0	3.2	1.8	1.2
礦物質	鈣(mg)	194	39	91	87	108	140	685	62	216
	磷(mg)	445	147	437	442	372	111	247	391	218
	鐵(mg)	6.5	2.1	3.5	7.1	5.1	2.0	4.5	4.7	1.5
維生素	A(IU)	19	200	0	0	120	0	0	7	0
	B$_1$(mg)	0.39	0.21	1.07	0.41	0.6	0.08	0.07	0.11	0.06
	B$_2$(mg)	0.21	0.10	0.06	0.14	0.17	0.04	0.05	0.07	0.05
	C(mg)	0	8.6	0.8	1.2	11.8	0	0	0.4	2.9
	菸鹼酸(mg)	1.11	1.29	14.10	1.85	1.84	0.25	0.21	0.53	0.27

資料來源：行政院衛福部食藥署食品營養成分資料庫(2019.01)。

2. 市售黃豆製品的營養成分：市售黃豆製品有傳統豆腐、嫩豆腐、雞蛋豆腐、凍豆腐、臭豆腐、小三角油豆腐、百頁豆腐，小方豆乾、五香豆乾、豆乾絲、豆棗、素雞腿、素肉鬆、素食全雞，現其營養成分列表如表 8-2：

3. 豆製品的選購、保存及烹調：

   (1) 黃豆應選擇顆粒大而且飽滿者。

   (2) 應多選未油炸的豆製品，如豆腐、營養豆腐、豆乾等，豆腐應具有豆腐味，無酸臭味，外表無黏液等。

   (3) 如經油處理過的豆製品，因含有大量油脂，應適量的選購，應選擇沒有霉味、色澤金黃，買回時要密封保存，不宜曝露在空氣中太久。

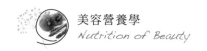

🍈 表 8-2　市售黃豆製品營養成分

食物名稱	熱量 (kcal)	水分 (g)	粗蛋白 (g)	粗脂肪 (g)	總碳水化合物(g)	鈉 (mg)	鈣 (mg)	鎂 (mg)
傳統豆腐	88	81.2	8.5	3.4	6	2	140	33
嫩豆腐	51	89.8	4.9	2.6	2	32	13	36
雞蛋豆腐	79	84.6	6.9	4.5	2.7	307	9	24
凍豆腐	128	75	12.9	6.5	4.5	8	240	49
臭豆腐	133	75	13.5	7.5	2.8	8	184	50
百頁豆腐	216	66	13.4	17	2.4	425	33	6
小方豆乾	161	67.3	17.4	8.6	3.5	116	685	56
五香豆乾	192	61.3	19.3	9.7	7	445	273	67
豆乾絲	170	65.8	18.3	8.6	4.8	549	287	41
豆棗	422	15.8	11.7	19.6	49.7	854	273	41
素火腿	231	61	13.2	17	6.6	775	87	22
素肉鬆	453	3.4	32.9	17.4	41.8	1,563	76	39
素食全雞	227	56	24.8	12.1	5.1	295	104	93
日式炸豆皮	388	42	19.2	32.4	4.9	1	292	59
豆腐皮	199	59.5	25.3	8.8	4.5	23	62	96
毛豆	125	68.2	13.8	2.5	13.7	1	84	69
黃豆	389	11.3	35.6	15.7	32.9	12	194	215
黑豆	319	22	28.8	8.2	37	2	176	182
豆漿	56	87	2.8	1.1	8.7	36	15	12
黑豆漿	39	90.7	1.1	0.6	7.4	21	3	8
豆奶（雞蛋）	55	87	1.9	1.3	9.2	24	5	12
味噌	215	40.1	10.6	4.5	33.1	4153	43	57
豆豉	228	36	20.5	10	14.5	6,706	144	87

資料來源：行政院衛福部食藥署食品營養成分資料庫。

■ 魚貝類

1. 魚貝類所含營養素：

(1) 蛋白質：魚貝類蛋白質含量約 15~20%，大部分的魚類含有高蛋白低脂肪的特性，不僅含有必需胺基酸，而且也富含牛磺酸(taurine)，可降低血液中的膽固醇，魚貝類的蛋白質中含有極低的結締組織，肌肉蛋白質的肌纖維也較短，魚貝類蛋白質較嫩滑爽口，而且易消化，約有 87~98%可被人體有效的消化、吸收、利用，適合老人及小孩食用。

(2) 脂質：大多數魚貝類的脂質含量都低於 5%，但魚類的營養成分易受季節、年齡、雌雄、漁場及其營養狀況而異，及加工過程也會改變其營養成分。另外其重要成分，一為膽固醇，另一為魚油，分述如下：

　　A. 膽固醇：魚類膽固醇含量約 10~30mg，而且每日膽固醇攝取量未達300mg 之前，都可安心選擇適量的魚貝類，食用時可選低飽和脂肪且膽固醇較低的食物，如蒸、煮的魚，少吃蟹黃、魷魚（乾）、魚卵、蝦卵等高膽固醇的食物，另外龍蝦、花枝、蝦子、魷魚及其他貝類、甲殼類等食物因含有較高的膽固醇，偶爾可適量的食用，有糖尿病、心血管疾病、高脂血症者，應建議少食用升膽固醇指數高的食物，另外如焢肉、肥肉、豬腳等飽和脂肪酸含量高的食物都要限量食用。

　　B. 魚油：大都存在方寒帶水域的深海魚類，如鮭魚、秋刀魚、鮪魚、烏魚子、鯖魚等，如長期食用魚油中所含有的 ω-3 多元不飽和脂肪酸，如：二十碳五烯酸(EPA)及二十二碳六烯酸(DHA)，可降低三酸甘油酯及血液中膽固醇的作用。長期食用深海魚，可降低罹患冠狀動脈疾病的危險，並避免血液結塊而造成血栓。

(3) 碳水化合物：魚類碳水化合物的含量低於 0.5~1.0%，但軟體動物及甲殼會以肝醣的形式儲存能量，如牡蠣、文蛤等貝類的肝醣含量在冬季最高，另外，魚水產加工時，如鮭魚鬆、魚肉鬆、旗魚鬆、丸類及火鍋的餃類等經過加工處理後也會增加不少的醣類，因此，在估算熱量時不能忽略掉。

(4) 維生素與礦物質：魚貝類所含維生素及礦物質，相關食品整理如表 8-3。

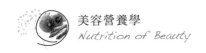
美容營養學
Nutrition of Beauty

表 8-3　含有維生素及礦物質的相關食品

營養素	水產類食品
維生素 B_2	蚵仔、文蛤、紅蟳、鳳螺、九孔螺、大眼金梭魚、烏魚子
維生素 B_{12}	生蠔、蚵仔、文蛤、九孔、文蜆、小魚乾
鈣	燒蝦、文蛤、生蠔、劍蝦、薔薇離鰭鯛、金錢魚魚鬆、蝦米、蝦皮、小魚乾
鎂	海蜇皮（生、濕）、干貝、爪子鮨（肉鯽）、九孔、鳳螺、香螺、雪螺、金錢魚、劍蝦、火燒蝦
鐵	文蛤、西施舌、小魚乾、九孔螺、生蠔、蚵仔、章魚、蠑螺、火燒蝦
鋅	蚵、紅蟳、章魚、生蠔

資料來源：引自吳幸娟、郭靜香(2009)。

2. 選擇原則：
   (1) 花枝、蟹、蝦類、貝類：
      A. 花枝：新鮮花枝的皮稍會帶有褐色、無臭味，不新鮮的表皮帶有紅茶色，並發出臭味。
      B. 蟹：選擇時應以重量沉、比重大的為主，蟹眼應以突出有神，而腹部微凸、口有泡沫者，都是新鮮的。購買時以活的為第一原則。
      C. 文蛤與蜆：一般選購以活的為主，而且以表面無雜物，色澤漂亮，觸摸時殼不閉合，表示已死亡。在煮食前可先將文蛤浸泡在鹽水中吐沙，約可活一星期，如未浸鹽水，則僅可活 2~3 天，文蛤死後因新鮮度迅速下降，不宜購買。
      D. 牡蠣：不宜生食，因浸泡用水不夠乾淨，會受細菌汙染，易導致食用者中毒，選購時要注意形狀完整，鮮豔有色彩，不黏手、液汁不混濁及肉質要有彈性。
      E. 蝦類：新鮮的蝦類，蝦殼應自然色澤，新鮮的紅蝦已呈紅色，草蝦殼為灰綠色，斑節蝦有紅褐斑紋，新鮮時全都具有光澤，肉質有彈性。
   (2) 魚類：
      A. 魚體：新鮮的魚體外表有光澤，保有各種類特有的顏色，魚鱗也會緊附在魚皮上，如看到魚的色澤有消退了，魚磷也脫落魚皮又出現黏液，表示新鮮度已降低。

B. 魚鰓：新鮮的魚鰓為暗紅色或淡紅色，而且無腥臭味，如新鮮度下降，鰓的色澤會變成灰綠色或灰褐色，而且會有黏液及刺激性的惡臭。

C. 魚眼：新鮮的魚眼黑白分明，沒有血液浸入及混濁感，水晶體飽滿，清晰透明而且在正常位置，而腐敗後魚眼會慢慢的出血而混濁。

D. 氣味：不新鮮的魚，會有魚腥味及氨臭味會越來越濃，尤其在魚腹及魚鰓的味道最重。新鮮的魚略帶海藻味。

E. 腹部及肉質：新鮮的內臟完整，肉質堅實而有彈性，肉質如軟化表示鮮度已下降。

■ 蛋

1. 全蛋：

(1) 蛋白質：全蛋中水分占 75%，蛋白質占全蛋重量的 12~14%，雞蛋白的蛋白質，以卵白蛋白最多，約占 54%以上，蛋黃則以脂蛋白形式存在，雞蛋的胺基酸組成，以必需胺基酸占最多，尤其是胱胺酸、甲硫胺酸等含硫胺基酸含量很豐富。以蛋白質為食的生物高達 92~97%，蛋的蛋白質營養價值，如以雞蛋為 100 作基準再與其他食物做比較，則牛乳約 78、牛肉約 83、魚肉約 70、米約 52、麥粉約 47 等，是良好的營養食品，各類蛋的營養成分如表 8-4。

(2) 脂肪：有磷脂質存在，蛋黃中的磷脂質含量多，脂溶性維生素也多，蛋黃為脂質的良好來源，蛋白的膽固醇含量約有 250 毫克，建議每日攝取量最好不超過 400 毫克，以免引起心血管疾病。

(3) 礦物質：蛋中的礦物質以鐵、硫、磷含量最高，蛋為鐵的良好來源，主要存於蛋黃之中，鐵的生理功能是為血紅素的元素之一，部分的酶也需鐵來合成，硫則存在於蛋與蛋白之中，磷存在蛋黃中較多，硫與蛋白質的代謝作用有關，是構成軟骨、胰島素、毛髮等的必需成分。

(4) 維生素，蛋除了維生素 C 之外，其餘含量皆豐富，以維生素 A 含量最多，每 100 公克含有 4.16 IU，維生素 A 可助眼睛適應光線的變化，增加黏膜表皮抵抗傳染病，並可促進骨骼、牙齒的生長。

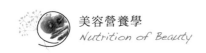

表 8-4　各種蛋的營養成分（單位：100g）

食物名稱	水分(g)	熱量(kcal)	碳水化合物(g)	粗蛋白(g)	粗脂肪(g)	膽固醇(mg)	維生素A的效力(RE)	維生素E的效力(α-TE)	維生素B₂(mg)	維生素B₁₂(μg)	鐵(mg)	鋅(mg)
土雞蛋	76.5	129	1.7	12.9	8.1	407	306.4	1.11	0.51	0.56	1.8	0.9
雞蛋（白殼）	75.7	137	1.6	12.6	9.1	396	162.3	1.7	0.54	0.8	2.1	1.5
雞蛋（黃殼）	76.1	132	2.0	12.5	8.6	375	166.7	1.14	0.45	0.93	1.7	1.1
雞蛋（高 DHA）	76.1	132	1.8	12.5	8.6	396	153.4	1.38	0.47	1.17	2	1.1
烏骨雞蛋	72.3	160	2.4	12.7	11.6	540	218.8	2.54	0.51	1.21	2.6	1.7
鴨蛋	71.2	187	0.2	13.1	14.4	219	293.4	1.63	0.52	2.24	2.8	1.7
鴿蛋	80.8	96	2.5	10.2	5.7	303	73	1.6	0.57	2.24	3.2	1.3
鵪鶉蛋	72.1	172	1.2	12.7	13.0	606	309.5	1.22	0.69	1.91	3.0	2.1
鵝蛋	70.2	179	3.2	10	15	870	428.7	0.59	0.46	2.03	4.3	2.1

資料來源：行政院衛福部食藥署食品營養成分資料庫 (2019.01)。

2. 蛋的選購、儲存及烹煮：

(1) 選購方面：經過清洗並標榜有「CAS 優良蛋品」的洗選蛋，因蛋殼表面的生菌數會明顯下降，蛋的製成品質會較好。選購雞蛋時，不在於蛋殼顏色，選擇的要點如下：

A. 外觀法：原料蛋殼如呈現越光滑，則代表蛋越陳舊，如越粗糙，則表示越新鮮，但洗選蛋因外殼已被洗刷過，不易以此做為判別，因此選擇蛋殼清潔而無破裂，且蛋形正常，無不良的氣味，並注意有效期限。

B. 對光檢查：蛋黃的位置居中，而且氣室要小，則為較新鮮的蛋。

C. 內部觀察：打蛋後，如蛋黃鼓起，不易破裂者為新鮮蛋，如扁平塌陷，易破裂分散是比較不新鮮。蛋白應是緊緊包住蛋黃而不擴散，如蛋白變稀，那就代表蛋的品質不佳。

D. 比重法：將 60 g 的食鹽溶於一公升的水中，將蛋放置於此鹽水溶液中，再觀察蛋在水中呈現之位置，下沉的蛋一般來講都是較新鮮的。

(2) 儲存方面：

A. 存放冰箱冷藏室的蛋盒，尖端應朝下，應在 1~2 星期用完，因放越久則品質會越差。

B. 在烹調前應洗淨，因蛋殼易受沙門氏菌(*Salmonella*)汙染，食用不乾淨的生蛋易中毒，因此如發現有破損就不宜食用，也不要將蛋先洗再放置冰箱，因洗過後的蛋已失去保護膜，細菌及空氣會透過蛋殼上小氣孔進入蛋中，使保存期限縮短，因此應烹煮前才洗蛋。新鮮的蛋打開後應立即使用，打蛋時需遵循一次打一個在小碗中，確認沒有壞掉，再倒入大碗中，以免其中一粒蛋壞了而影響所有的材料。如未能立即使用的蛋，須用容器盛裝冷藏，並儘快使用。

(3) 烹煮方面：

A. 烹煮時應多選擇水煮、蒸、滷的方式，因如以煎、炒方式，則易吸油。

B. 蛋的黏稠性可增加食材之間的黏結，如在絞肉中加蛋可使絞肉互相緊黏，有助於口感的滑嫩。

C. 煮蛋花湯時，要等湯汁滾開後，再慢慢倒入蛋液，並將火轉為小火或熄火，用筷子快速滑攪，才可形成適當的蛋花，如湯汁溫度太高或未攪拌，就易形成蛋塊而非蛋花，如因湯汁溫度不夠，則倒的蛋液易不完全凝固而形成混濁。

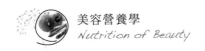

■ 肉類

1. 主要成分：肉類包括各種家禽、家畜的肌肉及內臟，其主要成分如下：
   (1) 蛋白質：一般肉類的蛋白質含量為 8~20%，以加工方式及部位會有所不同，蛋白質的營養價值以胺基酸的組成而定，尤其是必需胺基酸。一般成年人所需的必需胺基酸，最低的需要量分別為：甲硫胺酸 1.1 公克、離胺酸 0.8 公克、白胺酸 1.1 公克、苯丙胺酸 1.1 公克、蛋白胺酸 0.7 公克、羥丁胺酸 0.5 公克、色胺酸 0.25 公克。
   (2) 脂肪：人體必需脂肪酸的含量每日約 2~3 公克就足夠了，近年來因食肉中的飽和脂肪酸含量高而導致心血管疾病的問題已受到大家的關心，但每 100 公克的肉及魚含膽固醇平均為 70%，對健康者無害。
   (3) 維生素：肉類含有豐富的維生素 B 群，尤其是 B_1 及 B_2，肝臟及胃臟，比其他組織含有較多量的菸鹼酸。
   (4) 礦物質：肉品中含有豐富的鐵及磷，內臟比肌肉組織含量高，同時也含有鋅、銅等礦物質的來源。

2. 選擇肉品應考慮的因素：
   (1) 盡量不要選擇脂肪含量高的內臟。
   (2) 選擇脂肪較少且切割完整的部位，如豬的大里肌肉、腰內肉、小里肌肉、牛肉、牛的里肌肉等。
   (3) 選購絞肉時，最好選後腿瘦豬肉，再絞成碎肉，如在市場購買，則以已絞成瘦肉者。

（三）乳品類

　　乳品類食品是良好的營養來源，可將乳品製成適合人類飲用的鮮奶及奶粉，牛奶是人類最主要的乳類來源，其營養價值含有豐富的蛋白質、維生素及礦物質等。

1. 蛋白質：牛奶蛋白質品質相當好，初乳中也含有許多免疫球蛋白，牛乳中的蛋白質 80%為酪蛋白(casein)，20%為乳清蛋白(whey protein)。人類的母乳中蛋白質含量比牛奶低，以乳清蛋白為主。
   (1) 酪蛋白在胃中由胃液或凝乳酶(rennin)的作用形成凝乳後慢慢的消化。
   (2) 乳清蛋白的特性為消化吸收佳，而牛奶的乳清蛋白以 β-乳球蛋白(β-lactoglobulin)為主，另外還包括 α-乳白蛋白(α-lactalbumin)。

2. 脂肪：一般全脂鮮奶脂肪含量約 3%，低脂肪鮮奶約 1.5%，牛奶的脂肪酸的組成以飽和脂肪酸為主，約占總量 66~75%，單元不飽和脂肪酸約占總量 20~30%，另外為多元不飽和脂肪酸，約占總量的 3.8%。另外脂溶性維生素 A、D、E、K 等可溶於其中，因此飲用乳製品，有助於脂溶性維生素的吸收。

3. 維生素：牛奶含有脂溶性維生素 A、E，市售鮮乳大都有添加維生素 D 以助鈣的吸收。乳製品也是維生素 B_2 的主要來源，維生素 B_2 可輔助細胞的氧化還原作用，預防眼血管充血及口角炎。維生素 B_2 能耐高溫，但易被光線破壞，因此鮮奶須選不透光的材質包裝。

4. 礦物質：牛乳中的礦物質含量約占 0.7%，含有鈣、鎂、磷、鈉、鉀等，鐵、鎂含量較少。市售鮮乳中添加的維生素 D 及本身所含的乳糖都可促進鈣的吸收，而且吸收率也比其他食品高。

（四）蔬果類

蔬菜類因含有豐富的礦物質、維生素及膳食纖維，其熱量低，也含有大量的纖維質，可促進腸胃蠕動，以避免便祕及減少罹患大腸癌的機率。蔬果中更含有植物性化學成分，如十字花蔬菜中的吲哚(indoles)、異硫氧氰(isothiocyanates)，洋蔥、大蒜中的硫化丙烯，柑橘類、番茄中的酚酸(phenolic acid)，柑橘類中的生物類黃酮(bioflavonoid)等，都已成為當今研究預防癌症的重要物質，另外黃綠色的蔬果含有豐富的維生素 A、β-胡蘿蔔素，可防止受自由基(free radical)的傷害。

1. 蔬菜的種類：可分為根類、莖類、花菜類、豆類、種子類、海菜類、菇蕈類、葉菜類，現將其列舉如表 8-5。

表 8-5　蔬菜的種類

種類	舉例說明
根類	如白蘿蔔、胡蘿蔔、韭菜、韭菜黃、牛蒡。
莖類	1. 鱗莖的大蒜、洋蔥。 2. 球莖的荸薺、球莖甘藍等。 3. 一般莖的蔬菜，如：萵苣、筍、芹菜、茭白筍，嫩莖的竹筍、蘆筍。
花菜類	如青花菜、花椰菜、韭菜花、金針花。
海菜類	海帶、髮菜、紫菜等，髮菜含有豐富的鈣，紫菜含有豐富的鐵。

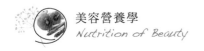
表 8-5　蔬菜的種類（續）

種類	舉例說明
菇蕈類	1. 傳統的菇蕈類有：洋菇、香菇、金針菇、草菇、木耳、鮑魚菇等。 2. 新型的菇種有：舞菇、杏鮑菇、柳松菇、猴頭菇、秀珍菇、鴻喜菇、巴西蘑菇（如松茸）、茶樹菇等。
葉菜類	1. 嫩葉菜類：如豆苗。 2. 結球菜類：甘藍、結球萵苣、包心白菜。 3. 小葉菜類：芥藍菜、莧菜、小白菜、油菜、清江菜、刈菜、萵苣、菠菜、空心菜、地瓜葉、芹菜。
果菜類	如番茄、絲瓜、胡瓜、小黃瓜、南瓜、冬瓜、苦瓜、茄子、青椒等，瓜果類因含有大量水分，因此所提供的熱量就比較低，部分瓜類含有豐富的維生素 C 及 β-胡蘿蔔素。
豆類、種子類	是指豌豆莢、四季豆、黃帝豆、長江豆、菜豆等，此類蔬菜含有蛋白質。

2. 蔬菜的營養：蔬菜的營養素主要是以葡萄糖、果膠、澱粉、纖維素及半纖維素的形式存在於植物體中，也含有維生素及礦物質，現整理如表 8-6。

表 8-6　蔬菜的營養素

營養種類	蔬菜的種類
維生素 A	胡蘿蔔、紅鳳菜、地瓜葉、南瓜、川七、紅莧菜。
維生素 C	如甜椒、綠豆芽、花椰菜、高麗菜芽、球莖甘藍、皇冠菜、青花菜。
葉酸	菠菜、馬鈴薯、豌豆、番茄、花椰菜。
礦物質、硒	玉米、南瓜、小米、蘿蔔、大白菜、大蒜。
鈣	小白菜、川七、莧菜、芥藍、油菜、黑甜菜（每 100mg 的蔬菜可含 100mg 以上的鈣）。
鐵	藤三七、九層塔、甜菜、澎湖絲瓜、玉米筍、茼蒿、花瓜、皇冠菜、川七、青蒜、菠菜、毛豆、莧菜、紅鳳菜、甘藷菜、芥藍菜。
鎂	川七、紅莧菜、藤三七、菠菜、黑甜菜、皇冠菜、牛蒡、紅鳳菜。

資料來源：引自吳幸娟、郭靜香(2008)，編著者整理(2011)。

3. 水果的種類及營養素：水果的營養成分及蔬菜類似，大都水分含量高，約80~90%主要的營養成分為醣類，含有果糖、蔗糖、葡萄糖。現將其重要的營養素的水果種類整理如表 8-7。

🍉 表 8-7　水果的種類及營養素

營養素	種類
熱量	香瓜、西瓜、文旦、柑橘、哈蜜瓜、枇杷、蓮霧、葡萄柚、聖女番茄、楊桃、哈蜜瓜，西瓜的熱量較低，每進食 100g 所攝取熱量都未超過 35kcal。另外，每 100g 有含 300kcal 以上的熱量的水果零食有鳳梨蜜餞、芒果乾、葡萄乾、楊桃乾等。
膳食纖維	富含膳養纖維：新鮮的水果以土芭樂、百香果、榴槤、柿子、香吉士、芭蕉、泰國芭樂、西洋梨等較高，每 100g 含有 3g 以上的膳食纖維。
維生素 A、C	1. 其中以新疆哈蜜瓜、聖女番茄、愛文芒果、青龍蘋果是維生素 A 含量較多。 2. 香吉士、釋迦、奇異果、龍眼、土芭樂、泰國芭樂、木瓜、甜柿、榴槤、聖女番茄、草莓等富含維生素 C，只要攝取 100g 就可獲得 60mg 以上的維生素 C。 3. 梨、蘋果、鳳梨、香蕉，其維生素含量並不高。
抗氧化物質	如紅葡萄、莓類水果：蔓越莓、藍莓、草莓與柑橘類都含有生物類黃酮，與維生素 C 相互強化彼此的功能，可維護結締組織的健康。

資料來源：引自吳幸娟，郭靜香(2008)，編著者整理(2011)。

（五）油脂與堅果種子類

　　油脂類是烹製食物時不可缺少的物質，可增加食物美味及可口性，堅果種子類更含有豐富的養分。脂質的生理功用為構成生物細胞的主要成分之一，與細胞膜通透性有關，也有保護內臟器官的功能，也能幫助脂溶性維生素 A、D、E、K 的吸收，飲食中的油脂主要以三酸甘油酯(triglyceride)為主，三酸甘油酯是由一分子甘油及三分子的脂肪酸組成，油脂的特性決定於脂肪酸碳鏈的長與飽和度。

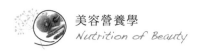

第二節　膳食設計

一、每日營養素需要量

依個體各別需求，調整營養素攝取量，將每日所需營養素量，應用食物代換表，計算每日應攝取的食物量。

二、食物熱量分配表

因大家生活忙碌，無法去計算每天吃多少東西，現依食品資訊，將六大類食物分列為低熱量、中熱量、高熱量，整理為表 8-8。

表 8-8　六大類食物的低、中、高熱量表

食物類別	低熱量食物	中熱量食物	高熱量食物及空熱量食物
1. 全穀雜糧類及其製品		米飯、蘇打餅乾、土司、高纖餅乾、饅頭、早餐穀類、小餐包、清蛋糕、馬鈴薯、芋頭、麵條、玉米、番薯	起酥麵包、菠蘿麵包、奶酥麵包、油條、丹麥酥餅、夾心餅乾、小西點、鮮奶油蛋糕、派、爆玉米花、甜芋泥、炸甜薯、薯條、八寶飯、八寶粥
2. 乳品類	脫脂奶	優酪乳（凝態）、全脂奶、調味乳、優酪乳（液態）	奶昔、煉乳、養樂多、乳酪
3. 魚類、蛋類、肉類	魚肉（背部）、海蜇皮、海參、蝦、烏賊、蛋白	去皮之家禽肉、瘦肉、雞翅膀、豬腎、魚丸、貢丸、全蛋	肥肉、鹽酥雞、熱狗、腸子、魚肚、三層肉、牛腩、油漬魚罐頭、香腸、火腿、肉鬆、魚鬆、炸雞、肉醬罐頭
4. 豆類	豆漿（未加糖）、豆腐、黃豆乾	甜豆花、鹹豆花	炸臭豆腐、油豆腐泡、油豆腐、炸豆包、麵麩
5. 蔬菜類	各種新鮮蔬菜及菜乾	皇帝豆	炸蠶豆、炸豌豆、炸蔬菜
6. 水果類	新鮮的水果	純果汁（未加糖）	果汁飲料、水果罐頭

🍉 表 8-8　六大類食物的低、中、高熱量表（續）

食物類別	低熱量食物	中熱量食物	高熱量食物及空熱量食物
7. 油脂類	低熱量沙拉醬		油、奶油、沙拉醬、培根、花生醬、堅果與種子
8. 飲料類	低熱量可樂、低熱量汽水、白開水、礦泉水		一般汽水、果汁汽水、可樂、各式加糖飲料、沙士、可可、運動飲料
9. 調味、沾料	胡椒、鹽、醬油、白醋、五香粉、蔥、薑、蒜、芥末		糖、番茄醬、沙茶醬、香油、蛋黃醬、蜂蜜、果糖、蠔油、蝦油
10. 甜點	加少許糖的果凍、仙草、愛玉、粉圓、木耳		甜甜圈、冰淇淋蛋糕、冰淇淋麻糬、巧克力、酥皮點心、冰淇淋、冰棒、甜筒、糖果、布丁、果醬
11. 零食		牛肉乾、魷魚絲	速食麵、開心果、漢堡、豆乾條、花生、瓜子、各式油炸製品、腰果、杏仁、洋芋片、蠶豆酥、蜜餞
12. 速食、常見餐點		飯糰（不放油條）、三明治（不放沙拉醬）、水餃、非經油炸的速食麵（不放油包）	餡餅、水煎包、鍋貼、油飯、速食麵、漢堡

資料來源：行政院衛福部食品資訊網(2010)，編著者整理。

三、食物的代換表

依食物的蛋白質、脂肪、醣類、熱量及稱量換表，分別為表 8-9、表 8-10。

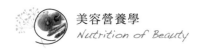

🍉 表 8-9　食物代換表

品名	蛋白質（公克）	脂肪（公克）	醣類（公克）	熱量（大卡）
乳品類（全脂）	8	8	12	150
（低脂）	8	4	12	120
（脫脂）	8	＋	12	80
豆、魚、蛋、肉類				
（低脂）	7	3	＋	55
（中脂）	7	5	＋	75
（高脂）	7	10	＋	120
全穀雜糧類	2	＋	15	70
蔬菜類	1		5	25
水果類	＋		15	60
油脂與堅果種子類		5		45

＋：表微量。

註：有關主食類部分，若採糖尿病、低蛋白質飲食時，米食蛋白質含量以 1.5 公克、麵食蛋白質含量以 2.5 公克計。

資料來源：行政院衛福部(2018.10)。

🍉 表 8-10　稱量換算表

1 杯＝16 湯匙	1 公斤＝2.2 磅
1 湯匙＝3 茶匙＝15 毫升	1 磅＝16 盎司
1 公斤＝1000 公克	1 磅＝454 公克
1 台斤（斤）＝600 公克	1 盎司＝30 公克
1 市斤＝500 公克	1 杯＝240 公克(c.c.)

資料來源：行政院衛福部(2018.12)。

四、各類食物飲食代換表

現依行政院衛福部公布,將六大類食物的份量代換表整理例表 8-11 為乳品類,表 8-12 為全穀雜糧類,表 8-13-1～表 8-13-3 為豆、魚、蛋、肉類,表 8-14 為蔬菜類,表 8-15 為水果類,表 8-16-1～表 8-16-2 為油脂與堅果種子類。

🍉 表 8-11 乳品類

全脂:每份含蛋白質 8 公克,脂肪 8 公克,醣類有 12 公克,熱量 150 大卡

名稱	份量	計量
全脂奶	1 杯	240 毫升
全脂奶粉	4 湯匙	30 公克
蒸發奶	1/2 杯	120 毫升
*起司片	2 片	45 公克
*乳酪絲		35 公克

低脂:每份含蛋白質 8 公克,脂肪 4 公克,醣類有 12 公克,熱量 120 大卡

名稱	份量	計量
低脂奶	1 杯	240 毫升
低脂奶粉	3 湯匙	25 公克
優格(無糖)	3/4 杯	210 公克
優酪乳(無糖)	1 杯	240 毫升

脫脂:每份含蛋白質 8 公克,醣類有 12 公克,熱量 80 大卡

名稱	份量	計量
脫脂奶	1 杯	240 毫升
脫脂奶粉	2.5 湯匙	20 公克

註:*醣類含量較其他乳製品為低。每份醣類含量(公克):起司片 2.9、乳酪絲 2.1。
資料來源:行政院衛福部(2018.10)。

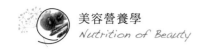

表 8-12　全穀雜糧類：每份含蛋白質 2 公克，醣類有 15 公克，熱量 70 大卡

名稱	份量	可食重量（公克）	名稱	份量	可食重量（公克）
米類			△燒餅（+1/2 茶匙油）	1/4 個	20
米、黑米、小米、糯米等	1/8 杯（米杯）	20	△油條（+3 茶匙油）	2/3 根	40
糙米、什穀米、胚芽米	1/8 杯（米杯）	20	◎甜不辣		70
飯	1/4 碗	40	**根莖類**		
粥（稠）	1/2 碗	125	馬鈴薯（3 個／斤）	1/2 個（中）	90
白年糕		30	番薯（4 個／斤）	1/2 個（小）	55
芋頭糕		60	山藥	1 塊	80
蘿蔔糕 6×8×1.5 公分	1 塊	50	芋頭（滾刀塊 3~4 塊）	1/5 個（中）	55
豬血糕		35	荸薺	8 粒	100
小湯圓（無餡）	約 10 粒	30	蓮藕		100
麥類			**雜糧類**		
大麥、小麥、蕎麥		20	玉米或玉米粒	2/3 根	85
麥粉	4 湯匙	20	爆米花（不加奶油）	1 杯	15
麥片	3 湯匙	20	◎薏仁	1 1/2 湯匙	20
麵粉	3 湯匙	20	◎蓮子（乾）	40 粒	25
麵條（乾）		20	栗子（乾）	3 粒（大）	20
麵條（濕）		30	菱角	8 粒	60
麵條（熟）	1/2 碗	60	南瓜		85
拉麵		25	◎豌豆仁		70
油麵	1/2 碗	45	◎皇帝豆		65

🍉 表 8-12　全穀雜糧類：每份含蛋白質 2 公克，醣類有 15 公克，熱量 70 大卡（續）

名稱	份量	可食重量（公克）	名稱	份量	可食重量（公克）
鍋燒麵（熟）		60	**高蛋白質乾豆類**		
◎通心粉（乾）	1/3 杯	20	◎紅豆、綠豆、花豆	2 湯匙（乾）	25
◎義大利麵（乾）、全麥		20	◎蠶豆、刀豆	2 湯匙（乾）	20
麵線（乾）		25	◎鷹嘴豆	2 湯匙（乾）	25
餃子皮	3 張	30	**其他澱粉製品**		
餛飩皮	3~7 張	30	*冬粉（乾）	1/2 把	15
春捲皮	1 1/2 張	30	*藕粉	3 湯匙	20
饅頭	1/3 個（中）	30	*西谷米（粉圓）	1 1/2 湯匙	15
山東饅頭	1/6 個	30	*米苔目（濕）		50
吐司、全麥吐司	1/2~1/3 片	30	*米粉（乾）		20
餐包	1 個（小）	30	*米粉（濕）	1/2 碗	30~50
漢堡麵包	1/2 個	25	芋圓、地瓜圓（冷凍）		30
△菠蘿麵包（+1 茶匙油）	1/3 個（小）	30	河粉（濕）		25
△奶酥麵包（+1 茶匙油）	1/3 個（小）	30	越南春捲皮（乾）		20
蘇打餅乾	3 片	20	蛋餅皮、蔥油餅皮（冷凍）		35

註：　* 蛋白質較其他主食為低，飲食需限制蛋白質時可多利用。每份蛋白質含量（公克）：冬粉 0.02、藕粉 0.02、西谷米 0.02、米苔目 0.3、米粉 0.1、蒟蒻 0.1。

　　　◎ 蛋白量較其他主食為高。每份蛋白質含量（公克）：通心粉 2.5、義大利麵 2.7、甜不辣 8.8、薏仁 2.8、蓮子 4.8、豌豆仁 5.4、紅豆 5.1、綠豆 5.4、花豆 5.3、蠶豆 2.7、刀豆 4.9、鷹嘴豆 4.7、皇帝豆 5.1。

　　　△ 菠蘿麵包、奶酥麵包、燒餅、油條等油脂含量較高。

資料來源：引自行政院衛福部(2018.10)。

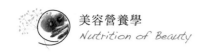

表 8-13-1 豆、魚、蛋、肉類（一）

每份含蛋白質 7 公克，脂肪 3 公克以下，熱量 55 大卡

項目	食物名稱	可食部分生重（公克）	可食部分熟重（公克）
水產 （1）	◎蝦米	15	
	◎小魚乾	10	
	◎蝦皮	20	
	魚脯	30	
	鰹魚、鮪魚	30	
	一般魚類	35	
	白鯧	40	
	蝦仁	50	
	◎◎小卷（鹹）	35	
	◎花枝	60	
	◎◎章魚	55	
	*魚丸（不包肉） （+10 公克碳水化合物）	55	55
	牡蠣	65	35
	文蛤	160	
	白海參	100	
家畜	豬大里肌（瘦豬後腿肉） （瘦豬前腿肉）	35	30
	牛腱	35	
	*牛肉乾（+5 公克 碳水化合物）	20	
	*豬肉乾（+5 公克 碳水化合物）	15	
	*火腿（+5 公克 碳水化合物）	45	
家禽	雞里肉、雞胸肉	30	
	雞腿	40	

表 8-13-1　豆、魚、蛋、肉類（一）（續）

項目	食物名稱	可食部分生重（公克）	可食部分熟重（公克）
內臟	牛肚	50	
	◎雞肫	40	
	豬心	45	
	◎豬肝	30	20
	◎◎雞肝	40	30
	◎膽肝	20	
	◎◎豬腎	45	
	◎◎豬血	110	
蛋	雞蛋白	60	
豆類及其製品	黃豆（+5 公克　碳水化合物）	20	
	黑豆（+10 公克　碳水化合物）	25	
	毛豆（+5 公克　碳水化合物）	50	
	豆包	30	
	豆乾絲	40	
	臭豆腐	50	
	無糖豆漿	190 毫升	
	麵腸	35	
	麵丸	40	
	#烤麩	35	

註：

* 含碳水化合物成分，熱量較其他食物為高。

◎ 每份膽固醇含量 50~99 毫克。

◎◎ 每份膽固醇含量 ≧100 毫克。

資料來源：中國預防醫學科學院、營養與食品衛生研究所編註之食物成分表。引自行政院衛福部（2018.10）。

(1)本欄精算油脂時，水產脂肪量以 1 公克以下計算。

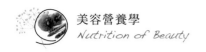
表 8-13-2　豆、魚、蛋、肉類（二）

每份含蛋白質 7 公克，脂肪 5 公克，熱量 75 大卡

項目	食物名稱	可食部分生重（公克）	可食部分熟重（公克）
水產	虱目魚、烏魚、肉鯽、鹹鰮魚、鮭魚	35	30
	*魚肉鬆（+10 公克　碳水化合物）	25	
	鱈魚、比目魚	50	
	*虱目魚丸、花枝丸（+7 公克碳水化合物）	50	
	*旗魚丸、魚丸（包肉）（+7 公克碳水化合物）	60	
家畜	豬大排、豬小排	35	30
	豬後腿肉、豬前腿肉、羊肉、豬腳	35	30
	*豬肉鬆（+5 公克　碳水化合物）、肉脯	20	
	低脂培根	40	
家禽	雞翅、雞排	40	
	雞爪	30	
	鴨賞	25	
內臟	豬舌	40	
	豬肚	50	
	◎◎豬小腸	55	
	◎◎豬腦	60	
蛋	◎◎雞蛋	55	
豆類及其製品	*豆枝（+5 公克油脂 +30 公克碳水化合物）	60	
	百頁結	50	
	油豆腐	55	
	豆豉	35	
	五香豆乾	35	
	小方豆乾	40	
	黃豆干	70	
	傳統豆腐	80	
	嫩豆腐	140（1/2 盒）	

🍉 表 8-13-2　豆、魚、蛋、肉類（二）（續）

項目	食物名稱	碳水化合物（公克）	可食部分生重（公克）	可食部分熟重（公克）
豆類及其製品	*素獅子頭	5	50	
	*素火腿	3	40	
	*素油雞	7	55	
	*素香鬆	12	25	

註：*含碳水化合物成分，熱量較其他食物為高。
　　◎◎每份膽固醇含量 ≧ 100 毫克。
資料來源：引自行政院衛福部(2018.10)。

🍉 表 8-13-3　豆、魚、蛋、肉類（三）

每份含蛋白質 7 公克，脂肪 10 公克，熱量 120 大卡

食物名稱	可食部分生重（公克）	可食部分熟重（公克）
秋刀魚	35	
牛肉條	40	
*豬肉酥（+5 公克碳水化合物）	20	
◎雞心	45	
素雞	40	
素魚	35	
*素雞塊（+7 公克 碳水化合物）	50	
百頁豆腐	70	
麵筋泡	15	

每份含蛋白質 7 公克，脂肪 10 公克以上，熱量 135 大卡以上，應少食用

項目	食物名稱	可食部分生重（公克）	可食部分熟重（公克）
家畜	豬蹄膀	40	
	梅花肉	35	
	牛腩	40	
	◎◎豬大腸	100	
加工製品	香腸、蒜味香腸、五花臘肉	40	
	熱狗、五花肉	50	
	*素肉燥（+10 公克 碳水化合物）	65	

註：*含碳水化合物成分，熱量較其他食物為高。
　　◎每份膽固醇含量 50~99 毫克。
　　◎◎每份膽固醇含量 ≧ 100 毫克。
資料來源：引自行政院衛福部(2018.10)。

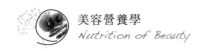
表 8-14　蔬菜類：每份 100 公克（可食部分）含蛋白質 1 公克，醣類 5 公克，熱量 25 大卡

食物名稱			
*黃豆芽	胡瓜	葫蘆瓜	蒲瓜（扁蒲）
木耳	茭白筍	*綠豆芽	洋蔥
甘藍	高麗菜	山東白菜	包心白菜
翠玉白菜	芥菜	萵苣	冬瓜
玉米筍	小黃瓜	苦瓜	甜椒（青椒）
澎湖絲瓜	芥蘭菜嬰	胡蘿蔔	鮮雪裡紅
蘿蔔	球莖甘藍	麻竹筍	綠蘆筍
小白菜	韭黃	芥蘭	油菜
空心菜	*油菜花	青江菜	美國芹菜
紅鳳菜	*皇冠菜	紫甘藍	萵苣葉
*龍鬚菜	花椰菜	韭菜花	金針菜
高麗菜芽	茄子	黃秋葵	番茄（大）
*香菇	牛蒡	竹筍	半天筍
*苜蓿芽	鵝菜心	韭菜	*地瓜葉
芹菜	茼蒿	*紅莧菜	（番薯葉）
*荷蘭豆菜心	鵝仔白菜	*青江菜	白鳳菜
*柳松菇	*洋菇	猴頭菇	*黑甜菜
芋莖	金針菇	*小芹菜	莧菜
野苦瓜	紅梗珍珠菜	川七	番茄罐頭
角菜	菠菜	*草菇	

註：
本表依照蔬菜鉀離子含量排列由左至右，由上而下漸增。下欄之鉀離子含量最高，因此血鉀高的病人應避免食用。
* 表示該蔬菜之蛋白質含量較高。
資料來源：引自行政院衛福部(2018.10)。

🍉 表 8-15 水果類：每份含碳水化合物 15 公克，熱量 60 大卡

	食物名稱	購買量（公克）	可食量（公克）	份量
柑橘類	油柑（金棗）（30 個／斤）	120	120	6 個
	柳丁（4 個／斤）	170	130	1 個
	香吉士	185	130	1 個
	椪柑（3 個／斤）	190	150	1 個
	桶柑（海梨）（4 個／斤）	190	155	1 個
	*白柚	270	165	2 片
	葡萄柚	245	165	3/4 個
蘋果類	青龍蘋果	130	115	小 1 個
	五爪蘋果	140	125	小 1 個
	富士蘋果	145	130	小 1 個
瓜類	**哈密瓜	300	150	1/4 個
	*木瓜（1 個／斤）	165	150	1/3 個
	**香瓜（美濃）	245	165	2/3 個
	*紅西瓜	320	180	1 片
	黃西瓜	320	195	1/3 個
	**太陽瓜	240	215	2/3 個
	**新疆哈密瓜	290	245	2/5 個
芒果類	金煌芒果	140	105	1 片
	愛文芒果	225	150	1 1/2 片
芭樂類	*葫蘆芭樂	-	155	1 個
	*土芭樂	-	155	1 個
	*泰國芭樂（1 個／斤）	-	160	1/3 個
梨類	西洋梨	165	105	1 個
	粗梨	140	120	小 1 個
	水梨	210	145	3/4 個
桃類	仙桃	75	50	1 個
	水蜜桃（4 個／斤）	150	145	小 1 個
	*玫瑰桃	150	145	1 個
	**桃子	250	220	1 個

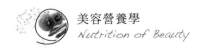

🍉 表 8-15　水果類：每份含碳水化合物 15 公克，熱量 60 大卡（續）

	食物名稱	購買量（公克）	可食量（公克）	份量
李類	黑棗梅（12 個／斤）	115	110	3 個
	加州李（4 個／斤）	125	120	小 1 個
	李子（14 個／斤）	155	145	4 個
棗類	紅棗	30	25	10 個
	黑棗	30	25	9 個
	*綠棗子	140	130	2 個
柿類	柿餅	35	33	3/4 個
	紅柿（6 個／斤）	105	100	3/4 個
其他	榴槤	130	45	1/4 瓣
	*釋迦（3 個／斤）	105	60	1/2 個
	香蕉（3 根／斤）	95	70	大 1/2 根 小一根
	櫻桃	85	80	9 個
	紅毛丹	150	80	
	山竹（7 個／斤）	420	84	5 個
	葡萄	105	85	13 個
	*龍眼	130	90	13 個
	荔枝（30 個／斤）	185	100	9 個
	火龍果		110	
	*奇異果（6 個／斤）	125	105	1 1/2 個
	鳳梨（4 斤／個）	205	110	1/10 片
	百香果（6 個／斤）		140	2 個
	枇杷	230	155	
	*草莓	170	160	小 16 個
	蓮霧（6 個／斤）	180	165	2 個
	楊桃（2 個／斤）	180	170	3/4 個
	*聖女番茄	220	220	23 個

🍉 表 8-15　水果類：每份含碳水化合物 15 公克，熱量 60 大卡（續）

食物名稱		購買量（公克）	可食量（公克）	份量
果乾類[#]	椰棗		20	
	芒果乾		20	
	芭樂乾		20	
	無花果乾		20	
	葡萄乾		20	
	蔓越莓乾		20	
	鳳梨乾		20	
	*龍眼乾		22	
	黑棗梅		25	
	芒果青		30	

註：*每份水果含鉀量 200~399 毫克。

　　**每份水果含鉀量 ≧400 毫克。

　　[#]果乾類含添加糖。

資料來源：引自行政院衛福部(2018.10)。

🍉 表 8-16-1　油脂與堅果種子類（一）：每份含脂肪 5 公克，熱量 45 大卡

食物名稱	購買量（公克）	可食量（公克）	份量
植物油			
大豆油	5	5	1 茶匙
玉米油	5	5	1 茶匙
花生油	5	5	1 茶匙
紅花子油	5	5	1 茶匙
葵花子油	5	5	1 茶匙
麻油	5	5	1 茶匙
椰子油	5	5	1 茶匙
棕櫚油	5	5	1 茶匙
橄欖油	5	5	1 茶匙
芥花油	5	5	1 茶匙
椰漿 （+1.5 公克碳水化合物）	30	30	
椰奶 （+2 公克碳水化合物）	55	55	

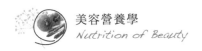

🍉 表 8-16-1　油脂與堅果種子類（一）：每份含脂肪 5 公克，熱量 45 大卡（續）

食物名稱	購買量（公克）	可食量（公克）	份量
動物油			
牛油	6	6	1 茶匙
豬油	5	5	1 茶匙
雞油	5	5	1 茶匙
*培根	15	15	1 片（25×3.5×0.1 公分）
*奶油乳酪(cream cheese)	12	12	2 茶匙
其他			
瑪琪琳、酥油	6	6	1 茶匙
蛋黃醬	8	8	1 茶匙
沙拉醬（法國式、義大利式）	10	10	2 茶匙
*花生醬	9	9	1 茶匙
鮮奶油	13	13	1 湯匙
#加州酪梨（1 斤 2~3 個）（+3 公克碳水化合物）	60	40	2 湯匙（1/6 個）

註：*熱量主要來自脂肪但亦含有少許蛋白質≧1 公克。
　　#資料來源：Mahan and Raymond (2016) Food & the Nutrition Care Process　14th ed, p.1025（引自行政院衛福部(2018.10)）

🍉 表 8-16-2　油脂與堅果種子類（二）：每份含脂肪 5 公克，熱量 45 大卡

堅果類				
食物名稱	購買量（公克）	可食量（公克）	份量	蛋白質（公克）
*瓜子	20（約 50 粒）	15	1 湯匙	4
*南瓜子、葵花子	12（約 30 粒）	10	1 湯匙	2
*各式花生仁	13	13	10 粒	4
花生粉	13	13	2 湯匙	4
*黑（白）芝麻	10	10	4 茶匙	1
*杏仁果	7	7	5 粒	2
*腰果	10	10	5 粒	2
*開心果	15	10	15 粒	2
*核桃仁	7	7	2 粒	1

註：*熱量主要來自脂肪但亦含有少許蛋白質≧1 公克。
資料來源：引自行政院衛福部(2018.10)。

五、常見市售食物熱量的含量

現市面常見飲料熱量、含量及飲食熱量整理如表 8-17、表 8-18，列舉如下。

1. 將常見市售飲料的熱量整理如表 8-17，以供參考。

🍉 表 8-17　常見市售飲料熱量表

飲料名稱	熱量（大卡）		飲料名稱	熱量（大卡）	
全脂鮮乳	240c.c.	150 大卡	柳橙汁	100c.c.	50 大卡
低脂牛奶	240c.c.	120 大卡	芭樂汁	100c.c.	40 大卡
脫脂牛奶	240c.c.	80 大卡	果菜汁	100c.c.	40 大卡
豆漿	100c.c.	54.9 大卡	仙草蜜	100c.c.	34 大卡
原味優酪乳	100c.c.	64 大卡	梅子綠茶	100c.c.	43.6 大卡
木瓜牛奶	100c.c.	67 大卡	百香綠茶	100c.c.	38.8 大卡
養樂多	100c.c.	68 大卡	檸檬紅茶	100c.c.	35 大卡
原味奶茶	100c.c.	53 大卡	含糖紅茶	100c.c.	29 大卡
可口可樂	100c.c.	42 大卡	含糖綠茶	100c.c.	20 大卡
蘋果調味奶	100c.c.	63 大卡	無糖茶	100c.c.	0 大卡
醋果汁	100c.c.	48 大卡	珍珠奶茶	500c.c.	500 大卡
金桔檸檬茶	430c.c.	148 大卡	米漿	100c.c.	65.9 大卡

註：同類商品依各家廠商略有出入，比例略為不同，熱量也會有些出入，以上數據僅供參考，購買須認清標示。

資料來源：引自幼獅文化事業公司(2006)，編著者整理(2011)。

2. 將市面上常見食物的熱量整理如表 8-18。

🍉 表 8-18　飲食熱量對照表

食物名稱	份量	熱量（大卡）	食物名稱	份量	熱量（大卡）
黑胡椒豬排飯	1	650	熱狗大亨堡	1 份	450
高麗菜水餃	12	600	蛋餅	1 個	255
洋芋片	每 100 克	570	煎蘿蔔糕	1 個	180
鍋貼	10 個	567	鮮蝦燒賣	1 籠	225
韭菜水餃	12	506	黑胡椒火腿披薩	每 100 克	208
漢堡	1	540	豬肉水餃	每 100 克	209

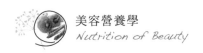

表 8-18　飲食熱量對照表（續）

食物名稱	份量	熱量（大卡）	食物名稱	份量	熱量（大卡）
香雞排	1	500	蒸豬血糕	每 100 克	200
小籠包	5	500	鮮肉包	1 個	210
肉鬆	每 100 克	478	肉鬆飯團	1 個	208
蘇打餅乾	每 100 克	455.3	菜包	1 個	200
牛排	一塊（6 兩）	430	火腿沙拉三明治	1 個	210
菠蘿麵包	每 100 克	386	洋芋光合沙拉	一份	198
玉米脆片	每 100 克	385	傳統豆花	一碗	180
炸臭豆腐	一盤（4 塊）	360	香草冰淇淋	每 100 克	176
香腸	每 100 克	350	炒米粉	一盤	175
炸薯條	每 100 克	324.3	米粉湯	1 碗	185
蚵仔麵線（大）	一碗	300	茶葉蛋	每 100 克	132
土司	每 100 克	299	燙草蝦	每 100 克	98
糙米飯	一碗（中型）	280	高麗菜	每 100 克	24
饅頭	一個（大）	280	甜椒	每 100 克	24
鮪魚蔬菜三明治	一個	260	玉米	每 100 克	24
絲瓜	每 100 克	24	白蘿蔔	每 100 克	24
香菇	每 100 克	24	南瓜	每 100 克	24
水煮青江菜	每 100 克	24	金針菇	每 100 克	24
雙層牛肉起司漢堡	1	560	牛油	2 小匙	90
豬肉起司漢堡	1	370	豬肉起司蛋漢堡	1	440
牛肉起司漢堡	1	310	千層鮪魚三明治	1	320
火腿沙拉三明治	1	210	火腿起司蛋漢堡	1	290
乳瑪琳	10 克	76	花生醬	20 克	116
鵝肝醬	20 克	58	奶油	10 克	75
			草莓果醬	20 克	24

資料來源：1. 中華民國肥胖研究學會。
　　　　　2. 台北榮民總醫院營養部。
　　　　　3. 幼獅文化事業股份有限公司。
編著者整理(2011)。

六、富含膽固醇、普林及酸鹼性食物的分類

　　每日飲食攝取量除了注意熱量外，同時也須注意富含膽固醇、普林類的食物，另外，對食物的酸鹼性認識及對身體的影響，分別敘述如下：

1. 常見食物膽固醇含量如表 8-19。

表 8-19　常見食物膽固醇含量表

食物名稱	膽固醇量 （毫克／100 公克食物）	食物名稱	膽固醇量 （毫克／100 公克食物）
牛腱	76	鴨賞	144
牛腿肉	59	全雞	88
牛肚	112	雞爪	121
羊肉	83	雞心	143
豬大里肌	59	雞肝	343
豬五花肉	69	雞胗	204
豬舌	111	火雞	54
豬後腿肉	58	鵝肉	71
豬蹄膀	94	魩仔魚	95
豬肝	288	虱目魚	59
豬肚	130	草魚	36
豬腎	340	鯉魚	55
豬腦	2075	鮭魚	70
豬大腸	125	鱈魚排	23
豬小腸	184	秋刀魚	43
西式火腿	33	吳郭魚	46
香腸	62	白帶魚	69
培根	55	鰹魚	64
鴨肉	85	白鯧	58
烏魚子	659	原味優酪乳	11
鮑魚	53	牛油	122
牡蠣	55	豬油	111
小卷	270	雞油	70

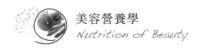

表 8-19　常見食物膽固醇含量表（續）

食物名稱	膽固醇量 （毫克／100 公克食物）	食物名稱	膽固醇量 （毫克／100 公克食物）
烏賊	193	鮮雞精	25
明蝦	175	巧克力	9
蝦仁	155	蛋捲	146
海蜇皮	22	蜂蜜蛋糕	160
小魚乾	669	蛋黃酥	577
鹹鴨蛋	544	魚丸	30
雞蛋	386	福州丸	34
雞蛋白	0	甜不辣	20
雞蛋黃	1177	豬血	50
鵪鶉蛋	606	全穀類	0
全脂鮮乳	13	植物油	0
低脂鮮乳	7	黃豆製品	0
全脂奶粉	89	蔬菜類	0
低脂奶粉	56	水果類	0
羊奶粉	103	香草冰淇淋	10

資料來源：行政院衛福部食藥署食品營養成分資料庫(2019.01)。

2. 常見食物普林含量如表 8-20。

表 8-20　常見食物普林含量表

普林含量 食物類別	第一類 0~25 毫克／100 公克	第二類 25~150 毫克／100 公克	第三類 150~1000 毫克／100 公克
乳品類	各種乳類與乳製品		
主食類	糙米、白米、糯米、米粉、小麥、燕麥、麥片、麵粉、樹薯粉、馬鈴薯、通心粉、玉米、小米、麵線、高粱、太白粉、甘薯、芋頭、冬粉、荸薺、豆薯、薏仁		

表 8-20　常見食物普林含量表（續）

普林含量 食物類別	第一類 0~25 毫克／100 公克	第二類 25~150 毫克／100 公克	第三類 150~1000 毫克／100 公克
豆類 及其製品		豆腐、豆乾、豆漿、味噌、綠豆、紅豆、花豆、黑豆	黃豆
肉類	雞蛋、鴨蛋、皮蛋、豬血	雞胸肉、雞腿肉、雞心、雞胃、豬肉（瘦）、鴨腸、豬肚、豬心、豬腎、豬肺、豬腦、豬皮、牛肉、羊肉、兔肉	雞肝、雞腸、雞脾、小腸、豬肝、鴨肝、牛肝
海產類	海參、海蜇皮	旗魚、黑鯧魚、秋刀魚、鯉魚、草魚、紅鱠、紅鮰、鱔魚、鰻魚、烏賊、螃蟹、蜆仔、魚丸、鮑魚、香螺、蝦、魚翅、鯊魚皮	馬加魚、白鯧魚、虱目魚、四破魚、皮刀魚、吳郭魚、白帶魚、金勾蝦、扁魚乾、鰱魚、烏魚、鯊魚、海鰻、小管、草蝦、牡蠣、蛤蜊、干貝、蝦米、魩仔魚
蔬菜類	山東白菜、菠菜、萵仔菜、莧菜、捲心白菜、芥藍菜、雪裡紅、韭菜花、黃韭菜、韭菜、菜花、葫蘆、冬瓜、高麗菜、絲瓜、鹽酸菜、胡瓜、花胡瓜、蔥、芹菜、芥菜葉、水甕菜、胡蘿蔔、蘿蔔、茄子、青椒、木耳、洋蔥、番茄、豆芽、榨菜、莞荽、薑、苦瓜、蘿蔔乾、蒜頭、辣椒	青江菜、茼蒿菜、四季豆、海帶、豇豆、豌豆、洋菇、皇帝菜、筍乾、海藻、蒜、金針、銀耳、鮑魚菇、九層塔	豆苗、黃豆芽、蘆筍、乾紫菜、乾香菇
水果類	橘子、柳橙、檸檬、蓮霧、葡萄、蘋果、楊桃、芒果、香瓜、木瓜、枇杷、鳳梨、桃子、李子、西瓜、金柑、番茄、香蕉、紅棗、黑棗、番石榴、鳥梨		
油脂與堅果 種子類	瓜子	花生、腰果、芝麻	
其他	葡萄乾、龍眼乾、番茄醬、醬油、冬瓜糖、蜂蜜	栗子、蓮子、杏仁、酪蛋白、枸杞	肉汁、雞精、酵母粉

註：紫菜、香菇經曬乾後測量，所以普林經過濃縮，含量較高。

資料來源：行政院衛福部。

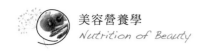

七、常見高鈣、高鎂、高鉀的食物

常見高鈣、高鎂、高鉀的食物含量，如表 8-21（鈣）、表 8-22、8-23（鎂）、表 8-24、8-25（鉀）。

表 8-21　常見高鈣食物

食物名稱	鈣 (mg/100g)	食物名稱	鈣 (mg/100g)	食物名稱	鈣 (mg/100g)
小魚乾	2,213	花枝羹	610	高麗菜乾	254
高鐵鈣脫脂奶粉	1,894	乳酪（低脂）	598	洋菜	248
脫脂高鈣奶粉	1,707	乳酪	606	山葵粉	246
高鈣高鐵脫脂奶粉	1,707	香椿	514	凍豆腐	240
黑芝麻	1,479	燕麥粥（海鮮）	511	芥藍	181
蝦皮	1,381	芝麻糊	509	黑甜菜	238
花椒粉	1,320	麥片	468	淡煉乳（奶水）	225
髮菜	1,187	黑糖	464	山芹菜	222
低脂奶粉	1,261	野苦瓜嫩梢	459	黃豆	194
黑芝麻粉	1,449	旗魚鬆	454	小三角油豆腐	216
蝦米	1,075	龍延草	424	紅豆糊	207
山粉圓	1,073	白胡椒粉	420	烘烤黑豆	204
羊奶粉	959	楊桃乾	414	沙茶醬	202
甘草粉	1,033	無花果	363	白巧克力	198
魚脯	966	鰻魚罐頭	359	青葙	192
全脂即溶奶粉	959	野莧	336	黑豆粉	191
全脂奶粉	912	黑胡椒粉	326	紅莧菜	218
羊乳片	860	虱目魚丸	315	干貝酥	190
養生麥粉	830	沙茶粉	294	薄荷	188
旗魚丸	490	日式炸豆皮	292	臭豆腐	184
芝麻醬	794	低鈉鹽	289	紅土花生	91
咖啡粉	755	豆乾絲	287	紫菜	342
麥芽飲品	738	魚酥	275	五香豆乾	273

表 8-21　常見高鈣食物（續）

食物名稱	鈣 (mg/100g)	食物名稱	鈣 (mg/100g)	食物名稱	鈣 (mg/100g)
乾海帶（乾昆布）	791	豆棗	273	黑豆	176
調味奶粉（果汁）	736	金錢魚（變心苦、黑星銀拱、金鼓）	267	旭蟹（蝦姑頭）	178
食茱萸	721	煉乳	267	九層塔	191
愛玉子	714	薔薇離鰭鯛	260	竹輪	175
小方豆乾	685	梅乾菜	381	黃豆	194
蝦丸	406	杏仁果（蔥蒜）	287	加鈣米	170
五香粉	646	鮭魚鬆	257	皇冠菜	168

資料來源：行政院衛福部食藥署食品營養成分資料庫(2019.01)。

表 8-22　常見高鎂食物

食物名稱	鎂 (mg/100g)	食物名稱	鎂 (mg/100g)	食物名稱	鎂 (mg/100g)
乾海帶（乾昆布）	652	松子（蜜汁）	232	紅豆	162
可可粉	452	黑豆	182	小卷（鹹）	173
葵瓜子	396	花生	221	油蔥酥	168
南瓜子（白瓜子）	633	牡蠣乾（蚵乾）	227	黑胡椒粉	165
甘草粉	434	鳳螺（風螺）	145	海蜇皮（生、濕）	163
西瓜子（玉桂）	418	花生（生）	221	香蒜粉	163
白胡椒粉	403	腰果（蜜汁）	221	健素糖	163
即溶咖啡	385	腰果（生）	253	綠豆	172
白芝麻	378	黃豆	215	米豆	159
黑芝麻粉	357	油炸花生	246	花豆	159
黑芝麻	299	辣椒粉	211	蕎麥	181
咖哩粉	294	小魚乾	209	薏仁	159

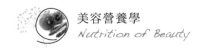

表 8-22　常見高鎂食物（續）

食物名稱	鎂 (mg/100g)	食物名稱	鎂 (mg/100g)	食物名稱	鎂 (mg/100g)
金錢魚（變心苦、黑星銀拱、金鼓）	290	紅土花生	249	核桃粒（生）	173
芝麻醬	287	愛玉子	208	蛋酥花生	153
蝦皮	283	黃豆粉	206	花生果醬	150
鬚赤對蝦（火燒蝦）	282	烘烤黑豆	206	養生麥粉	149
小麥胚芽	333	刺鯧（肉鯽）	109	綠豆粉	147
腰果	290	蓮子	203	蝦油	184
五香粉	267	黑豆粉	197	綠豆仁	144
小天狗刺螺（香螺雪螺）	235	花生醬	173	爆米花玉米	142
臭都魚（象魚、褐藍子魚）	259	蕎麥仁（三角米）	181	龍延草	140
花生粉	254	蕎麥	181	小麥	137
杏仁	275	野莧	186	黑糯米	121
蝦米	250	干貝	147	山葵粉	137
杏仁果（蔥蒜）	276	長角仿對蝦（劍蝦）	185	奶粉（脫脂即溶）	133
豆漿粉	246	羊乳片	181	糙米	121
松子	267	紫菜	363	魚脯	183
髮菜	132	沙茶粉	179	小米	108
松子（生）	270	花椒粉	178		

資料來源：行政院衛福部食藥署食品營養成分資料庫(2019.01)。

🍉 表 8-23　蔬菜類、全穀雜糧類、豆類、堅果與種子類之高鎂食物

蔬菜類		全穀雜糧類	
食物名稱	鎂(mg/100g)	食物名稱	鎂(mg/100g)
乾海帶（乾昆布）	652	小麥胚芽	333
髮菜	132	蕎麥仁（三角米）	181
野莧	186	蕎麥	181
紫菜	363	薏仁	159
龍延草	140	養生麥粉	149
青葙	102	爆米花玉米	142
野苦瓜嫩梢	99	小麥	137
假人蔘	84	黑糯米	121
川七	83	發芽梗米	105
藤三七	79	高粱	125
洋菜	73	小米	108
山芹菜	70	糙米粉	121
薄荷	68	薏仁粉	62
高麗菜乾	67	燕麥片	116
香椿	67	燕麥	108
魚腥草	66	綜合穀類粉	108
紅梗珍珠菜	54	大麥	49
馬齒莧	62	高纖米	107
紅莧菜	74	糙米	106
黑甜菜	60		
菠菜	62		
食茱萸	58		
美國空心菜	55		

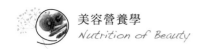

表 8-23　蔬菜類、全穀雜糧類、豆類、堅果與種子類之高鎂食物（續）

豆類		堅果及種子類	
食物名稱	鎂(mg/100g)	食物名稱	鎂(mg/100g)
腰果	290	葵瓜子	396
杏仁	275	南瓜子（白瓜子）	516
豆漿粉	246	西瓜子（玉桂）	418
松子	267	白芝麻	378
黑豆	182	黑芝麻粉	357
黃豆	215	黑芝麻	299
黃豆粉	206	芝麻醬	287
烘烤黑豆	206	花生粉	254
黑豆粉	197	杏仁果（蔥蒜）	276
紅豆	162	松子（生）	267
綠豆	172	松子（蜜汁）	232
米豆	159	花生	130
花豆	159	花生（生）	221
綠豆粉	147	腰果（蜜汁）	221
綠豆仁	144	腰果（生）	253
豆豉（黑豆）	90	油炸花生	246
開心果	110	紅土花生	249
蠶豆（鹽酥）	93	愛玉子	208
豆腐皮	96	蓮子	203
素食全雞	93	花生醬	173
		核桃粒（生）	173
		蛋酥花生	153

資料來源：行政院衛福部食藥署食品營養成分資料庫(2019.01)。

🍉 表 8-24　常見高鉀食物

食物名稱	鉀 (mg/100g)	食物名稱	鉀 (mg/100g)	食物名稱	鉀 (mg/100g)
低納鹽	26,007	香蒜粉	1,184	蠶豆	740
乾海帶（乾昆布）	7,489	羊乳片	1,150	小魚乾	738
可可粉	5,477	綠豆粉	1,102	愛玉子	729
即溶咖啡	4,575	沙茶粉	1,053	甘草粉	715
紫菜	2,754	八角	1,049	葡萄乾	710
無鹽醬油	2,676	米豆	1,129	蝦米	708
辣椒粉	2,179	柴魚片	1,022	油蔥酥	702
高鐵鈣脫脂奶粉	1,775	高纖奶粉	1,008	花粉	692
酵母粉	1,770	奶精（低脂）	1,006	豆瓣醬	689
黃豆	1,667	花生（生）	933	皇帝豆	680
豆漿粉	1,754	紅豆	1,203	牛肉乾	603
咖哩粉	1,717	開心果	988	豌豆果	372
黃豆粉	1,647	麥芽飲品	943	烤牛肉乾	667
黑豆	1,536	花生粉	940	豬肉乾	583
奶粉（脫脂即溶）	1,243	花豆	1,156	布丁粉	655
黃豆	1,667	干貝	907	野苦瓜嫩梢	650
健素糖	1,529	無花果	898	食茱萸	640
羊奶粉	1,513	山藥粉	553	花生醬	572
脫脂高鈣奶粉	1,465	調味奶粉（果汁）	892	腰果（生）	647
黑豆粉	1,500	蠶豆（鹽酥）	814	毛豆	629
低脂奶粉	1,454	高麗菜乾	870	腰果（蜜汁）	618
烘烤黑豆	1,430	豬肉條	863	杏仁	728
花椒粉	1,368	豆豉（黑豆）	642	黑棗	600
大豆卵磷脂	1,339	奶精（植物性）	846	豬肉絨	598
五香粉	1,328	小麥胚芽	986	紅棗	597
龍眼乾	1,235	三合一咖啡	841	大口逆鉤	596
黑胡椒粉	1,280	綠豆仁	1,047	南瓜子（白瓜子）	639
全脂即溶奶粉	1,504	麥片（三合一）	773	松子（生）	671

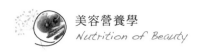

表 8-24　常見高鉀食物（續）

食物名稱	鉀 (mg/100g)	食物名稱	鉀 (mg/100g)	食物名稱	鉀 (mg/100g)
枸杞	1,243	黑巧克力	1,024	鴨賞	585
高鈣高鐵脫脂奶粉	1,775	三合一奶茶	749	豬肉酥	572
全脂奶粉	1,164	椰子粉	717	紅梗珍珠菜	550

資料來源：行政院衛福部食藥署食品營養成分資料庫(2019.01)。

表 8-25　高鉀之蔬菜及水果

水果類			
食物名稱	鉀(mg/100g)	食物名稱	鉀(mg/100g)
龍眼乾	1,235	棗子	191
椰子粉	717	石榴	200
葡萄乾	710	百香果	200
黑棗	600	鳳梨	162
紅棗	597	酪梨	271
柿餅	611	紅龍果	219
榴槤	440	椰子	214
釋迦	390	新疆哈蜜瓜	259
美濃瓜	338	荔枝	185
芭蕉	305	草莓	199
桃子	217	聖女番茄	200
奇異果	291	醃漬桃子	160
香蕉	368	紅毛丹	152
仙桃	289	土芭樂	150
龍眼	282	枇杷	173
狀元瓜	219	泰國芭樂	150
人蔘果	250	柿子	131
香瓜	225	白柚	151
櫻桃	236	香吉士	144
木瓜	186	青龍蘋果	124
玫瑰桃	200	加州白葡萄	264

🍉 表 8-25　高鉀之蔬菜及水果（續）

蔬菜類			
食物名稱	鉀(mg/100g)	食物名稱	鉀(mg/100g)
乾海帶（乾昆布）	7,489	芋莖	410
紫菜	2,754	蘿蔔乾	400
高麗菜乾	870	山芹菜	400
龍延草	780	香椿	400
野苦瓜嫩梢	650	野莧	400
食茱萸	640	茼蒿	362
紅梗珍珠菜	550	紅莧菜	445
川七	540	白鳳菜	380
莧菜	507	柳松菇	334
角菜	340	牛蒡	358
昭和草	520	韭菜	312
薄荷	520	青葙	360
梅乾菜	820	半天筍	346
蕺菜（魚腥草）	500	過溝菜蕨	347
草菇	411	洋菇	262
芫荽	303	竹筍	634
菠菜	510	黑甜菜	340
荸薺	461	不結球萵苣	283
野苦瓜	362	青花菜	339
蕹菜（空心菜）	397	豆瓣菜	340
金針菇	385	辣椒	517
藤三七	452	金針菇罐頭	189

資料來源：行政院衛福部食藥署食品營養成分資料庫(2019.01)。

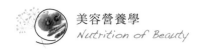

習題

( ) 1. 蛋中的蛋白的膽固醇含量約有多少毫克？ (A)100 毫克 (B)150 毫克 (C)250 毫克 (D)300 毫克。

( ) 2. 膽固醇的攝取，建議每日攝取量以不超過多少 (A)200 毫克 (B)250 毫克 (C)300 毫克 (D)400 毫克。

( ) 3. 蛋的維生素除了維生素 C 之外，以哪種維生素含量最多？ (A)維生素 A (B)維生素 D (C)維生素 B_6 (D)維生素 D。

( ) 4. 豆類中的黃豆主要的礦物質是下列何者？ (A)磷 (B)鉀 (C)氯 (D)鎂。

( ) 5. 黃豆所含何種元素，經食用後，與體內膽固醇產生競爭作用，而影響膽固醇被吸收，且抗氧化？ (A)磷 (B)肌醇 (C)泛酸 (D)黃豆固醇。

( ) 6. 魚貝類蛋白質含量約多少％？ (A)5~10% (B)8~12% (C)10~15% (D)15~20%。

( ) 7. 魚類膽固醇含量約多少 mg？ (A)5~6 mg (B)5~10 mg (C)10~30 mg (D)20~40 mg。

( ) 8. 何種多元不飽和脂肪酸可降低三酸甘油酯及膽固醇？ (A)EAA、DHA (B)ATP (C)RNA、DNA (D)泛酸。

( ) 9. 肉類含有豐富維生素 B 群，在肝臟及胃臟比其他組織含有較多的營養素為何？ (A)鐵 (B)菸鹼酸 (C)鎂 (D)硫。

( ) 10. 人類的母乳中蛋白質含量比牛奶低，以何種蛋為主？ (A)酪蛋白 (B)免疫球蛋白 (C)乳清蛋白 (D)胺基酸。

( ) 11. 油脂類可助哪種維生素吸收 (A)維生素 A (B)維生素 D (C)維生素 E、K (D)以上皆是。

( ) 12. 依中華民國國民的飲食指標，三餐主食應為： (A)米、麵 (B)蔬菜類 (C)魚、肉 (D)豆類。

（　）13. 以衛福部飲食指標，各營養成分占食物總熱量百分比的比值，如醣
類、脂肪、蛋白質表示，下列何者正確？　(A)1：2：5　(B)5：2：1
(C)2：5：1　(D)2：1：5。（88 二技）

（　）14. 二碗飯（200 公克）與下列何者有正相關？　(A)為食物代換表中一代
換單位的意思　(B)含蛋白質 2 公克，醣類 15 公克　(C)含蛋白質 2 公
克；脂肪 2 公克；醣類 20 公克　(D)約可提供 280 大卡。（89 二技）

（　）15. 某食物含 4 克脂肪、8 克蛋白質、12 克醣類，熱量約為？　(A)24 大卡
(B)150 大卡　(C)116 大卡　(D)136 大卡。

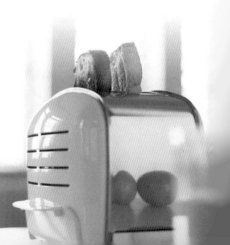

Memo

Nutrition of Beauty

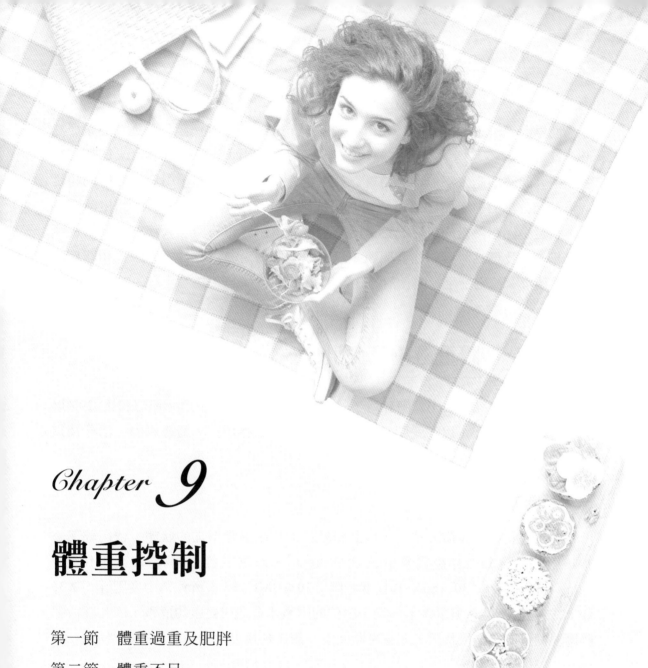

Chapter 9

體重控制

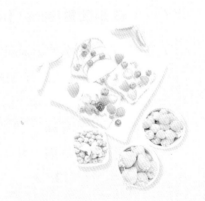

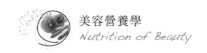
世界衛生組織(WHO)在 1996 年將肥胖列為慢性病，其病因是因進食熱量與熱量消耗之間的不平衡，過多的熱量儲存在脂肪細胞而導致細胞增大或是數目變多，肥大脂肪細胞，不但增加體重之外，也會引發健康問題，引發的健康問題是脂肪細胞分泌的游離脂肪酸與數種脂肪細胞激素(adipocytokines)，因此目前認為脂肪不足是儲存熱量的組織，也是內分泌器官，肥胖不只與個人疾病有關，也可能引起心理及情緒障礙的社會問題，以下以肥胖的定義、評估、原因、相關疾病及肥胖治療、體重不足等飲食治療，分別敘述如下：

第一節　體重過重及肥胖

世界衛生組織(WHO)對肥胖所下的註解，即個體的體重超過理想體重 20%以上者，稱之為肥胖，以下就肥胖的定義、評估、肥胖類別、造成原因、治療及預防分別說明如下：

一、肥胖的定義

肥胖是指構成身體成分中，脂肪組織占的比率異常增加的狀態。依衛福部公布，肥胖的定義在身體質量指數 ≧ 27 kg/m^2，過重定義在介於 24≦BMI＜27 kg/m^2，27≦BMI＜30 kg/m^2 為輕度肥胖，30≦BMI＜35 kg/m^2 為中度肥胖，≧35 kg/m^2 為重度肥胖，但事實上，過多脂肪的囤積才會造成健康的危害，因此評估肥胖應要測量脂肪囤積狀況，即身體脂肪量。隨年齡增加，體脂肪也跟著增加。

二、肥胖的評估

肥胖應如何界定脂肪過多，現將常用方法分述如下：

（一）理想體重(ideal body weight, IBW)

1. 計算理想體重的公式如下：
   (1) 理想體重（公斤）＝〔身高（公分）／100〕^{2}×22
   (2) 簡易算：
   　　女生：（身高－70）×0.6
   　　男生：（身高－80）×0.7

2. 肥胖計算方法，求出實際體重百分百：

$$〔（實際體重－理想體重）÷理想體重〕×100％＝肥胖度$$

3. 肥胖度的判定：

   (1) 大於理想體重 20%以上稱肥胖。

   (2) 大於理想體重 10~20%稱體重過重。

   (3) 理想體重±10%為正常。

   (4) 小於理想體重 10~20%為體重過輕。

   (5) 小於理想體重 20%以上稱為瘦弱。

（二）身體質量指質比較法

以身體質量指數(body mass index, BMI)，是目前最常用的人體脂肪組織實際測量結果相關性最高的參考值。身體質量指數的計算方法為體重除以身高的公尺平方公分或如下：

$$BMI = \frac{體重（公斤）}{身高^2（公尺^2）}$$

以行政院衛福部對國人身體質量指數之正常值的認定是介於 $18.5 \leq BMI < 24$ 為正常範圍，請參閱表 9-1。

表 9-1 國人成人肥胖定義

	身體質量指數(BMI)(kg/m²)	腰圍(cm)
體重過輕	BMI＜18.5	男性≧90 公分
正常範圍	18.5≦BMI＜24	女性≧80 公分
異常範圍	24≦BMI＜27 為過重 27≦BMI＜30 為輕度肥胖 30≦BMI＜35 為中度肥胖 BMI≧35 為重度肥胖	稱為肥胖

資料來源：行政院衛福部資料。

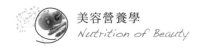
（三）腰圍與臀圍之比

腰圍與臀圍的比值(waist-hip ratio, WHR)。女性腰臀比小於 0.85 為正常，如大於或等於 0.85 時為肥胖；男性腰臀比小於 0.9 為正常，如大於或等於 0.9 時稱為肥胖。其腰圍與臀圍的計算公式如下：

1. 腰圍÷臀圍＝腰臀比率。

2. 測量方法：腰圍測量應在肋骨下緣和腸骨上緣的中間點，以皮尺測量時，維持正常呼吸，並在吐氣後量取腰圍。

（四）體脂肪量

1. 女性體脂肪正常量為體重的 15~25%，如超過 30%以上為肥胖。

2. 男性體脂肪正常量為體重的 10~20%，如超過 20%以上為肥胖。

（五）皮下脂肪測量法

是利用皮下脂肪測量器在身體特定部位測量皮下脂肪之厚度，最常測量的是三頭肌皮下脂肪厚度(Tricep skinfold, TSF)，其男、女正常值如下：

1. 女性三頭肌皮下脂肪厚度，正常值為 20 mm，大於 25 mm 為肥胖。

2. 男性三頭肌皮下脂肪厚度，正常值為 10~12 mm，大於 15 mm 為肥胖。

3. 捏小腹，厚度＞2.5 cm：一手食指與拇脂捏起腹部的皮層，另一手以皮尺測量捏起的厚度，如捏起的皮層厚度超過 2.5 公分時，代表皮下脂肪厚度過高，很可能有內臟脂肪堆積的情形。

（六）重高指數比較法

適用於青少年及幼童的評估方法：先求重高指數(weight-height index, WHI)值。現將其計算法、計算所得重高指數值，如對照表 9-2、9-3，可得知肥胖程度：

1. $\dfrac{受測者體重（公斤）／身高（公分）}{該年齡層的重高常數}$

2. 所求得的重高指數值，如表 9-2 可得知肥胖程度。

表 9-2　3~18 歲兒童及青少年重高常數表

實足年齡 \ 性別	重高常數	
	女	男
3 歲	0.142	0.150
4 歲	0.149	0.154
5 歲	0.155	0.161
6 歲	0.165	0.169
7 歲	0.171	0.177
8 歲	0.183	0.188
9 歲	0.192	0.200
10 歲	0.210	0.212
11 歲	0.232	0.225
12 歲	0.250	0.248
13 歲	0.277	0.270
14 歲	0.286	0.294
15 歲	0.286	0.309
16 歲	0.297	0.325
17 歲	0.299	0.333
18 歲	0.308	0.342
19 歲	0.314	0.351

資料來源：1. 陳偉德(1999)，小兒肥胖的定義，中華民國營養學會第二十五屆年會學術研討會手冊。
2. 引自張正芬(2005)。
3. 教育部體育署體適能網站（2019.01 查詢）。

表 9-3　重高指數的評估

重高指數值	體位評估
＜0.80	瘦弱
0.80~0.89	過輕
0.90~1.09	正常
1.10~1.19	過重
≧1.20	肥胖

資料來源：引自教育部體育署體適能網站（2019.01 查詢）。

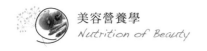

例舉計算方法：

　　某 5 歲男童，身高 100 公分，體重 15 公斤，查表 9-3 得知男童的重高常數 0.161。

$$重高指數 = \frac{15/100}{0.161}$$
$$= 0.932$$

評估結果：對照表此男童的體位是正常值。

三、肥胖的類別

　　依脂肪細胞的分布位置及型態來分類，可依脂肪細胞及脂肪細胞的分布與堆積位置來分類，分別敘述如下：

（一）脂肪細胞的型態

1. 數目增多型(hyperplasia)：脂肪細胞數目增加，體積增大，且均勻的分散於全身，主要發生在嬰兒期及青春期，但也有可能發生於成年人，當脂肪細胞體積達到容量限制時，肥大脂肪細胞就可能進行增殖，數目一旦增加，就無法減少。只能用改變飲食及運動方法來使脂肪細胞體積變小，但此類型不易減肥。

2. 體積肥大型(hypertrophy)：脂肪細胞內脂肪含量增加，導致體積肥大，數目是正常，較常分布於中央軀幹，易發生代謝性的疾病，此類型好發於成年人。

（二）脂肪細胞的分布與堆積位置

1. 蘋果型肥胖(android obesity)：男性肥胖大多屬於此類型，多餘的脂肪堆積在上腹部、手臂及腰，較易減重，但易導致游離脂肪酸葡萄糖代謝異常，易罹患糖尿病、高血脂、高血壓及心血管疾病的發生率。

2. 西洋梨型肥胖(gynoid obesity)：女性肥大多屬於此類型，多餘的脂肪細胞堆積在臀部與大腿，較難減重，但較不易導致葡萄糖代謝異常的問題。

四、造成肥胖的可能原因

造成肥胖除了常見飲食因素外，還有先天、後天因素及生理因素等，分別說明如下：

（一） 先天因素

肥胖原因之先天因素整理如表 9-4：

🍉 表 9-4 先天因素

發生原因	發生族群	肥胖的形成
遺傳	1. 基因遺傳 2. 家族肥胖	家族中有肥胖體質基因遺傳者，易發生先天性肥胖。
年齡	1. 老年人 2. 更年期婦女	1. 老年人因身體機能漸漸走下坡，易導致代謝能力降低，如不注意易形成肥胖。 2. 更年期婦女因荷爾蒙激素失調，易導致代謝力下降。

資料來源：引自林禹宏(2010)。

（二）後天因素

肥胖原因之後天因素整理如表 9-5：

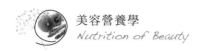
表 9-5　後天因素

發生原因	發生族群	肥胖的形成
心理	1. 熬夜 2. 壓力 3. 長期失眠	1. 壓力或心理情緒因素，易使人體內分泌失調，引發身材變形。 2. 情緒因素：如煩悶、孤獨、焦慮、憂鬱、情緒困擾、缺乏安全感，無法面對現實，常會以零食或飲食來做為補償，來發泄情緒，日久易造成體重增加。
運動不足	1. 上班族 2. 考生	1. 因職業改變，使運動量減少，能量需求減少。 2. 長時久坐辦公桌前，飯後坐著不動，長期下來代謝能量易變差，進而造成脂肪堆積。 3. 中年運動不足或因基礎代謝降低，活動量、肌肉活動降低。 4. 因設備自動化，節省了熱量耗量。
飲食	1. 口味太重 2. 愛吃甜食 3. 吃太多 4. 吃太好	1. 當攝取的食物比消耗能量還要多，易導致肥胖。 2. 吃得精緻、油膩，而且維生素與纖維質的攝取不足，易使代謝能力變差，使肥胖自然形成。 3. 產後肥胖，因產後過度進補，如常進食含油脂相當高的麻油雞之類食物。

資料來源：引自林禹宏(2010)、黃玲珠(2006)。

（三）生理因素

1. 下視丘的飽食中樞受傷。

2. 性別：女生的體脂肪比男生高。

3. 內分泌不正常：如甲狀腺機能低下，生長素缺乏。

4. 基礎代謝下降：一般成年人平均每 10 年 BMR 會降低約 2%。

（四）社會環境因素

因社交應酬或社會觀念、習慣等生活型態，而增加食物的攝取量，而造成肥胖。

五、肥胖相關的疾病

與肥胖相關的疾病，分別敘述如下：

（一）肥胖高血脂症

當血液中的膽固醇或三酸甘油酯高於正常值時，也就是所謂的高血脂症。

（二）動脈硬化

高血脂會造成血管內的皮脂細胞功能異常，含有膽固醇的脂蛋白如堆積在動脈血管壁易引起發炎反應，而導致動脈硬化。

（三）肥胖與高血壓

逐漸升高的脂肪將會損傷內皮功能，而造成血管平滑肌細胞的增生，再加上動脈硬化，易導致血壓升高。

（四）肥胖與糖尿病

肥胖者易罹患糖尿病，而糖尿病患者同時也有高血脂症，是心血管疾病高危險群。

（五）肥胖與骨關節炎、腰痛、背痛症

體重過重增加膝關節退化機會，也增加臗關節退化機會的 2 倍，骨關節內的軟骨退化易形成骨關節炎。

（六）肥胖與脂肪肝

肥胖導致肝臟腫大、肝功能異常，在肝臟內堆積了太多脂肪，而形成脂肪肝。脂肪肝常見原因有酗酒、糖尿病、肥胖、高血脂症等。

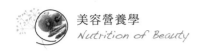

（七）肥胖與其他生理疾病

除上述重要疾病，體重過重及肥胖也可增加其他生理疾病的機會，列舉如下：

1. 氣喘。

2. 白內障。

3. 月經不順。

4. 攝護腺腫大。

5. 懷孕併發症。

6. 睡眠呼吸中止症候群。

7. 憂鬱或社交障礙。

8. 活力減少與生活品質不佳等。

9. 色素沉積在頭部腋下有皺褶處而形成黑色素棘皮症或是女性多毛症。

10. 胸部因運動限制所致的換氣障礙。

11. 體重過重易導致行動不便，動作遲鈍易發生危險，易疲倦。

12. 易造成心理、就業、交友等問題。

13. 肥胖與癌症有關，如子宮癌、乳癌、卵巢癌、內膜癌、大腸癌、前列腺癌。

（八）心理社會

社會歧視孤立，生活品質降低。

六、肥胖的治療法

治療前應先作一些檢查，如全身健康檢查、飲食習慣、日常活動情況、瞭解家庭情況及社會關係，分析有無情緒及心理上的問題，另外減肥原理是降低能量的攝取，增加能量的消耗，要減 1 公斤，則需消耗 7,700 kcal 的熱量，現以理想減重方法，常見減重方法效果及影響，分別敘述如下：

（一）理想減重方法

1. 控制飲食：採用均衡的低熱量飲食，針對個人身體狀況，設計飲食，視情況每日減少熱量 500 大卡左右，每週可減半公斤，現將飲食設計原則及所需總熱量、營養素比例比分配，飲食設計分別敘述如下：

   (1) 飲食設計原則：

      A. 進餐時宜細嚼慢嚥。

      B. 以營養均衡飲食為主。

      C. 多選用體積大、低熱量、纖維多的食物。

      D. 每日三餐，應平均分配。

      E. 烹調方法盡量用水煮、滷、烤、蒸、涼拌等方法。

      F. 一日總熱量攝取不可低於 1,000 kcal，一週以減重 0.5~1 公斤為原則。

      G. 過重的兒童、青少年、孕婦及哺乳婦女須考慮其生理狀況來做適當的調整。

      H. 湯以清湯為原則，避免羹、勾芡、油膩的湯汁。

      I. 避免攝取含脂肪多的五花肉、豬蹄膀、香腸、豬前腿肉、梅花肉、豬大腸、魚皮、鴨皮、雞皮、熱狗、豬皮等。

   (2) 算出所需要的總熱量：可依輕度工作、中度工作、重度工作與不同程度的體重，來算出一日所需的熱量，分別敘述如下：

      A. 輕度工作者：如散步、洗衣、購物、讀書、家務、辦公人員、售貨人員。其總熱量計算如下：

         a. 肥胖者現有的體重×30 kcal－(500~1000 kcal)＝總熱量

         b. 肥胖者的理想體重×25 kcal＝總熱量

      B. 中度工作者：如經常走動的業務人員、服務生、水泥工、除草、潛水、打網球等，其總熱量計算如下：

         a. 肥胖者現有的體重×35 kcal－(500~1000 kcal)＝總熱量

         b. 肥胖者的理想體重×30 kcal＝總熱量

      C. 重度工作者：如製造工、水泥工、搬運工、運動員、挑重物、爬山、農耕、踢足球、捕魚、游泳等，其總熱量計算如下：

         a. 肥胖者現有的體重×40 kcal－(500－1000 kcal)＝總熱量

         b. 肥胖者的理想體重×35 kcal＝總熱量

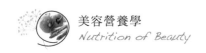
(3) 營養素比例的分配：以青少年為例，如以一日攝取量為 2000 大卡為例，均衡營養素比例如下：

A. 醣類：2000×（58~68%）÷4＝290~340 公克。

B. 蛋白質：2000×(10~14%)÷4＝50~70 公克。

C. 脂肪：2000×(20~30%)÷9＝44.4~67.7 公克。

(4) 飲食設計：

專案名稱：呂珮甄 簡易飲食 餐次分配表

個案現況

性別：女

足歲年齡：34.0 歲

實際體重：64.0 kg

身高(H)：160.0 公分

BMI＝25

BMI 理想體重

＝22×身高（公尺）×身高（公尺）

＝22×1.600×1.600

＝56.3 kg

總熱量需求估算

採用簡易減重估算（輕度工作）估算法

B.E.E.＝655.1＋(9.56×W)＋(1.85×H)－(4.67×A)

＝1404.2

需要熱量＝現有體重×30 大卡（輕度工作）－調整值

調整值（500~1000 大卡）＝500 卡

蛋白質維持平衡 0.8~1.4 g/kg＝1.00 g/kg

飲食習慣與建議

飲食限制：●沒有　○蛋素　○全素

肉類油脂：○低脂　●中脂　○高脂

每天喝：低脂奶　1 份

每天吃蔬菜：2.0 份

每天吃水果：2.0 份

每日熱量需求：1420 大卡

每日蛋白質攝取：64.0 公克

🍈 表 9-6　餐次份數分配表

食物類別	份數	早餐	早點	午餐	午點	晚餐	晚點	蛋白質	脂肪	醣類
低脂奶	1	1						8	4	12
水果	2			1		1				30
蔬菜	2			1		1		2		10
主食	8	2		3	1	2		16		120
中脂肉	3	1		1		1		21	15	
豆製品	1			1				7	5	
油脂	1					1			5	
提供熱量							總計（公克）	54	29	172
1,165 大卡							提供熱量%	19	22	59

2. 改變生活習慣：

   (1) 學習營養的基本常識。

   (2) 控制食慾、增加運動量。

   (3) 定時定量進食，改變不良飲食習慣。

   (4) 記錄每日進食的食物種類及份量。

3. 定期運動：

   (1) 運動最好在空腹進行：最好在用餐後兩小時進行運動，因脂肪是身體為飢餓時貯備的能量，因空腹時正處在輕微的飢餓狀態中，就會使用儲存的能量。但不吃東西就做運動也會傷害身體。

   (2) 運動最好持續 20 分鐘以上：運動時最初的能量源是貯存在肌肉或血液中的多醣，大約 10 分鐘後才開始消耗脂肪，如希望燃燒脂肪，須連續運動 20 分鐘以上，此外脂肪的燃燒需要大量的氧，最有效的減重運動是一邊吸入大量氧氣，一邊緩慢活動，如游泳、走路等有氧運動。

   (3) 常見運動類型消耗熱量：參考第七章第三節。

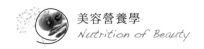
（二）常見減重方法的效果與影響

現將常見減重法列表如表 9-7。

表 9-7　常見減重方法效果與影響

減重方法		基本原理	缺點
藥物減重法	瀉藥	減少食物在腸胃停留時間，增加體內水分及內容物排出。	1. 過量可能會腹痛、反胃及嘔吐。 2. 嚴重可能脫水、電解質失衡。 3. 低血壓、貧血等。
	利尿劑	使身體水分迅速排出，體重暫時下降，大多混雜在減重茶裡、減重咖啡。	1. 服用過量易導致血壓下降、暈眩、嘔吐等作用。 2. 脫水、電解質不平衡、破壞腎臟功能。
	膨脹劑	利用吸水膨脹特性，增加胃內飽脹感。	1. 礦物質及維生素不足。 2. 妨礙鈣、鋅、鐵的吸收。
	安非他命	抑制下視丘攝食中樞，降低食欲，多摻在減重茶及減重藥裡。	1. 中樞神經興奮、失眠、妄想等。 2. 血壓上升、心跳加速。
	雞尾酒療法	利用多種藥物達到抑制食飲的目的。	1. 失眠、情緒高亢。 2. 藥物依賴、嚴重者會致命。
	產熱解脂藥物，如甲狀腺荷爾蒙	促進新陳代謝，使熱能消耗增加，達到減重效果。	並非真正減重，效果無法持久。
飲食控制減重法	代餐	主要為多醣類等如膨脹劑，在腸胃中不被微生物或酵素分解，有吸收膨脹的作用。	易造成營養不良、生理延滯、掉髮等現象。
	飢餓法	降低攝取熱量，燃燒體內油脂。	1. 易造成體內水分、蛋白質及電解質大量流失。 2. 易造成心律不整、尿酸增加。
	無醣飲食	脂肪大量分解易產生酮體，具有飽足感。	1. 酮酸中毒。 2. 易得心血管疾病。
	蔬菜湯	降低攝食熱量。	營養素攝取不足，導致虛弱。

🍉 表 9-7　常見減重方法效果與影響（續）

減重方法		基本原理	缺點
飲食控制減重法	吃肉減重法	不限肉量及脂肪的飲食，產生飽足感。	易造成血膽固醇、血脂肪、尿酸皆升高，增加腎臟負擔，加速鈣質流失。
	減肥茶、減重糖	1.成分多為決明子、陳皮、烏梅、甘草等，具有輕泄及利尿的效果。 2.降低食欲，減少飲食量。	1.營養素攝取不足，易導致營養不良。 2.虛弱。
外科手術減重法	抽脂	手術割除或吸出腹部、臀部、大腿過多的脂肪。	久能消除部分脂肪，並無減肥效果，仍需控制飲食。
	電射溶脂	利用施打雷射光能量，震碎、溶解脂肪細胞的細胞膜，再透過身體自然代謝，將溶解的脂肪排出體外，經常搭配抽脂手術進行。	
	胃分隔術	將胃容積縮小 15~30%，以降低食物攝取。	1.只能吃細軟食物。 2.造成維生素 B_{12} 吸收不良。
	小腸迴路法	小腸截短以減少營養素吸收面積。	1.電解質不平衡、結石。 2.吸收不佳，造成營養不良。
物理減重	針灸（耳針、指壓）	1.耳針原理：抑制食欲。 2.體針原理：促進腸胃。	不能持久，停止針灸時，易復胖。
	減重衣、三溫暖熱排脂、推脂	大量排汗，使身體暫時脫水，降低體重。	補充水分後體重回升，易造成虛脫、休克。
	減重膏	只是便於按磨的潤滑劑	效果存疑。

資料來源：謝明哲等(2005)。引自幼獅文化事業、董事基金會、中華民國肥胖研究協會、義大醫院青少年健康中心。

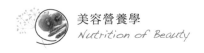

（三）肥胖的預防

　　肥胖常因無良好的運動習慣及飲食習慣而造成，治療肥胖應著重於預防，以下幾點建議提供參考：

1. 盡量避免不必要的應酬。

2. 正常生活作息、適當運動，以消耗多餘的熱量。

3. 要有良好的飲食習慣，採取定時定量、忌攝取高熱量點心。

4. 攝取食物應選清淡、未加工、低油的食品。

5. 養成定期測身高、體重、BMI，以便早日做體重控制的管理。

第二節　體重不足

一、定義

　　當體重低於理想體重的 10~20%為體重過輕，低於 20%，則為體重嚴重不足（瘦弱）。

二、原因

1. 心理因素：如情緒不佳導致。

2. 吸菸者、老年人。

3. 休息或睡眠不足。

4. 營養知識缺乏，常不知如何攝取足夠營養素。

5. 偏食、飲食習慣不佳、不定時、不定量。

6. 每天活動量過多，工作過勞。

7. 當身體需求量增加，未能即時補充，如懷孕、哺乳期及發育期。

8. 疾病因素：如癌症、甲狀腺亢進、腸胃道吸收不良、長期無法咀嚼吞嚥等。

三、體重不足的相關症狀

1. 易疲勞、不安。

2. 體重減輕、臉色蒼白、免疫力降低。

3. 注意力不集中、學習能力降低。

4. 常見維生素、礦物質缺乏症。

5. 有時易造成無經期現象，而導致不孕。

6. 因蛋白質營養不足、內臟蛋白質降低、體脂肪及肌肉量減少。

四、飲食治療

增加體重的方法可選用熱量高的食物，減少體力的消耗。在每日飲食中增加 500~1000 大卡的熱量，並維持均衡的飲食，可達到增加體重的目的。

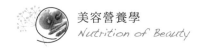

美容營養學
Nutrition of Beauty

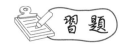

一、選擇題

( )　1. 世界衛生組織對肥胖所下的註解，個體的體重超過理想體重幾%以上者，稱之為肥胖？　(A)10%　(B)20%　(C)30%　(D)35%。

( )　2. 肥胖的定義在身體質量指數為多少？　(A)≥ 27 kg/m^2　(B)$\geq 24\sim26.9$ kg/m^2　(C)$27\sim29.9$ kg/m^2　(D)$30\sim34.9$ kg/m^2。

( )　3. 輕度肥胖的定義是指身體質量指數為多少？　(A)27 kg/m^2　(B)$24\leq$ BMI <27 kg/m^2　(C)$27\leq$ BMI <30 kg/m^2　(D)$30\leq$ BMI <35 kg/m^2。

( )　4. 過重定義中，中度肥胖的定義，身體質量指數為多少？　(A)$24\leq$ BMI <27 kg/m^2　(B)$27\leq$ BMI <30 kg/m^2　(C)$30\leq$ BMI <35 kg/m^2　(D)大於 35 kg/m^2。

( )　5. 腰圍與臀圍的比值，女性腰臀比多少為正常？　(A)1　(B)0.9　(C)0.8　(D)以上皆是。

( )　6. 男性腰臀比多少為正常？　(A)0.95　(B)0.85　(C)0.85~0.95　(D)以上皆是。

( )　7. 在皮下脂肪測量法，女性三頭肌皮下脂肪厚度，正常值為多少？　(A)20 mm　(B)30 mm　(C)35 mm　(D)40 mm。

( )　8. 造成肥胖的後天因素有哪些？①熬夜；②壓力；③長期失眠；④上班族、考生；⑤飲食方面、口味太重；⑥愛吃甜食　(A)①＋②＋③　(B)①＋②＋④　(C)①＋②＋③＋④＋⑤　(D)①＋②＋③＋④＋⑤＋⑥。

( )　9. 造成肥胖的後天因素有哪些？①下視丘的飽食中樞受傷；②性別：女生的體脂肪比男性高；③內分泌不正常：如甲狀腺機能低下；④基礎代謝下降；⑤社會環境因素　(A)①＋②＋③　(B)②＋③＋④　(C)①＋②＋③＋④　(D)①＋②＋③＋④＋⑤。

( )　10. 肥胖的相關疾病有下列哪些？　(A)高血脂、高血壓　(B)糖尿病、脂肪肝　(C)骨關節炎、腰痛、背痛症　(D)以上皆是。

（　　）11. 在理想減重中，控制飲食，一日總熱量攝取不可低於多少卡？
(A)1000 kcal　(B)1200 kcal　(C)1500 kcal　(D)1700 kcal。

（　　）12. 一個中度工作者：如經常走動的服務生、業務人員，其總熱量計算為多少？　(A)肥胖者的理想體重×30 kcal　(B)肥胖者的理想體重×35 kcal　(C)肥胖者的理想體重×25 kcal　(D)肥胖者的理想體重×25 kcal。

（　　）13. 體重不足易造成哪些症狀？①易疲勞、不安；②注意力不集中；③學習能力降低；④體重減輕、臉色蒼白、免疫力降低；⑤常見維生素、礦物質缺乏症　(A)①＋②＋③　(B)①＋②＋③＋④　(C)②＋③＋④＋⑤　(D)①＋②＋③＋④＋⑤。

（　　）14. 當體重低於理想體重多少%，為體重過輕？　(A)10~20%　(B)5~10% (C)5%　(D)以上皆是。

（　　）15. 體重低於理想體重多少%，為體重嚴重不足（瘦弱）？　(A)10% (B)20%　(C)10~20%　(D)以上皆是。

二、問答題

1. 肥胖的相關疾病有哪些？
2. 肥胖的治療法中，在飲食控制中，理想減重原則有哪些？
3. 體重不足有哪些原因？
4. 體重不足的相關症狀？

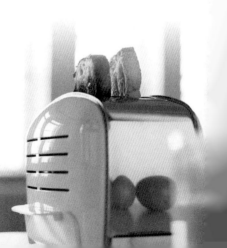

Memo

Nutrition of Beauty

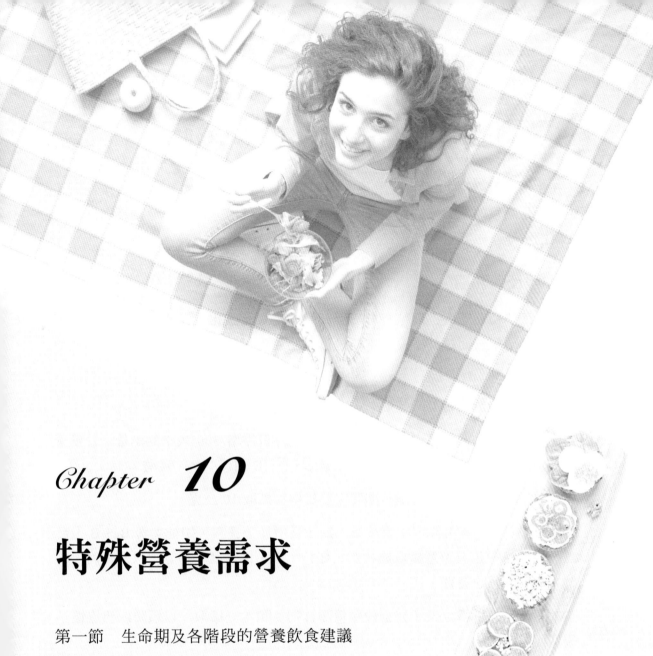

Chapter **10**

特殊營養需求

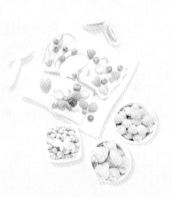

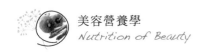

第一節　生命期及各階段的營養飲食建議

　　在生命期及各階段有不同生長及活動量，加上每個人的特質及工作性質不同，因此每階段的營養素的需求及攝取，都需特別注意，現依生命期不同階段的飲食原則，分述如下：

一、懷孕及哺乳期

　　如在懷孕初期營養不良，將會影響細胞的生長及分化，易造成胎兒畸形或死產，如在懷孕第三期營養不良，主要是影響胎兒生長發育，造成胎兒比較小。孕哺期之飲食指南，如表 10-1。

（一）懷孕期的飲食原則

1. 第一期不需增加熱量攝取，第二期、第三期每日需增 300 大卡的熱量。營養素建議增加攝取碘、鎂、鋅、硒、維生素 C、D、E、B_6、B_{12}、葉酸。

2. 應攝取足夠的蛋白質，在懷孕期間宜每日增加攝取 10 公克。

3. 應注意鐵質、鈣質的攝取，懷孕第二期建議增加營養素，如維生素 B_1、B_2、菸鹼酸、DHA，也要留意攝取礦物質，如鋅、銅、碘、錳、鈣等，以助骨骼、神經系統及腺體的發育。

4. 孕婦應注意適量纖維素（如全穀雜糧類食物）和水分攝取，以預防或治療懷孕後期便祕發生。

5. 散步是最好的活動，可依醫護人員的評估及指導，進行適當的運動。

6. 維持理想體重。理想體重$(kg) = 22 \times \left[身高（公分）／100 \right]^2$，每日飲食中碳水化合物至少占總熱量的 50%為原則，但不超過 65%。

7. 如懷孕期有高血壓或水腫情形，應限制鈉的攝取，罐頭食品、醃漬、滷漬、速食品、小蘇打、味精宜少吃。

8. 懷孕期第三期，孕婦除攝足鈣質外，應增加維生素 A 的攝取量，並注意礦物質與其他維生素的補充，如鐵、鋅、維生素 B_6、B_{12}、DHA。

9. 嚴禁抽菸，不喝酒、咖啡、濃茶，配合適量的運動與休息，未經醫生指示不可任意服用藥物。

10. 如有飲食及營養上的問題，須找專業營養師諮詢。

11. 蝦、蟹等甲殼類，孕婦不宜多吃，以免造成日後嬰幼兒過敏體質。

表 10-1　孕哺期每日飲食建議

生活活動強度	低	稍低	適度	高	懷孕 4 個月後	哺乳期
熱量	1500 大卡	1700 大卡	1950 大卡	2150 大卡	增加 300 大卡	增加 500 大卡
全穀雜糧類（碗）	2.5	3	3	3.5	+0.5	+1
未精製*（碗）	1	1	1	1.5		+0.5
其他*（碗）	1.5	2	2	2	+0.5	+0.5
豆魚蛋肉類（份）	4	4	6	6	+1	+1.5
乳品類（杯）	1.5	1.5	1.5	1.5		
蔬菜類（份）	3	3	3	4	+1	+1
水果類（份）	2	2	3	3	+1	+1
油脂與堅果種子類（份）	4	5	5	6		+1
油脂（茶匙）	3	4	4	5		+1
堅果種子（份）	1	1	1	1		

*「未精製」主食品，如糙米飯、全麥食品、燕麥、玉米、番薯等。

　「其他」指白米飯、白麵條、白麵包、饅頭等。這部分全部換成「未精製」更好。

份量說明：請參照第一章第四節表 1-1。

資料來源：取自行政院衛福部國健署孕哺期營養（單張）(2018.04.10)、每日飲食指南(2018.10)

（二）孕婦懷孕期體重增加建議

孕婦懷孕期體重增加建議如表 10-2。

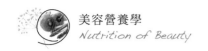
表 10-2　孕婦懷孕期體重增加建議表

懷孕前的身體質量指數(BMI)*	建議增重量	第二和三期每週增加重量
	公斤（磅）	公斤／週（磅／週）
＜18.5	12.5~18(28~40)	0.5~0.6(1~1.3)
18.5~24.9	11.5~16(25~35)	0.4~0.5(0.8~1)
25.0~29.9	7~11.5(15~25)	0.2~0.3(0.5~0.7)
≧30.0	5~9(11~20)	0.2~0.3(0.5~0.7)

* 身體質量指數（BMI＝體重（公斤）／〔身高（公分）／100〕²）

資料來源：美國婦產科醫學會(ACOG)

懷孕胎數	建議增重量	12 週後每週增重量
	公斤（磅）	公斤／週（磅／週）
雙胞胎	總重 15.9~20.4(34~45)	0.7
三包胎	總重 22.7(50)	

資料來源：美國膳食營養學會(Academy of Nutrition and Dietetics)

資料來源：引自行政院衛福部國健署孕婦衛教手冊（2018.03 公布）。

（三）懷孕期適宜的食材

懷孕期適宜的食材食物分類如下：

1. 豆、魚、蛋、肉類及奶類：如雞肉、雞蛋、豬肝、雞肝、牛肉、豬肉、魚類、牛奶。

2. 全穀雜糧類：燕麥、五穀米、馬鈴薯、玉米、番薯、胡蘿蔔、白米、麵食。

3. 蔬菜類：高麗菜、菠菜、莧菜、南瓜、大黃瓜、芥菜、萵苣、蘆筍、海帶、油菜、芹菜、花椰菜。

4. 水果類：蘋果、葡萄、櫻桃、木瓜、香蕉、西瓜、蓮霧。

5. 油脂與堅果種子類：杏仁果、南瓜子、芥花油等烹調用油。

二、嬰兒期

嬰兒期的最佳食品以母乳最好，盡可能以親自餵母乳，如完全依靠母乳或牛乳餵哺，營養素的獲得不夠生長所需，因此除乳汁外，應補充其他食物，所以2005 年行政院衛生署食品處對生命期營養飲食指導及建議參考原則如下：

（一）嬰兒的定義

　　一般在醫學上的定義，嬰兒期是指出生至滿一歲為止，出生至出生 28 天內，又稱為新生兒期。嬰兒階段的生長發育包含有心理及生理的改變，如運動技巧及感官的成熟，受到營養、遺傳、環境的交互影響。

（二）嬰兒期的營養需求

　　嬰兒前 6 個月的營養主要依賴母乳，對不吃母乳的嬰兒，應選適當的嬰兒配方奶粉。後半期則逐漸補充副食品，此時期乳品類約占一天營養素來源 1/2 至 2/3，嬰兒期的添加副食品，須注意以熬到無顆粒的麥糊或白粥為主，並以泥碎狀或榨汁的天然根莖類或瓜果類，蛋白質的攝取，則以柔軟的白肉、魚或少量的蛋黃。

（三）幼兒期的營養素需求

　　幼兒期是 1 歲至 3 歲，乳製品的補充是很重要的，對於不喝牛奶的幼兒，可選擇強化營養素的豆奶。對食物不能偏食，尤其是鈣質、鐵質及維生素 B_{12}、維生素 D，各類營養素須均衡攝取，植物性蛋白質須與動物性蛋白質混合攝取。

　　幼兒期的營養食材，宜補充口感細緻的蔬菜粥、蒸蛋、排骨粥、深綠色蔬菜等。

（四）嬰幼期飲食原則

1. 嬰兒期的腸道消化功能尚未發育完全，須至 4~5 個月時，才能吸收食物營養素，建議 4~6 個月後，才添加副食品。

2. 副食品主要是由天然食材，由喝液體的奶水，再進入半固體的蔬果泥，至固態食物的過程，可訓練嬰兒的吞嚥及咀嚼的能力。採漸進式的添加副食品，也是做為斷奶的準備。

3. 每次添加一種新食物，添加量需慢慢增加。每一類食物都可餵食，建立均衡飲食的習慣。

4. 蛋白、甲殼類海鮮、核果、小麥、柑橘類果汁，易引起過敏，應避免選用為副食品。

5. 製作固體食物盡量不用調味品，以天然原味為主。

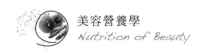

6. 開罐後食品應在 24 小時內用完。

7. 添加的食品材料如相同，可在型態及烹調技巧上求變化。

8. 勿強迫嬰兒吃太多的量，若有拒食現象，可停一段時間再試。

9. 幼兒消化系統尚未成熟，但因其活動量大，可在三餐間另加入兩次點心，補充營養。

10. 幼兒期飲食須口味清淡，烹調以簡單的食物為主，如新鮮蔬果沙拉、蒸魚、麥片粥、蒸熟的番薯等。

11. 蔬果的份量需足夠，不宜市售果汁或蔬果汁來取代，蔬菜類應包含紅黃色及深綠色蔬菜，才能攝取足夠的礦物質及維生素。

12. 避免給嬰兒食用火腿、香腸、燻肉等含鈉量過高的加工食品。

（五）嬰幼兒時期適宜的食材

1. 豆、魚、蛋、肉類及乳品類：
   如細絞肉、魚肉、蛋黃、肝泥、乳酪、豆腐。

2. 全穀雜糧類：
   稀飯、饅頭、麵條、麵線、土司、番薯、胡蘿蔔。

3. 蔬菜類：
   高麗菜、南瓜、小白菜、莧菜、菠菜。

4. 水果類：
   香蕉、木瓜、蘋果、番茄、梨、蓮霧。

5. 油脂與堅果種子類：（此處針對幼兒建議）
   杏仁果、開心果、花生仁等堅果。

（六）嬰兒各階段可食食物種類

嬰兒各階段可食用之食物種類整理如表 10-3。

🍉 表 10-3　嬰兒各階段可食食物種類表

食物類別	出生至 3 個月	4~6 個月	7~9 個月	10~12 個月
乳品類	母奶、嬰兒配方奶	母奶、嬰兒配方奶	母奶、嬰兒配方奶	母奶、嬰兒配方奶
水果類	－	稀釋果汁：柳丁、橘子、西瓜、葡萄、木瓜、番石榴等水果果汁	1. 稀釋果汁 2. 果泥：柳丁、橘子、西瓜、香瓜、葡萄、木瓜、香蕉、番石榴等	1. 果汁 2. 果泥 3. 水果
蔬菜類	－	菜湯：胡蘿蔔、蔬菜、青江菜等蔬菜汁湯汁	1. 菜湯 2. 菜泥：胡蘿蔔、豌豆、菠菜、高麗菜等	剁碎蔬菜
全穀雜糧類	－	米糊：先以米糊餵食	1. 米糊 2. 麥糊 3. 稀飯 4. 麵條、麵線 5. 吐司麵包 6. 饅頭	1. 米糊 2. 麥糊 3. 乾飯稀飯 4. 麵條、麵線 5. 吐司麵包 6. 饅頭
豆魚蛋肉類	－	－	1. 蛋黃泥 2. 豆腐 3. 豆漿 4. 魚肉泥（質地柔軟烹煮過的魚類魩仔、白鯧、白帶魚、旗魚、鱈魚等）、雞肉、牛肉等、肝、魚鬆、肉鬆（建議用）	1. 蒸全蛋 2. 豆腐 3. 豆漿 4. 魚肉泥 5. 肉泥 6. 肝泥 7. 魚鬆、肉鬆

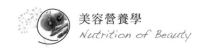

（七）嬰兒每日飲食建議表

嬰兒每日飲食之建議整理如表 10-4。

🍉 表 10-4　嬰兒一日飲食建議量

年齡（月） 食物種類	1~4	5~6	7	8	9	10	11	12
母乳或嬰兒 配方食品	母乳或嬰兒配方食品 （以母乳為主）							
全穀雜糧類		嬰兒米精 嬰兒麥精 或稀飯 4 湯匙		2~3 份		3~4 份		
蔬菜類		菜泥 1~2 湯匙				剁碎蔬菜 2~4 湯匙		
水果類		果泥或鮮榨果汁 1~2 湯匙				軟的水果（剁碎） 或鮮榨果汁 2~4 湯匙		
豆魚蛋肉類			開始嘗試給予蛋黃 0.5~1 份			開始嘗試給予 高品質蛋白質食物 1~1.5 份		

* 母乳及嬰兒配方食品餵養次數主要仍依嬰兒的需求哺餵，嬰兒配方食品沖泡濃度依產品包裝說明使用。

* 嬰兒於 7~12 個月除了上述食物，仍會攝食母乳或配方奶，故熱量應會足夠。

* 一湯匙＝15 克。

資料來源：行政院衛福部國健署嬰兒期營養參考手冊(2018.10)。

（八）幼兒每日飲食建議表

幼兒每日飲食之建議整理如表 10-5。

表 10-5　幼兒每日飲食建議表

年齡（歲）	1~3		4~6			
活動量[#] 熱量（大卡） 食物種類	稍低 1150	適度 1350	男孩稍低 1550	女孩稍低 1400	男孩適度 1800	女孩適度 1650
全穀雜糧類（碗）	1.5	2	2.5	2	3	3
未精製[*]（碗）	1	1	1.5	1	2	2
其他[*]（碗）	0.5	1	1	1	1	1
豆魚蛋肉類（份）	2	3	3	3	4	3
乳品類（杯）[**]	2	2	2	2	2	2
蔬菜類（份）	2	2	3	3	3	3
水果類（份）	2	2	2	2	2	2
油脂與堅果種子類（份）	4	4	4	4	5	4

[#]稍低：　生活中常做輕度運動，如坐著畫畫、聽故事、看電視，一天約 1 小時不太激烈的動態活動，如走路、慢速騎腳踏車、玩翹翹板、盪鞦韆等。

　適度：　生活中常做中度活動，如遊戲、帶動唱，一天約 1 小時較激烈的活動，如跳舞、玩球、爬上爬下、跑來跑去的活動。

[*]「未精製」主食品，如糙米飯、全麥食品、燕麥、玉米、甘薯等。

　「其他」指白米飯、白麵條、白麵包、饅頭等，這部分全部換成「未精製」更好。

[**]2 歲以下兒童不宜飲用低脂或脫脂乳品。

資料來源：行政院衛福部國健署幼兒期營養參考手冊(2018.10)。

三、學童期

　　此階段，因兒童的活動量增加，須特別注意蛋白質及礦物質的攝取，學童期飲食原則及建議，如表 10-6、10-7。

（一）兒童的飲食原則

1. 每位兒童活動量不同，所需熱量也不同，可視情況而增減。

2. 豆、魚、蛋、肉類要變換食用，因其都含有豐富的蛋白質。

3. 每天最好能喝兩杯牛奶，以提供生長所需的蛋白質，維生素 B_2 及鈣質，並促進牙齒及骨骼的生長。

4. 深綠色及深黃色蔬菜所含的維生素 A、C 及鐵質，含量都比淺色蔬菜高，每天至少吃一份。

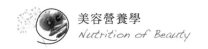

5. 少量多餐，點心份量不宜太多，以不影響正餐為主。

6. 過多的油脂、糖或鹽的食物均不適合作為兒童點心，如薯條、糖果、炸雞、洋芋片、夾心餅乾、可樂、汽水類等。

7. 指導兒童認識食物名稱及營養價值，以協助孩子養成能負責自己飲食的行為能力。

8. 孩子不吃蔬菜可應用下列方法：
   (1) 將蔬菜切細、煮爛、打成汁。
   (2) 變化形狀及烹調方法。
   (3) 配合喜歡的食物一起吃。

（二）學童期每日飲食建議

學童期每日飲食量之建議整理如表 10-6。

表 10-6　學童期每日飲食建議

生活活動強度	稍低		適度	
性別	男	女	男	女
熱量（大卡）	2050	1950	2350	2250
全穀雜糧類（碗）	3	3	4	3.5
未精製*（碗）	1	1	1.5	1.5
其他*（碗）	2	2	2.5	2
豆魚蛋肉類（份）	6	6	6	6
乳品類（杯）	1.5	1.5	1.5	1.5
蔬菜類（份）	4	3	4	4
水果類（份）	3	3	4	3.5
油脂與堅果種子類（份）	6	5	6	6
油脂類（茶匙）	5	4	5	5
堅果種子類（份）	1	1	1	1

*「未精製」主食品，如糙米飯、全麥食品、燕麥、玉米、甘薯等。

　「其他」指白米飯、白麵條、白麵包饅頭等，這部分全部換成「未精製」更好。

資料來源：行政院衛福部國健署學童期營養參考手冊。

四、青春期

此時期是指 11~17 歲階段,在此時期因生長發育快速及活動增加,營養素需求超過成年人,因此須攝取足夠保護性食物及熱量,才能獲得正常的發育生長,青春期的飲食原則及每日飲食建議如表 10-7,敘述如下:

(一)青春期的飲食原則

1. 青春期應注意鈣及鐵質的攝取。

2. 補充適當鈣質、深綠色蔬菜,含鐵質的食物如牛奶、小魚乾、豆腐等。

3. 攝取適量的紅肉、牡蠣、肝臟類及維生素 C 的水果。

4. 咖啡因、碳酸類飲料少喝。

5. 青春期少女正需營養促進生長發育,不宜刻易保持苗條身材而隨便節食。

6. 養成吃早餐的習慣,以供青少年上午在校上課,及參加各種活動所需的熱量與營養素。

7. 青少年活動量大,易不定時進餐及暴飲暴食,而導致腸胃不適,造成營養不均衡,因此應養成定時進餐。

8. 應攝取足夠的蛋白質以應生長所需,因蛋白質是構成與修補肌肉、骨骼、血液及身體各部位組織的基本物質,並形成抗體及增加身體的抵抗力。

(二)青春期每日飲食建議

青春期每日飲食建議如表 10-7。

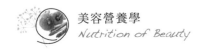

表 10-7　青春期每日飲食建議量

年齡（歲）	13~15				16~18							
生活活動強度	稍低		適度		低		稍低		適度		高	
性別	男	女	男	女	男	女	男	女	男	女	男	女
熱量（大卡）	2400	2050	2800	2350	2150	1650	2500	1900	2900	2250	3350	2550
全穀雜糧類（碗）	4	3	4.5	4	3.5	2.5	4	3	4.5	3.5	5	4
未精製*（碗）	1.5	1	1.5	1.5	1.5	1	1.5	1	1.5	1.5	2	1.5
其他*（碗）	2.5	2	3	2.5	2	1.5	2.5	2	3	2	3	2.5
豆魚蛋肉類（份）	6	6	8	6	6	4	7	5.5	9	6	12	7
乳品類（杯）	1.5	1.5	2	1.5	1.5	1.5	1.5	1.5	2	1.5	2	2
蔬菜類（份）	5	4	5	4	4	3	5	3	5	4	6	5
水果類（份）	4	3	4	4	3	2	4	3	4	3.5	5	4
油脂與堅果種子類（份）	7	6	8	6	6	5	7	5	8	6	8	7
油脂類（茶匙）	6	5	7	5	5	4	6	4	7	5	7	6
堅果種子類（份）	1	1	1	1	1	1	1	1	1	1	1	1

*「未精製」主食品，如糙米飯、全麥食品、燕麥、玉米、番薯等。

　「其他」指白米飯、白麵條、白麵包、饅頭等，這部分全部換成「未精製」更好。

資料來源：行政院衛福部國健署青春期營養（單張）(2018.4.10)。

五、成年期

　　成年人指 20 歲以上的成年人，此時期因個人工作性質不同，活動量大小差異，在熱量需求有很大的不同，其飲食原則如下：

（一）成年期的飲食原則

1. 飲食力求清淡，避免過鹹含鈉高的食物，以防止高血壓。

2. 均衡的營養，避免暴飲暴食及應酬。

3. 多吃富含纖維素的食物，可防止便祕，也可吸收腸內有害物質。

4. 低熱量飲食有飽脹感，可防止肥胖，對糖尿病有預防及治療的功能，而且能降低血中膽固醇濃度。

5. 限制膽固醇、動物性油脂及總油脂量的攝取。

6. 飲食須節制，避免刺激性食物，咖啡、酒不宜過量。

7. 多吃蔬菜、水果、多喝開水、少吃零食。

8. 適當的運動，維持理想的體重。

9. 停經後因易罹患骨質疏鬆症，需補充鈣質及維生素 D_3。

（二）更年期飲食原則

1. 攝取足夠的鈣與鎂：鈣可舒解情緒壓力及預防骨質疏鬆，中年婦女可每日飲用兩杯牛奶或攝取含豐富鈣質的食物，如小魚乾、大骨湯、深綠色蔬菜、豆類製品，鎂對煩躁情緒也有幫助，同時也可降血壓。

2. 補充適當的維生素 B 群：維生素 B 群可安定情緒，B 群主要存在於各種天然、新鮮的食物中，在加工製品中，維生素 B 群已大量流失，應避免食用。

3. 飲食烹調宜清蒸、涼拌、水煮：更年期飲食應盡量以少油為主，以選擇新鮮食材為主，減少加工醃燻及加工罐頭類等食品。

4. 維持理想體重，避免高熱量飲食造成肥胖：更年期婦女因基礎代謝率下降，活動量減少，須注意飲食的節制，否則體重易持續上升，最健康的飲食，以低熱量的均衡飲食，再配合適當的運動，避免熱量囤積，同時也須避免攝取過多甜食。

5. 可補充植物性雌激素，如黃豆製品：黃豆製品含有異黃酮，可補充植物性雌激素，可緩解更年期婦女各種不適症狀，可促進鈣的吸收及利用，預防骨質疏鬆，並降低血液中膽固醇的濃度，以減少心血管疾病的發生。

（三）19~50 歲婦女的飲食建議

在此時期因其活動強度不同來設計以下飲食建議，如表 10-8。

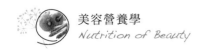

表 10-8　19~50 歲婦女每日飲食建議

年齡（歲）	19~30				31~50			
生活活動強度	低	稍低	適度	高	低	稍低	適度	高
熱量（大卡）	1500	1700	1950	2150	1450	1650	1900	2100
全穀雜糧類（碗）	2.5	3	3	3.5	2	2.5	3	3.5
未精製*（碗）	1	1	1	1.5	1	1	1	1.5
其他*（碗）	1.5	2	2	2	1	1.5	2	2
豆魚蛋肉類（份）	4	4	6	6	4	4	5.5	6
乳品類（杯）	1.5	1.5	1.5	1.5	1.5	1.5	1.5	1.5
蔬菜類（份）	3	3	3	4	3	3	3	4
水果類（份）	2	2	3	3	2	2	3	3
油脂與堅果種子類（份）	4	5	5	6	4	5	5	6
油脂類（茶匙）	3	4	4	5	3	4	4	5
堅果種子類（份）	1	1	1	1	1	1	1	1

*「未精製」主食品，如糙米飯、全麥食品、燕麥、玉米、番薯等。

　「其他」指白米飯、白麵條、白麵包、饅頭等，這部分全部換成「未精製」更好。

資料來源：行政院衛福部國健署婦女期營養（單張）(2018.4.10)。

（四）更年期適宜的食材

　　以食物分類，建議如下：

1. 豆魚蛋肉、奶類：瘦肉、雞肉、豆漿、豆腐、黃豆、豆花、貝類、大骨湯、魚類、秋刀魚、鯖魚、海參。

2. 全穀雜糧類：燕麥、糙米、胚芽米、蕎麥、馬鈴薯、番薯、薏仁、蓮子、百合、胡蘿蔔、蓮藕、山藥。

3. 蔬菜類：黃豆芽、綠花椰菜、茭白筍、花椰菜、草菇、韭菜、冬瓜、紅椒、芹菜、木耳、金針、髮菜、海帶芽。

4. 水果類：楊桃、櫻桃、番茄、百香果、香蕉、木瓜、蘋果、鳳梨。

六、老年期

　　老年期是指 60 歲以上，因身體機能衰退，味覺減退、消化系統、牙齒等功能降低、血管壁變厚、內部變窄，這些生理變化，都會影響飲食的攝取，其健康飲食的原則如下：

（一）老年期健康飲食原則

1. 適度運動、控制體重、減少高熱量食物，以防體重過重。

2. 保持心情愉快，維持規律的生活作息。

3. 少吃辛辣食物，避免抽菸、喝酒、喝含咖啡因等飲料。

4. 以清淡的烹調方式，如蒸、煮等，少用炸、煎、燒、烤等方式。

5. 少鹽、醬料，多用香料、酸味及中藥烹調食物：老年人因味覺不敏感，吃東西會感覺沒味道，可利用具有強烈風味的香料、蔬果來增加食慾，如香菇、洋蔥、九層塔、柳橙、檸檬、鳳梨等，中藥方面可用五香、八角、肉桂、紅棗、枸杞等。

6. 補充鈣質，可預防骨質疏鬆：老年人骨質易疏鬆，骨折機率增加，可補充豐富的鈣質，如低脂牛奶、優酪乳、豆腐、豆皮、豆漿、小魚乾、深綠色蔬菜。

7. 每日補充新鮮水果，以攝取維生素：質地軟的水果，如西瓜、香蕉、木瓜、水蜜桃、奇異果、芒果等，都很適合老年人，如有得糖尿病者，可選擇番石榴、葡萄柚或番茄等甜分低的水果。

8. 須補充膳食纖維，均衡攝取新鮮蔬菜：可選質地較柔軟的蔬菜，如瓜、果、根莖類及葉菜類的嫩芽，可刨細絲或切丁後再烹煮等。

9. 可少量多餐，以點心補充營養素：因咀嚼及消化吸收功能下降，易發生營養不良、骨質疏鬆、貧血等症狀，可在三餐之間供給養生湯、粥、水果等以補充營養。

10. 減少動物性脂肪攝取：老年人攝取油脂以植物油為主，避免食用豬油、肥肉、牛油及油脂含量高的甜點糕餅類。也要少用油炸方式烹調食物。可選用葵花油、橄欖油、玉米油等，才能攝取到不飽和脂肪酸。

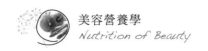
11. 補充適量維生素 B 群：如老年人生病、手術過後、服藥，都易造成維生素 B 群大量流夫，須特別補充維生素 B 群，可在三餐飯中加胚芽米、小麥胚芽、糙米，也可將堅果打碎或煮燕麥粥等。

（二）老年期每日飲食建議

老年期每日飲食建議如表 10-9。

表 10-9　老年期每日飲食建議

年齡（歲）	65 歲以上					
生活活動強度	低		稍低		適度	
性別	男	女	男	女	男	女
熱量（大卡）	1700	1400	1950	1600	2250	1800
全穀雜糧類（碗）	3	2	3	2.5	3.5	3
未精製*（碗）	1	1	1	1	1.5	1
其他*（碗）	2	1	2	1.5	2	2
豆魚蛋肉類（份）	4	4	6	4	6	5
乳品類（杯）	1.5	1.5	1.5	1.5	1.5	1.5
蔬菜類（份）	3	3	3	3	4	3
水果類（份）	2	2	3	2	3.5	2
油脂與堅果種子類（份）	5	4	5	5	6	5
油脂類（茶匙）	4	3	4	4	5	4
堅果種子類（份）	1	1	1	1	1	1

*「未精製」主食品，如糙米飯、全麥食品、燕麥、玉米、番薯等。
　「其他」指白米飯、白麵條、白麵包、饅頭等，這部分全部換成「未精製」更好。
資料來源：行政院衛福部國健署老年期營養手冊(2018.10)。

（三）老年期適宜的食材

以食物類別分述如下：

1. 全穀雜糧類：全麥麵包、燕麥、蕎麥、梗米、五穀米、馬鈴薯、番薯、芋頭、麵線、薏仁、紅豆、山藥、洋蔥、蓮子、玉米。

2. 豆魚蛋肉、奶類：黃豆、豆漿、低脂奶類、瘦肉、黑豆、豆腐、鮭魚、鱈魚、秋刀魚、鱸魚、小魚乾、貝類、雞蛋，蛋黃每日限一顆。

3. 蔬菜類：高麗菜、綠花椰菜、番薯葉、花椰菜、芹菜、莧菜、蘆筍、冬瓜、南瓜、豌豆苗、大黃瓜、絲瓜、豆芽、九層塔、香椿、香菇。

4. 水果類：西瓜、香蕉、水蜜桃、草莓、蜂蜜、木瓜、芒果、番石榴、番茄、葡萄柚、奇異果。

第二節 病人的膳食設計

一、飲食治療的種類

（一）普通飲食(Normal Diet)

1. 目的：適用病情不嚴重，不需特殊飲食限制的病人，與正常飲食相似，但不供應油炸、油煎、太甜、不易消化、刺激性強等食物。

2. 一般原則：
   (1) 維持理想體重。
   (2) 均衡攝取六大類食物。
   (3) 三餐以全穀為主食。
   (4) 盡量選用高纖的食物。
   (5) 少鹽、少油、少糖的飲食原則。
   (6) 攝取適當的鈣質，每日建議量 1000 毫克。
   (7) 飲酒要節制。
   (8) 補充適當的水分。

（二）軟質食物(Soft Diet)

   適用於腸胃不佳、康復期的病人，特色為食物質地柔軟、易消化、調味溫和，所包含的食物種類及份量和普通類似，須禁食的食物有：含粗纖維的蔬菜水果及全穀類；油煎、油炸、油膩的食物；含有筋膠的肉類及調味濃厚的食物等。常用的食物有奶類、豆腐、軟葉、蒸蛋、布丁、果凍、去皮及無籽的水果等。

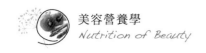

（三）流質飲食(Liquid Diet)

應用於有急性傳染病者：胃炎、熱病、咽喉炎、腹瀉、手術後及不能食用固體食物等病人，又可分為半流質及全流質兩種。

1. 半流質：如木瓜、稀飯、菜泥、碎肉、蛋等食品。

2. 全流質：如豆漿、果汁、米湯、青菜湯、清肉湯等，可用吸管餵食，一天可食用六餐。

（四）高纖維質飲食(High Fiber Diet)

是指飲食中含有較普通飲食為高的纖維質，可供二歲以上各年齡層的飲食。目的是可增加飽足感，延緩胃排空與小腸吸收速率，改善葡萄糖的耐受度，以降低及控制血糖，其生理作用如下：

1. 預防及抒解便祕；憩室病及痔瘡的預防。

2. 促進毒性物質的排泄，預防大腸癌及病變。

3. 降低血膽固醇，減少心臟病罹患率。

4. 控制體重的輔助劑，糖尿病治療的應用，影響礦物質的吸收。

常用食物膳食纖維分類表（常用份量計），如表 10-10。

表 10-10　常用食物膳食纖維分類表

類別	高膳食纖維 （＞3 公克）	中膳食纖維 （2~3 公克）	低膳食纖維 （＜2 公克）
全穀雜糧類	皇帝豆 65 公克 豌豆仁 45 公克 花豆 20 公克 薏仁 20 公克	糙米飯 20 公克 甘藷 110 公克 燕麥片 20 公克 芋頭 110 公克 蓮藕 100 公克 綠豆 20 公克 紅豆 20 公克	白飯 200 公克 拉麵 100 公克 馬鈴薯 100 公克 南瓜 100 公克 油麵 90 公克 白饅頭 75 公克 玉米粒 70 公克 菠蘿麵包 60 公克 全麥吐司 50 公克 白吐司 50 公克

表 10-10　常用食物膳食纖維分類表（續）

類別	高膳食纖維 （＞3 公克）	中膳食纖維 （2~3 公克）	低膳食纖維 （＜2 公克）
蔬菜類 （100 公克）	鮮香菇、黃豆芽、榨菜、青蒜、香椿、甘藷葉、黑木耳、牛蒡、黃秋葵、紅鳳菜、九層塔	花椰菜、苜蓿芽、空心菜、胡蘿蔔、敏豆、海帶、竹筍、鮮草菇、金針菇、柳松菇、猴頭菇、青蔥、茄子、菠菜、韭菜花、玉米筍、皇宮菜、茭白筍、莧菜、青江菜、甜椒	小白菜、澎湖絲瓜、高麗菜、綠豆芽、絲瓜、蘆筍、洋蔥、韭菜黃、冬瓜、苦瓜、芹菜、番茄
水果類	西洋梨 165 公克 泰國芭樂 160 公克 土芭樂 155 公克 香吉士 135 公克 海梨 190 公克 柳丁 170 公克	水蜜桃 150 公克 奇異果 125 公克 聖女番茄 175 公克 棗子 140 公克 黑棗 30 公克	西瓜 365 公克 小玉西瓜 320 公克 哈蜜瓜 225 公克 愛文芒果 225 公克 鳳梨 205 公克 荔枝 185 公克 楊桃 180 公克 蓮霧 180 公克 葡萄 130 公克 加州李 110 公克 釋迦 105 公克 香蕉 95 公克 榴槤 35 公克 紅棗 30 公克
豆類	豆漿 260c.c. 黑豆 20 公克 黃豆 20 公克	豆豉 35 公克 毛豆 50 公克	嫩豆腐 140 公克 豆腐 80 公克 素火腿 50 公克 豆皮 30 公克
堅果及種子類 （1 份購買量）	花生粉 13 公克	瓜子 40 公克 葵瓜子 26 公克	開心果 17 公克 腰果 11 公克 花生 16 公克 杏仁果 9 公克

資料來源：引自謝明哲、葉松鈴、蔡雅惠等(2010)。

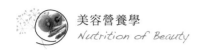

（五）低渣飲食(Low Residue Diet)

　　低渣飲食是減少食物經消化、吸收及發酵後在腸胃道留下的殘渣飲食（是指不能消化、吸收或發酵的動物筋膠、奶類及其製品、植物性纖維的最終產物），其目的是減少排便的頻率及體積，讓腸胃道獲得充分休息，適用於急性腹瀉、潰瘍性結腸炎，大腸檢查、手術或人工肛門手術前後的過渡期。食物的選擇如表 10-11。

表 10-11　低渣飲食食物選擇表

食物的種類	忌食	可食
主食類	1. 根莖類食品：甘薯、芋頭、綠豆、紅豆。 2. 全穀雜糧類及其製品：糙米、米糠、燕麥、麥麩、全麥麵包、麩皮麵包、黑麵包。	所有精製全穀類及其製品，如麵條、吐司、米飯。
蛋類	荷包蛋、煎蛋、滷製過久的硬蛋。	除煎、油炸外其他各種烹調法製作的各種蛋類。
豆類及其製品	油炸過的豆製品及未加工的豆類，如：黃豆。	加工精製的豆製品，如：豆花、豆腐、豆漿、豆乾等。
魚、肉類	未去皮、筋的魚肉類及油炸、油煎的魚肉類、鴨肫、雞肫、牛筋等。	去皮去筋的魚、肉。
奶類及其製品	各式奶類及其製品。	無。
蔬菜類	1. 粗纖維多的蔬菜：如芹菜、竹筍等。 2. 蔬菜的梗、莖及老葉，未烹調的蔬菜。	各種過濾蔬菜汁，去皮、嫩的葉菜類，去子的成熟瓜類等。
水果類	未過濾果汁及高纖維的水果，如黑棗、番石榴、棗子等。	各種過濾果汁、纖維含量少且去皮、子的水果。如哈蜜瓜、西瓜、蓮霧、木瓜、新世紀梨等。
點心類	1. 加水果、乾果的蛋糕及派。 2. 油膩過甜的點心：如綠豆糕、沙其瑪、八寶飯等。	餅乾、清蛋糕。
油脂類	堅果類。	
其他	1. 刺激性調味品，如：大蒜、胡椒、辣椒。 2. 油膩調味太重的湯。 3. 加果粒的果醬、蜜餞。	

資料來源：引自謝明哲、葉松鈴、蔡雅惠等(2010)。

（六）高蛋白飲食

1. 適用於營養不良、手術前後、灼傷、外傷、熱痛、腎痛、肝炎、肝硬化、新陳代謝率過高自發性血糖缺乏症等。

2. 飲食特色：蛋白質較普通飲食高 50%以上，熱量比普通飲食高 25%，以病情輕重而不同，醣類及脂肪供給量應足夠，以避免體蛋白質的破壞。除了三餐外，尚需 2~3 個中間餐，供給優良的全蛋白質食物，如有水腫，禁食食鹽。

3. 限制飲食：

   (1) 低普林：適用於痛風患者，以普通飲食供應，但禁食高普林食物（如沙丁魚、內臟等），限制脂肪供給，因脂肪有礙普林的代謝。

   (2) 限鈉：適用於腎病、肝炎、肝硬化、高血壓之患者，蛋白質的供應要足夠，禁食雞精、乳酪、速食麵、燻醃食品、蠔油及調味醬料等含鈉量高的食物，宜少量多餐。

   (3) 高纖維：適用於便祕患者，如以普通飲食的食物，應增加高纖維的蔬菜及水果，供給大量液體及足夠維生素 B 群，可吃水果、蔬菜、全穀類，避免過於精細的食物。

（七）低蛋白飲食

　　適用於急性腎臟炎、慢性尿毒症、肝病昏迷等患者，飲食特色為採高醣低蛋白的食物，藉以提供足夠熱量，避免體組織的破壞，患者如有水腫，可吃高醣低蛋白的食物，如洋菜、藕粉、葡萄糖、米、甘藷、麵、果汁等，同時要限制鈉之攝取，禁食高蛋白食物，如牛奶、蛋、肉、大豆及堅果類，每日改為 5~6 餐。

（八）高、低熱量飲食

1. 高熱量：適用於營養不良、體重不足、甲狀腺機能亢進等患者。

2. 營養特色：

   (1) 熱量增多，比普通飲食高 25~50%以上。

   (2) 除了三餐外加 2~3 個中間餐，以增加食物攝取量。

   (3) 蛋白質供給較普通飲食為高，可吃高醣食物如米飯、布丁、饅頭、麵包、餅乾、奶油、乳酪及普通飲食所含的食物。

   (4) 增加含高醣食物及易消化的油脂以補充所需熱量。

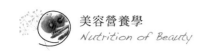

3. 低熱量：飲食特性為熱量比普通飲食低 25~50%，減少高脂及高糖食物的攝取，增加熱量少而體積大的蔬菜及水果，須含有足夠的維生素及礦物質、蛋白質供應為正常或以上，適用於肥胖症、糖尿病、痛風症、急性腎炎、心血管疾病等患者。

二、常見疾病膳食設計及應注意事項

（一）肝病

　　肝病大都是指肝炎，稱為病毒性肝炎，依病毒型別，可分 A、B、C、D、E 及 G 型等。非病毒性指藥物性肝炎及酒精性肝炎，另外還有因糖尿病、肥胖控制不良及新陳代謝異常所造成的脂肪肝，及由慢性肝炎而導致肝硬化演變為肝癌。其飲食原則及需補充的營養素，敘述如下：

1. 肝病的飲食原則：
   (1) 避免飲酒：酒除對肝臟傷害，也會影響身體其他營養素的吸收利用。
   (2) 不可隨意服用補肝藥或成藥，因成分不明，易造成肝臟更大的負擔。
   (3) 高油脂及發霉食物，都會加重肝的負荷及傷害，不宜食用。
   (4) 少吃炸薯條、洋芋片、臘肉、醃製蔬菜、香腸、糖果、蜜餞等食物。
   (5) 有腹水的患者，須嚴格限制鹽分攝取，因每吃下 1 克的鹽，就會累積 200 毫升的腹水。
   (6) 多吃富含葉綠素的食物，可協助解毒，肝臟代謝出的毒素，可附在葉綠素上，能隨著糞便排出體外。
   (7) 飲食採低油、低熱量、不暴飲不暴食，脂肪肝患者應均衡營養。
   (8) 以少量多餐為原則，勿攝取過多的脂肪、熱量，以碳水化合物為主，維持理想體重。
   (9) 避免油炸、油煎、脂肪含量高的食物，因過多的脂肪，易導致非酒精性脂肪肝炎或脂肪肝。

2. 補充適當的營養素：
   (1) 兒茶素：能有效防止肝臟堆積多餘脂肪，具有保護肝臟的功能。
   (2) 卵磷脂：可預防肝硬化，促進脂肪代謝，幫助脂溶性營養素吸收，維持肝功能。

(3) 鉀：如有腹水或浮腫症狀，需嚴控鹽分，同時也需注意鉀離子的補充，如含鉀量高的香蕉、木瓜等水果。

(4) 鐵、鋅：須注意補充鐵、鋅，因慢性肝硬化易缺鋅、鐵等。

(5) 硒：具有提供體內抗氧化物質的輔酶作用，有解毒及保護細胞膜的功能，也可代謝體內有害物質，且可快速修護肝臟，維持正常的運作。

(6) β-胡蘿蔔素：可有效減少血中膽固醇含量，可防止自由基損害身體細胞，以保護肝臟。同時可維持血管彈性，提升抗氧化力，可降低得到脂肪肝及肝癌。

(7) 維生素 B 群：可增強肝臟解毒及助脂肪代謝，減輕有害物質對肝臟造成的傷害，預防脂肪肝及肝硬化。

(8) 維生素 C：可加強對抗病變細胞的能力及縮短病毒感染的復原時間，能有效幫助膽固醇代謝。

(9) 維生素 E：適量攝取維生素 E，可提升抵抗力，修護肝臟細胞，並防止細胞氧化與變性。

（二）糖尿病

當體內的胰島素作用不良，身體的組織對胰島素反應不佳，無法將攝取的澱粉及醣類轉化成能量，或貯存在肌肉、肝臟、脂肪細胞中，而造成血糖含量升高，進而造成種種的併發症。現將其飲食原則及須補充營養素敘述如下：

1. 糖尿病的飲食原則：
   (1) 少吃含精緻醣類的食品，如中西式甜糕餅、糖果、煉乳。
   (2) 均衡飲食，保持體重在正常範圍內。適量攝取主食類、豆魚蛋肉類、奶類、油脂類、水果類等。
   (3) 少吃油炸、油炒、油煎的食物及含高油脂的食物，應選用含富有纖維質的食物，如未加工的全穀類、豆類及蔬果等。
   (4) 飲食須清淡，注意鹽分攝取及加工、醃漬的食物，也避免攝取膽固醇高的食物，如蛋黃或動物內臟。
   (5) 避免喝酒，如無法避免，可吃點零食或小酌，以免血糖過低造成危險。

2. 可補充的營養素：
   (1) 維生素 A：適量的攝取，可助減緩糖尿病症狀。

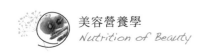
(2) 維生素 B 群：糖尿病患易缺維生素 B_1，需注意補充，維生素 B_6 對血糖控制效果最好，每日需注意適量的補充，以免糖尿病引發的不適症狀。

(3) 維生素 C：有助於非胰島素依賴型的糖尿病患者，可調節血糖。

(4) 維生素 E：協助改善心臟功能，可預防糖尿病的慢性併發症。

(5) 鉻、鎂：鉻能提高葡萄糖進入細胞的效率，鎂攝取不足，易造成血糖不正常。

（三）高血壓

高血壓患者須保持情緒穩定，低鹽低脂、清淡蔬食，以下幾點對飲食原則及補充營養素建議如下：

1. 高血壓的飲食原則：

(1) 均衡飲食，補充適當的維生素，攝取適量膳食纖維及鈣質，以食用低脂奶或奶製品為佳，每日以 2 杯為限。

(2) 少吃加工食品，如魚罐頭、泡麵、貢丸、魚丸。

(3) 避免食用醃、滷、炸、燻製食品，如火腿、香腸、豆腐乳、滷味、肉鬆、漢堡、炸雞、醃蔬菜等食物。

(4) 避免吃刺激性食品如烈酒、辣椒，也少喝咖啡。

(5) 少用含鈉高的醬料及減少鹽分的添加，如豆瓣醬、辣椒醬、沙茶醬、蠔油、烏醋、番茄醬。

(6) 可用烤、蒸、燉等烹調方式來取代油煎及油炸，可降低熱量。

(7) 減少動物性及乳類蛋白質的攝取，多吃植物性蛋白質。

(8) 節制飲食，維持理想體重，因肥胖也是造成高血壓的原因之一。

2. 可補充營養素：

(1) 維生素 B 群：可助患者代謝脂肪與血液循環。

(2) 維生素 C：有助於減少血塊產生，增加血管壁的彈性。

(3) 維生素 E：可抗氧化、預防膽固醇累積於血管中，有助於預防動脈硬化與中風。

(4) 鈣、鎂：鈣能減少血管壓力，有效保護心血管，鎂能促進心臟與血管健康，緩和高血壓症狀。

(5) 鉀：鉀是很好的利尿劑，可加速鈉的代謝，並減少心臟壓力，放鬆血管壁的肌肉，有助於降低血壓。

（四）心臟病

心臟病發生原因，大都來自於動脈血管中堆積凝塊，因而影響血液循環，供給心臟養分及氧氣的血液被阻塞所致。其飲食建議如下：

1. 心臟病的飲食原則：

(1) 少喝咖啡、茶、提神飲料含咖啡因及喝酒。

(2) 選用富含單元不飽和脂肪酸的食用油。

(3) 少攝取富含高膽固醇食品，如蛋黃、內臟類、海鮮、蟹黃、全脂奶粉、奶油、油炸物及甜點。

(4) 可攝取高纖維的食物，如全穀雜糧、全麵麵包、蔬果。

(5) 避免抽菸，因易造成血管硬化，尼古丁會使脈搏加快，易造成心臟負擔。

2. 可補充營養素：

(1) 維生素 A：可有效防止動脈粥狀硬化的形成。

(2) β-胡蘿蔔素：可修護血管組織及抑制膽固醇沉積，防止動脈硬化而導致血管病變。

(3) 維生素 B 群：可減少三酸甘油酯與膽固醇累積，有助於代謝脂肪與醣類，可避免造成心血管負擔。

(4) 維生素 C：維生素 C 可促進膽固醇代謝，可減少動脈粥狀硬化的發生。

(5) 維生素 E：維生素 E 可降低血管硬化與病變的機率，可抗氧化，並預防冠狀動脈硬化。

(6) 鎂、鉀：可助過量的鈉從體內代謝，保持血壓平穩，以免血管病變。

（五）痛風

因體內有過多尿酸，尿酸累積形成結晶，堆積在關節，造成關節炎，痛風發作時，關節會感到紅、腫、痛，常發生在大腳趾關節，以及其他部位的關節，其飲食建議如下：

1. 飲食原則：

(1) 尿酸主要由普林分解而來，須選擇低普林的食物，蛋白質宜由蛋類、奶製品、豬血、海蜇皮、海參來供給。

(2) 避免吃火鍋、滷味、濃湯、內臟、雞精、小魚乾、牡蠣、香菇、蟹、紫菜、蘆筍、黃豆、豆芽，但加工後的豆漿、豆乾普林已流失，則無此限制。

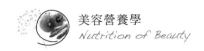

(3) 要多喝水，多吃蔬菜即攝取大量鹼性食物，可讓體內酸鹼中和，有助於尿酸排除。

(4) 維持理想體重，以免對關節造成負擔。

2. 可補充營養素的建議：

(1) 維生素 B 群：可減少熱量攝取，防止痛風發作。

(2) 維生素 C：可降低血中尿酸的含量。

(3) 維生素 E：可改善血液循環，舒緩關節腫痛，加速尿酸排出體外。

(4) 鉀、鎂：鉀、鎂都能調節體液，有助尿液及多餘廢物排出，可改善痛風症狀。

（六）感冒

感冒由多種不同的病毒所引起，患者的鼻涕、呼出、咳出或打噴嚏的飛沫，都含有大量病毒，而且病毒常變種，因此其飲食建議如下：

1. 飲食原則：

(1) 症狀如是喉嚨發炎、發燒、骨頭痛、肌肉痠痛等症狀，避免吃榴槤、龍眼等熱性食物，如症狀是怕冷、流透明鼻水的風寒型，不宜吃性涼的瓜類、蘿蔔、大白菜等。

(2) 感冒患者宜補充適當維生素 C，飲食宜清淡。

(3) 可吃魚類、豆類、肉類等高蛋白質食物，以補充體力。

(4) 雞湯含有豐富的蛋白質及胺基酸，可助恢復元氣。

(5) 一天至少喝 2000c.c.的水，可加一點檸檬汁、鹽或喝運動飲料，可助補充水分及電解質。

2. 可補充的營養素：

(1) 維生素 A：可助修護呼吸道黏膜組織，並強化免疫系統。

(2) 維生素 B 群：可調節新陳代謝，增強免疫系統及神經系統功能的正常運作。

(3) 感冒病程初期 1~2 天，每天可攝取 1000mg C，病程到 3~4 天可減少補充量約 500 mg，需補充至痊癒為止。

(4) 維生素 E：能避免脂肪氧化形成，可抗自由基。

(5) 鋅：鋅對病毒外殼蛋白的合成，具有抑制作用，可穩定上皮細胞及黏膜，而阻礙病毒入侵。

（七）癌症

癌症的飲食建議如下：

1. 癌症飲食原則：

   (1) 少吃含硝的香腸及加工類肉品。

   (2) 飲食少吃肥肉與動物性脂肪，如豬油、牛油，並盡量選擇含不飽和脂肪酸的植物油。

   (3) 少吃煙燻、燒烤類食物。

   (4) 遠離菸、酒，因菸酒同時會增加維生素 C 的消耗，飲酒過量會影響營養素的吸收。

   (5) 勿食用發霉的食物。

   (6) 避免長期飲用反覆煮沸的開水，易吸收水中殘留的致癌物質，對身體造成傷害。

2. 可補充的營養素：

   (1) 維生素 A：可強化上皮細胞，並可刺激免疫系統抗初期癌細胞。

   (2) β-胡蘿蔔素：如血中維生素 A 和 β-胡蘿蔔素偏低，得腸胃道癌症、肺癌的發生率升高。

   (3) 維生素 C：與強化組織及消滅自由基有關，並可阻止亞硝酸鹽與胺類結合成亞硝酸胺的致癌物。

   (4) 維生素 E：能防止脂肪氧化形成，與抗自由基有關。

   (5) 膳食纖維：膳食纖維可促進腸道蠕動，可減少罹癌的機率。

   (6) 銅、硒、錳、鋅：可提供體內抗氧化物質的輔酶作用，可助抗致癌物質。

3. 癌患者適合多吃的食材：

   (1) 全穀雜糧類：胚芽米、燕麥、小麥胚芽、糙米、全麥麵包、馬鈴薯、芋頭、番薯。

   (2) 豆魚蛋肉、奶類：魚類、瘦肉、蛋類、奶類及奶製品。

   (3) 水果類：木瓜、番茄、鳳梨、番石榴、蘋果、柑橘、柳丁、檸檬、文旦。

   (4) 蔬菜類：綠花椰菜、綠黃色蔬菜、菠菜、胡蘿蔔、番薯葉、芥藍菜、高麗菜、油菜、白菜、萵苣、洋蔥、青蔥、韭菜、蒜苗。

   (5) 植物油脂類：葡萄籽油、芥花油、橄欖油等植物油。

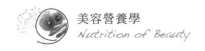
（八）過敏者

過敏者直攝取足夠的維生素，避免攝取易過敏食物，飲食建議如下：

1. 過敏的飲食原則：
   (1) 過敏性鼻炎、氣喘等患者，少吃油炸食物，並選擇富含 Omega-3 的食用油，也可攝取適量魚油。
   (2) 易引起過敏的食物宜慎食，水果中如芒果、荔枝、龍眼等。
   (3) 避免食用不新鮮的蟹、貝、蝦類等海鮮，以免造成嚴重過敏現象。
   (4) 注意會引起過敏的食物來源，如牛奶、蛋、花生、小麥、堅果類、醬油、甲殼類等。
   (5) 少吃高蛋白質類食物，因大部分易引起過敏，例如牛奶、豆類、蛋類、堅果、海鮮。

2. 可補充的營養素：
   (1) 維生素 A：幫助修護上皮及黏膜組織，並強化免疫系統。
   (2) 維生素 B_2：改善皮膚過敏，調節新陳代謝。
   (3) 維生素 B_6、泛酸：可減少過敏的反應，增強免疫系統正常運作。
   (4) 維生素 C：可抗病毒及抵抗細菌感染的雙重功效。
   (5) 維生素 E：能防止皮膚乾燥，降低過敏反應。
   (6) 鋅、銅、硒：對過敏原的合成有抑制作用，而對黏膜和上皮細胞，有使其穩定的功用。

（九）胃炎

腸胃炎多半是不正常飲食習慣所引起，或長期服用不當藥物等情形，胃炎可分為急性、慢性胃炎，其飲食原則建議如下：

1. 飲食治療：
   (1) 急性胃炎應先禁食 1~2 天或給予靜脈營養支持，使胃部得到充分休息，以無刺激性的流質飲食再依序進展至軟質飲食。避免含粗糙纖維過多的食物及酒精。
   (2) 慢性胃炎採用少量多餐，適量蛋白質及熱量的飲食，避免高油脂的食物，補充鈣、鐵等礦物質，必要時可以注射維生素 B_{12} 以補充不足。

2. 飲食的原則：
(1) 以麵食為主：胃酸過多的人可吃麵食（如麵線＋苦茶油）。
(2) 易消化的食物：胡蘿蔔、南瓜、白蘿蔔、包心菜、白菜、豆腐、山藥、馬鈴薯。
(3) 勾芡烹飪：可用地瓜粉或蓮藕粉勾芡烹飪食物，達到滑潤的效用而不傷腸胃。
(4) 採用蒸煮方式：多用蒸、煮的方法，調味要清淡，少油、少糖、少鹽，少用炸、烤、煎、燻的方式。
(5) 蔬果汁：可常喝青木瓜汁、高麗菜生汁、馬鈴薯生汁。

3. 胃炎及胃酸過多的飲食禁忌：
(1) 冰冷食物，越吃冰冷，胃酸就會加劇。
(2) 腰果、瓜子、花生、核桃等核果類，不易消化易導致胃更脹。
(3) 粥類：如米漿、米粥、燕麥粥等，易引起胃酸。
(4) 濃茶、咖啡、菸、酒、辛辣刺激的食物，如大蒜、洋蔥、芥末、韭菜、胡椒、辣椒等。
(5) 甜食，含加工食品及甜度高的水果。
(6) 過量的食物，切忌暴飲暴食。
(7) 胃下垂的人，不宜吃太飽或喝太多，應少量多餐。
(8) 止痛藥：胃痛不可服用止痛藥，因會刺激胃黏膜，促使胃酸分泌，刺激胃黏膜及潰瘍部位，引發更嚴重胃痛，甚至引發胃或十二脂腸出血或穿孔。
(9) 小蘇打：胃及十二指腸潰瘍者不能常服用小蘇打，此類疾病患者多有胃酸增加的狀況。因小蘇打的碳酸氫鈉，會與胃酸產生化學作用，而產生二氧化碳，再二度的刺激胃酸分泌，引起繼發性胃酸增加，會更加重病情。

（十）胃潰瘍

胃潰瘍是一種胃壁出現潰爛的病狀，大都由生活、精神緊張、壓力過大、濫用止痛劑、抽菸、酗酒等而引起的，主要症狀有胃灼熱、上腹部疼痛、食慾不振、脹氣或打嗝、噁心、排黑色便或便帶血等症狀，嚴重會引發胃、十二指腸出血，造成吐血或便血。飲食建議如下：

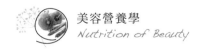

1. 飲食原則：
   (1) 維持良好的營養狀況，可減少幽門桿菌感染後的合併症，因蛋白質、熱量營養不良，微量元素缺乏，都會影響腸胃細胞的再生，進而會影響傷口癒合。
   (2) 宜少量多餐：採低纖維食物，如蔬菜嫩葉、瓜果類蔬菜、麵條、麵線、大豆製品如豆花、豆皮、豆腐等。
   (3) 蒸、煮、燙烹飪：口味宜清淡，可採蒸、煮、燙方式烹飪食物。
   (4) 適量蛋白質：因蛋白質食物對胃酸具有短暫的緩衝作用，也會胃蛋白酶(pepsin)及胃泌素(gastrin)的分泌，因此建議在飲食中提供正常蛋白質的需要量。
   (5) 其他：因潰瘍的發生主因是幽門螺旋桿菌感染所引起，在飲食中可多選用含抗氧化劑，ω-3 脂肪酸及各種植物性化合物。

2. 胃潰瘍的飲食禁忌：
   (1) 菸、酒、濃茶、咖啡。
   (2) 米漿、稀飯、燕麥粥。
   (3) 甜食或甜性水果：如香蕉、龍眼、榴槤、釋迦。
   (4) 不易消化的食物：如花生、核桃、腰果、南瓜子等。
   (5) 辛辣刺激性的食物：如胡椒、辣椒、洋蔥、大蒜、咖哩、沙茶醬、芥末等食物。
   (6) 避免用油炸、油煎、燻烤類食物。
   (7) 避免攝取粗纖維的蔬菜，如帶梗地瓜葉、紅鳳菜、竹筍、芹菜等。

（十一）便祕

便祕者會有精神不振、皮膚長疹發癢、臉上粗糙老化、暗沉生斑。情況嚴重者會影響食慾、食不知味、營養不良。飲食建議如下：

1. 飲食原則：
   (1) 多吃粗纖維食物：如高麗菜、糙米、海帶、馬鈴薯、空心菜、牛蒡。
   (2) 補充適當水分：早上起床可飲用淡鹽水，晚上睡前可飲用蜂蜜水，平日可用魚腥草茶。

(3) 可補充瀉性食物：如傳統豆腐、芹菜、蘆薈、蘆筍、牛蒡、西瓜、香蕉、蜜柑、鳳梨等，但適合實性體質者，虛性體質不適合。

(4) 可喝優酪乳：有助於腸道蠕動，嚴重便祕時可添加寡糖。

(5) 嚴重便祕者：三餐中都可配食傳統豆腐（熟食）及金針葉，可分批的吃地瓜，一天約 1 斤，可煮湯或蒸熟來吃，吃時可加蜂蜜或寡糖，另外也可喝牛蒡汁 500~700c.c.，來協助排出淤積在大腸的宿便。

2. 便祕的飲食禁忌：

(1) 避免攝取太多的麥、奶、肉類等食物。

(2) 避免刺激性的食物：如胡椒、大蒜、辣椒、芥末、洋蔥、咖哩、沙茶醬等。

(3) 糖會減弱腸胃道的蠕動，宜避免；若需吃糖建議以寡糖，或改用蜂蜜，因蜂蜜有潤腸的效果。

(4) 避免攝取使用燻烤、油炸、烘焙、油煎的食物，如臭豆腐、餅乾、炸薯條、炸雞塊。

(5) 不要濫用瀉藥：因長期依賴瀉藥，一旦停用，便祕將會更嚴重，因排便功能難於恢復。

（十二）腹瀉

腹瀉主要症狀有腹痛、嘔吐、腹瀉有膿血、黏液等，飲食的建議如下：

1. 腹瀉的禁忌：

(1) 避免生冷食物：如冰淇淋、冰棒、生菜沙拉、生魚片等。

(2) 避免攝取性寒及滑腸食物：如甲魚、生梨、荸薺。

(3) 避免攝取粗纖維及不易消化食物：如芹菜、韭菜、地瓜莖葉、香菇、大頭菜等。

(4) 避免油膩食物：如煎、炸、烤、燻、動物內臟、肉類濃汁。

(5) 避免辛辣刺激性食物：胡椒、辣椒、洋蔥、大蒜、咖哩、芥末、濃茶、咖啡、酒類等食物。

2. 可建議飲食調理：

(1) 止瀉薑茶：可將乾薑末 3 克、綠茶 10 克用沸水 600c.c.沖泡 15 分鐘，濾渣後即可飲用。

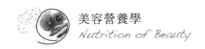
(2) 釋迦止瀉果汁：青蘋果 1 個、釋迦 1 個、檸檬汁 5c.c.、釋迦去籽、青蘋果去皮，加溫開水 100c.c.，全部材料攪拌均勻，即可飲用。

(3) 紫蘇梅小米粥：小米 150 克、紫蘇梅 2 顆，小米不加油乾炒 15 分鐘，加水 250c.c.用電鍋煮至爛熟，食用時再加入紫蘇梅（資料來源引用：歐陽英，2010）。

（十三）腎臟病

應攝取足夠醣類、脂肪及熱量，以防蛋白質消耗過多，注意鈉、鉀、磷的攝取，飲食建議如下：

1. 鈉：慢性腎衰竭患者常出現水腫，並合併有高血壓，因此需降低鈉的攝取，每日鈉的攝取應限制在 2~3 克內。

2. 鉀：腎臟為鉀離子排泄主要器官，因此慢性腎衰竭患者易發生高血鉀，但患者每尿液高於 1,000c.c.時，鉀的代謝通常仍維持在正常範圍，早期慢性腎衰竭患者鉀離子的需要量需視其血鉀濃度調整，患者個別差異很大，當血鉀濃度過高時，鉀的攝取量每日應限制在 1,500~2,300 mg(40~60 meg/day)。

3. 磷：高蛋白質的食物通常含有較高的磷，如尚未透析的腎衰竭患者，每日可建議在 800~1,200 毫克以下或每公斤體重 8~12 毫克。但因磷的攝取與腎臟功能惡化有關，所以建議每日最好控制在 600 毫克以下。

4. 慢性腎衰竭患者熱量建議以維持理想體重，建議每日每公斤體重約需 35kcal，但臨床營養師會視年齡及活動量調整，可建議攝取低蛋白高熱量食物如下：米粉、冬粉、涼粉、澄粉、粉圓、粉條、西谷米、粉粿、藕粉、太白粉、玉米粉、番薯粉、洋菜、愛玉、蜂蜜、糖飴、白糖、冰糖、低蛋白米粒、低蛋白麵粉、玉米油、黃豆油。

5. 不適合腎衰竭患者食用的高磷食物如下：
   (1) 內臟類、魚頭、蝦頭等海鮮類。
   (2) 巧克力、可可、酵母、奶製品、胚芽、全穀類。
   (3) 毛豆、蠶豆、綠豆、豆仁等豆類。
   (4) 核桃、花生、瓜子、腰果、杏仁等種子堅果類。

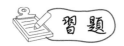

一、選擇題

( )　1.　懷孕期飲食原則，懷孕第二期每天需增多少大卡？　(A)100 大卡　(B)300 大卡　(C)200 大卡　(D)250 大卡。

( )　2.　懷孕第三期，每天需增多少大卡？　(A)150 大卡　(B)200 大卡　(C)250 大卡　(D)300 大卡。

( )　3.　懷孕第一期應攝取多少克蛋白質才算足夠？　(A)10 公克　(B)8 公克　(C)6 公克　(D)4 公克。

( )　4.　懷孕第二期應攝取多少克蛋白質才算足夠？　(A)6 公克　(B)10 公克　(C)12 公克　(D)14 公克。

( )　5.　懷孕第三期應攝取多少克蛋白質才算足夠？　(A)6 公克　(B)8 公克　(C)10 公克　(D)14 公克。

( )　6.　懷孕期的飲食原則，每日碳水化合物至少占總熱量多少％？　(A)40%　(B)50%　(C)55%　(D)60%。

( )　7.　懷孕期的飲食原則，每日碳水化合物以不超過多少％？　(A)40%　(B)50%　(C)55%　(D)65%。

( )　8.　嬰兒期食物營養素建議在幾個月後，才添加副食品？　(A)5 個月　(B)6 個月後　(C)7 個月後　(D)8 個月後。

( )　9.　開罐後食品應在多久內用完？　(A)8 小時內　(B)15 小時內　(C)24 小時內　(D)30 小時內。

( )　10.　黃豆製品含有何種營養素，可補充植物性雌激素？　(A)異黃酮　(B)蘋果酸　(C)維生素 B 群　(D)鈣、鈉、鉀。

( )　11.　飲食治療原則有哪些？①均衡攝取六大類食物；②三餐以全穀為主食；③選用高纖食物；④少鹽、少油、少糖的飲食原則　(A)①＋②　(B)②＋③＋④　(C)①＋②＋③　(D)①＋②＋③＋④。

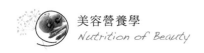
（　）12. 適用於腸胃不佳，康復期的病人，是何種飲食？　(A)普通飲食　(B)軟食飲食　(C)流質飲食　(D)高纖飲食。

（　）13. 應用於有急性傳染病者：如胃炎、腹瀉、手術後者，是何種飲食？(A)普通飲食　(B)軟質飲食　(C)流質飲食　(D)以上皆可。

（　）14. 下列的食物，何者屬於全流質飲食？①木瓜、②豆漿、③米湯、④青菜湯、⑤清肉湯　(A)①＋②＋③　(B)①＋②＋③＋④　(C)①＋②＋③＋④＋⑤　(D)②＋③＋④＋⑤。

（　）15. 高纖維質飲食其生理作用有哪些？①預防便祕、②預防大腸癌及病變、③降低血膽固醇、④控制體重　(A)①＋②　(B)①＋②＋③　(C)②＋③＋④　(D)①＋②＋③＋④。

（　）16. 在低渣飲食中，在蛋類中，何種是忌食？　(A)荷包蛋　(B)煎蛋　(C)滷製過久的硬蛋　(D)以上皆是。

（　）17. 適用於營養不良、手術前後、灼傷、外傷、熱痛、肝炎，可採哪種飲食治療？　(A)流質飲食　(B)軟質飲食　(C)高蛋白質飲食　(D)低蛋白飲食。

（　）18. 高熱量飲食，熱量增多，比普通飲食高多少%以上？　(A)10~25%　(B)25~50%　(C)35~50%　(D)40~60%。

（　）19. 低熱量飲食，熱量比普通飲食低於多少%？　(A)10~25%　(B)20~30%　(C)25~50%　(D)40~60%。

（　）20. 感冒時可補充哪些營養素？　(A)維生素 A　(B)維生素 B 群　(C)維生素 C　(D)以上皆是。

二、問答題

1. 懷孕及哺乳期的飲食原則有哪些？

2. 嬰幼期飲食原則有哪些？

3. 更年期飲食原則有哪些？

4. 糖尿病的飲食原則有哪些？

5. 高血壓應注意哪些飲食原則？

6. 心臟病應注意哪些飲食原則？

7. 感冒時應注意哪些飲食原則？

Memo

Nutrition of Beauty

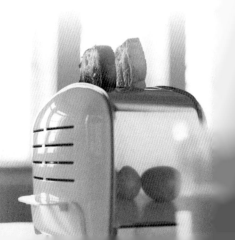

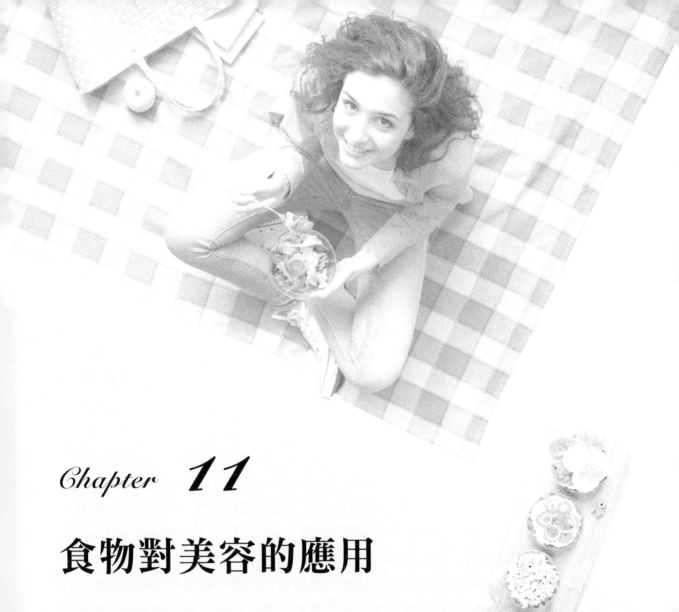

Chapter *11*

食物對美容的應用

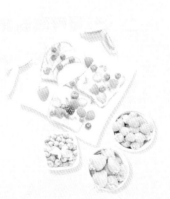

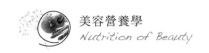

　　飲食不當及生活上不良習慣，造成對身體健康影響甚大，沒有健康身體，談何養顏美容，現將食物酸鹼性、食物的性味對身體健康的影響及對美顏養身的食物、頭髮及指甲有關食物，分別敘述如下：

第一節　打造健康的鹼性體質

　　什麼是身體酸鹼值，指的是什麼，有些人以為身體的酸鹼值指的是血液之酸鹼，其實不是，是指「組織間液」，而非「血液」。當我們的身體內，存在過多酸性物質，來不及排出體外，會使組織間液變酸，而影響身體的正常功能。現將如何界定體質的酸鹼性，體質變酸對身體的影響，及造成酸性的原因，與如何改變身體的酸鹼值及常見的酸性與鹼性食物，分別敘述如下：

一、如何界定體質的酸鹼性

　　在化學實驗中，以 pH 值 7 為分隔，pH 值等於 7 呈中性，pH 值大於 7 代表溶液量鹼性，pH 值小於 7 代表溶液呈酸性，但講到體質，以 7.4 作為區分標準。體內組織間液 pH 值小於 7.4 者是屬酸性體質，pH 值大於 7.4 者為鹼性體質。正常人體血液的酸鹼度，呈現弱鹼性，pH 值為 7.35~7.45 之間，只要數值出現一點點變化，人體的功能就會出問題，血液的酸鹼值，是透過緩衝劑、呼吸系統、代謝系統等三組機制來維持。血液中的緩衝劑是碳酸與碳酸氫鹽，當人體經消化代謝，產生過多的酸性物質時，緩衝劑會率先發揮作用來提升 pH 值，在化學反應中會產生二氧化碳，肺臟會把二氧化碳排出人體，腎臟也會把酸性物質透過尿液排出體外，來維持身體的酸鹼平衡，當血液中的 pH 值小於 7.35，人體就會酸中毒，如大於 7.45 就會鹼中毒。因此須注意血液酸鹼值的穩定，才能維持健康。

二、體質變酸對健康有何影響

　　酸性體質者代謝能力較差，會惡化細胞的生存條件，使細胞功能下降，並影響免疫功能，而易引發各種疾病，較常見的分別敘述如下：

（一）酸性體質的生理表徵

1. 皮膚無光澤，臉上易長出不明物。

2. 一上車便想睡覺。

3. 身上易長濕疹。

4. 四肢瘦瘦的，但下腹特別突出。

5. 稍微運動易感疲勞，上下樓梯會感覺喘氣。

6. 常出現便祕、口臭現象。

7. 易發胖。

8. 易瘀青，四肢易冰冷。

9. 步伐緩慢，動作遲緩。

（二）酸性體質易引起的疾病

1. 骨質疏鬆：當體液偏酸，血液中的血鈣會與酸性的物質結合成鈣鹽，使血鈣濃度降低，如要維持血鈣的濃度穩定，身體機制會自動溶解骨骼中的鈣質，而將其補充至血液中。如長期攝取大量酸性食物，血鈣就會消耗越多，發生骨質疏鬆症就越高。

2. 關節炎、痛風：尿酸堆積在關節，易引起發炎疼痛。

3. 高血壓、高血脂：如攝取過量的酸性食物，易造成人體代謝作用紊亂，而引發如高血壓、高血脂等慢性疾病。

4. 動脈硬化：過多的三酸甘油酯、膽固醇等，會造成動脈硬化，酸性物質會使動脈硬化更加嚴重。

5. 腸胃問題：腸胃道如酸性物質過多，除了易造成器官組織的傷害外，如胃潰瘍，也會引起便祕、腹瀉等症狀。

6. 糖尿病：酸性物質會降低胰島素的活性，當胰島素的活性降低，血糖代謝功能就不好，易產生更多的酸性物質，會使得糖尿病病情惡化。

7. 癌症：酸性體質會使免疫細胞抗菌能力下降，罹患癌症的機率就更高。

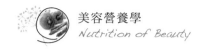
三、造成酸性體質的原因

易造成酸性體質原因如下：

1. 生活作息失衡：夜生活的人或休息的時間不夠，會引起自律神經的失調，而影響新陳代謝與內分泌，最後體質就會慢慢偏酸。

2. 吃消夜者：晚上 8 點後進食稱宵夜，因晚上人體活動力低，大部分處於休息的狀況，食物留在腸子裡會變酸、發酵，而產生毒素促使體質變酸。

3. 不吃早餐者：人體在凌晨 4 點 30 分體溫達到最低點，血液循環會變慢，氧氣減少，形成缺氧性燃燒，使體質變酸。

4. 肉食過多，菜吃少：專家建議，酸鹼食物比例應 1（酸）：3（鹼），肉類、脂肪皆為酸性物質。

5. 吃太精緻的食物：食飲缺乏纖維，腸蠕動功能變差，易造成便祕及毒素囤積而造成酸性體質。

6. 精神壓力過大：課業、工作、家庭等，無形、有形的壓力存在生活中，無法舒壓，便會引發生理一些反應，而導致體質的酸化，對健康造成不良影響。

7. 環境汙染：因工商業發展，長期使用有害元素，吃下被汙染的食物，吸入汙染空氣，酸性物質不斷累積在體內，導致體內體質漸漸變酸。

8. 運動量太少：運動流汗可促進新陳代謝，能協助身體多餘的酸性物質排除。運動太少，易使酸性物質滯留體內，無法排出，易造成體質酸化。

9. 抽菸飲酒過度：有抽菸飲酒者，易影響血液循環及新陳代謝，而導致體質變酸。

四、如何改變身體的酸鹼值

從改變生活細節開始，調整飲食，良好的飲食、生活作息正常、養成固定運動習慣，因此應注意以下幾點：

（一）生活習慣的調整

1. 不熬夜、不吃宵夜。

2. 不吃零食、不喝含糖飲料。

3. 飲食均衡、作息正常。

4. 維持心情愉快，避免壓力過高。

5. 養成運動習慣。

6. 不抽菸、喝酒及刺激性食物。

7. 攝取適當的蔬果，少吃肉食。

（二）吃什麼可平衡酸鹼體值

　　現將常見富含礦物質的鹼性食物，整理如下：

1. 花椰菜：花椰菜中的鉀、鈣有助於調整體質的酸鹼值，維生素 C、類胡蘿蔔素、膳食纖維，可協助排毒，讓身體可得到鹼化效果。

2. 海藻類：紫菜、海帶芽、髮菜、海帶、洋菜都屬於海藻類，其中海藻類食物富含膳食纖維、維生素 B 群、C 等。另外，海帶與紫菜所含的鹼性元素較多，可減少體內有害的酸性物質。

3. 洋蔥：洋蔥可預防糖尿病、骨質疏鬆及預防衰老，也可減緩過敏症狀、維護心血管及免疫功能及減少癌症等病症。

4. 香菇：香菇含豐富鉀，可調節身體的酸鹼值，並也含有甘露醇、多醣體、維生素 B 群、D 及膳食纖維等營養素，有助於排除酸性毒素，可強化免疫系統、抗癌，達到保健功效。

5. 秋葵：秋葵因富含維生素 C、鉀、鈣、鎂、類胡蘿蔔素、膳食纖維等，可減少體內的毒性酸性物質。

6. 蘋果：蘋果的果膠，膳食纖維能降低膽固醇，可增加腸內益菌，蘋果酸、硒，都可助酸性毒素排出，如再加上鉀的幫忙，可使體內鹼性元素更多，可改善酸性體質。

7. 木瓜：木瓜富含鉀、鈣等鹼性元素，不僅可幫助消化，也可幫助調節身體的酸鹼值。

8. 奇異果：奇異果富含膳食纖維，葉酸、類胡蘿蔔素、精胺酸、維生素 C、鉀、鈣等成分，因所含鹼性成分較多，可改善酸性體質。

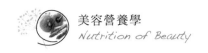

美容營養學
Nutrition of Beauty

9. 檸檬：雖然是口感酸味，但它是鹼性食物，因含有檸檬酸鉀，可改善酸性體質。

10. 綠茶：綠茶中所含的兒茶素、維生素 C 等營養素，可加強免疫力，預防細胞老化。

（三）常見的酸性及鹼性食物

現將常見鹼性食物整理如表 11-1、11-2。

1. 常見鹼性食物如表 11-1。

表 11-1　常見鹼性食物種類

食物類別	常見鹼性代表食物
1.根莖類	洋蔥、百合、南瓜、蘆筍、芋頭、蓮藕、竹筍、白蘿蔔、茭白筍、牛蒡、山藥、荸薺、番薯、菱角、紅蘿蔔、馬鈴薯。
2.蔬菜類	高麗菜、花椰菜、芹菜、小白菜、空心菜、苜蓿芽、黃瓜、苦瓜、茼蒿、秋葵、豆芽菜、絲瓜、四季豆、青江菜、小白菜、龍鬚菜、蒟蒻粉、芥蘭、大白菜、明日菜、番薯葉、莧菜、油菜、空心菜、毛豆、小松菜、三麗菜、豌豆莢、茄子。
3.堅果、豆類	栗子、杏仁、紅豆、綠豆、豆腐、大豆、扁豆、蕪南瓜子。
4.菇蕈類	蘑菇、玉蕈、松茸、黑木耳、白木耳、金針菇、鴻禧菇、猴頭菇、杏鮑菇、草菇、秀珍菇、美白菇、香菇、竹笙。
5.海菜類	海帶、海藻、海帶芽、洋菜、紫菜、珊瑚草。
6.水果類	木瓜、酪梨、櫻桃、桑椹、枇杷、草莓、奇異果、哈密瓜、蘋果、葡萄、檸檬、芒果、香蕉、梅子、鳳梨、無花果、楊桃、番石榴、橘子、西瓜、水蜜桃、柳橙、柿、栗子。
7.調味料	大蒜、芫荽、九層塔、青蔥、百里香、迷迭香、咖哩、薑、味噌、純釀醬油、八角、釀造醋、芝麻醬。
8.食用油	亞麻仁油、橄欖油、菜籽油。
9.點心、零食	無糖蔓越莓乾、無糖葡萄乾、豆花。
10.乳、雞蛋	牛乳、人乳、蛋白
11.飲料類	無糖豆漿、無糖花茶、黑咖啡、水果醋、薑茶、礦泉水、葡萄酒、現榨蔬果汁、綠茶。

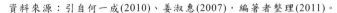

資料來源：引自何一成(2010)、姜淑惠(2007)，編著者整理(2011)。

2. 常見酸性食物如表 11-2。

表 11-2　常見酸性食物的種類

種類	常見酸性食物
1.肉類	牛肉、雞肉、豬肉、羊肉、香腸、內臟、培根、火腿、雞肉湯。
2.乳製品	乳酪
3.雞蛋	蛋黃
4.海鮮類	魚、蝦、牡蠣、魷魚、蟹、蜆、蛤蜊、鯉魚、鯛魚、鰻魚、干貝、魚卵、鮑魚。
5.全穀雜糧類	米糠、麥糠、胚芽米、燕麥、蕎麥粉、白米、糙米、小麥、玉米、麵粉、大麥、麵包、麩。
6.堅果類	花生、核桃、腰果。
7.調味料	沙茶醬、醬油膏、蠔油、味精、花生醬
8.食用油	精製椰子油、精製沙拉油、豬油、牛油、奶油。
9.豆類	豌豆、蠶豆、落花生、味噌、醬油、油炸豆腐。
10.外食小吃	燒餅、胡椒餅、意大利麵、鹹酥雞、豬肉漢堡、油飯、牛肉漢堡、雞腿便當、蚵仔麵線、排骨便當、炸臭豆腐、豬血糕、炸甜不辣、炸雞塊、糯米腸、炸春捲、蘿蔔糕。
11.點心零食	蛋糕、糖果、洋芋片、甜甜圈、布丁、冰淇淋、巧克力、炸薯條、麵包、鳳梨酥、泡芙、饅頭、餅乾、果凍、可樂餅、熱狗。
12.水果類	小紅莓、藍莓、蜜棗、加州李。

資料來源：引自柯一成(2010)、姜淑惠(2007)，編著者整理(2011)。

第二節　食物的性味

食物性味，依食物的回氣及食物的五味來分別敘述如下：

一、食物的性

食物的性是指四氣熱、寒、溫、涼、大溫歸熱，一般把微寒歸涼，性溫稱為半性，現分別說明如下：

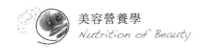
（一）溫熱食物

溫熱食物即一般民眾所說熱或燥的食物，此類食物可提高人體的新陳代謝，增加熱量產生，適用於寒證及寒性體質者，整理如表 11-3。

表 11-3　溫熱食物

類別	食物的種類
肉類	雞肉、羊肉、牛肉、蝦肉、豬肚、鰱魚、鱔魚、鱒魚、海參、火腿、龜肉、狗肉。
菜類	油菜子、芥菜、韭菜、香菜、南瓜、蠶豆、黃豆、胡椒、海參、蔥、蒜、胡蘿蔔等。
水果類	木瓜、李仁、石榴、櫻桃、栗子、荔枝、龍眼肉。
其他	胡桃、紅糖、麵粉、糯米、小茴香、高粱、羊乳。

資料來源：引自陳師瑩、周志輝等(2009)，編著者整理(2011)。

（二）寒涼食物

寒涼食物是指「冷」、「涼」或「退火」的食物，可使人體能量代謝率降低、產熱下降，此種食物適用於熱性體質及熱證者，整理如表 11-4。

表 11-4　寒涼食物

類別	食物的種類
肉類	鴨肉、鵝肉、豬肉、牡蠣肉、田螺、兔肉、鱉肉。
蔬菜類	白菜、芹菜、菠菜、莧菜、紫菜、蕹菜、海帶、蕨菜、竹笙、苦瓜、黃瓜、冬瓜、甜茄子、冬瓜子、白蘿蔔、茭白筍、蘑菇、豆芽菜、冬莧菜、淡豆豉、食鹽等。
水果類	番茄、枇杷、桑椹、香蕉、蘋果、柿子、梨、西瓜、柑橙、柚子。
其他	小麥、大麥、小米、綠豆、薏仁、豆腐、蕎麥、牛乳、蜂蜜、茶葉。

資料來源：引自陳師瑩、周志輝等(2009)。

（三）平性食物

平性食物的性質較平和，介於溫熱與寒涼性質之間，適用於任何體質及熱證、寒證者。現將其整理如表 11-5。

表 11-5　平性食物

類別	食物的種類
肉類	鱈魚、鰻魚、鯽魚、鯧魚、豬腎、海蜇、豬心、豬肺、鴨蛋、鴿蛋、鵪鶉、燕窩。
蔬菜類	絲瓜、木耳、大頭菜、百合、荷葉、四季豆、空心菜、馬鈴薯、黃菜花、芋頭、玉米、洋蔥、香椿、白木耳。
水果類	李子、葡萄、桃子、無花果、橄欖、酸性棗仁。
其他	百合、大棗、芡實、蓮子、粳米、山藥、赤小豆、黑芝麻、黑豆、杏仁。

資料來源：引自陳師瑩、周志輝等(2009)，編著者整理(2011)。

二、食物的五味

可分為甘平、酸平、苦平、辛平、鹹平，甘溫熱、甘寒涼來分類，整理如表11-6。

表 11-6　食物的五味

五味的類別	食物的分類	食物的種類
甘平	1.動物類	豬心
	2.蔬菜類	蠶豆、豌豆、豆芽、木耳、茼蒿、番薯、包心白菜、空心菜、菱角
	3.水果類	枇杷、葡萄、無花果、甘蔗、菠蘿蜜
	4.其他類	百合、山藥、玉米、粳米、黑豆、紅豆、黃高粱、葵瓜子、黑芝麻、花生、紅棗、白果、蓮子、芡實
酸平		青梅、烏賊、蘋果
苦平		香椿頭、苜蓿
辛平		蔥、芋頭、兔肉
鹹平		豬血、鴿肉、海蜇、雞肉等
甘溫熱	1.動物類	牛肉、豬肚、雞蛋黃、雞肉、雞肝、鵝蛋、鰱魚、鯽魚、鱔魚、草魚、海參、蝦
	2.蔬菜類	白扁豆、黃豆、胡蘿蔔、南瓜、白菜
	3.水果類	櫻桃、石榴、椰子、荔枝
	4.其他類	黍米、麵、南瓜子、胡桃、紅棗、龍眼肉、杏仁、紅糖、酒釀、麥芽糖

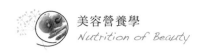

表 11-6　食物的五味（續）

五味的類別	食物的分類	食物的種類
甘寒涼	1.動物類	豬腸、豬肺、墨魚、鴨蛋、螺
	2.蔬菜類	黃瓜、冬瓜、絲瓜、菜瓜、萵苣、馬鈴薯、荸薺、蘆根、竹筍、莧菜、菠菜、黃花菜、小白菜、茄子、龍鬚菜
	3.水果類	梨、西瓜、香蕉、柿子、柑橘
	4.其他類	麩皮、麥、麵筋、黑扁豆、綠豆、白高粱、白芝麻、薏仁、菊花、茶、豆腐

資料來源：引自陳師瑩、周志堅等(2009)。

三、藥物的五味

五味是指藥物之五種不同的藥味，是指辛、甘、酸、苦、鹹，其特點歸納如下：

1. 辛味：具發散、行氣、和血作用，多食則氣散。

2. 甘味：具和緩、補養作用，可養陰和中，調和藥性，多食則壅塞、滯氣、令人腹脹。

3. 酸味：具有收斂、固澀，多食則痙攣。

4. 苦味：具有燥和瀉的作用，多食則易腹瀉、敗胃。

5. 鹹味：具有軟堅散結、潤下、潛降的作用，多食則血脈凝冷變色，易傷脾胃。

第三節　美顏養身的食物

飲食療養，自古以來是重要的飲食文化，慎選食物，節制飲食，不但改善體質也可達到美容保健的效果，本單元分別介紹改善氣的食物、淨膚抗痘、緊緻防皺、祛斑美白、瘦身、消脂、舒壓、提神、消除疲勞等相關的食物，分別敘述如下：

一、改善氣色的食物

能改善氣色的食物，依所含的營養素來分類，分別說明如下：

（一）富含蛋白質食物

蛋白質依結構可分為：簡單蛋白質、複合蛋白質，此兩種蛋白質都跟美容保健有相關性：

1. 膠原蛋白(Collagen)：飲食中攝取足夠的膠原蛋白，可維護身體特定組織細胞更生的基本元素，保持細胞的健康，其主要來源為動物性食物，如軟骨、結締組織，食物來源：如羊肉、家禽肉、蛋、魚肉、奶製品、牛奶等。

2. 角蛋白(Keratin)：與彈性纖維蛋白、膠原蛋白，都是同為硬蛋白素的一種，攝取足夠的角蛋白飲食，可預防頭髮因染、整、燙所帶的傷害，可使頭髮有彈性，如飲食中缺乏維生素 A 時，也易使皮膚上皮組織細胞產生過多的角蛋白，造成皮膚乾燥或毛囊性皮膚角化症。主要來源為動物性食物，如：魚類、禽類、軟骨、結締組織、牛奶、乳製品等。

3. 組織蛋白(Textured protein)：此類蛋白質分為三種，分別為肝藏組織蛋白質、胸腺組織蛋白質、紅血球等，其中紅血球與養身最直接相關，攝取足量的組織蛋白質，可供生物體內紅血球生成，健康的紅血球可攜帶氧氣及營養素循環至全身各組織中，並保持器官及組織更生、修補，其主要來源為動物性食物。

4. 色素蛋白質：足夠的血紅素，可使血液能正常運送氧氣，生物體也不會產生血色素過低的狀況。

5. 彈性纖維蛋白(Elastin)：足量的纖維蛋白質，可使身體內血管壁彈性增加，也可促進末梢血管血液流動，能保持皮膚的紅潤及彈性，主要來源為動物性食物，如：軟骨、結締組織、乳製品、牛奶等。

6. 金屬蛋白質：與養身有相關性的有運鐵蛋白(Transferrin)與鐵血質(Hemosiderin)。攝取足夠的話，可避免身體內末梢血管供氧量不足所造成的手腳冰冷狀況，也可改善氣色，使臉色紅潤有光澤。主要食物來源：海鮮、肉類、牛奶，植物性食品有豆類、核果、穀類等。

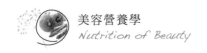

（二）含有豐富的維生素 B 群食物

維生素 B 群也稱為綜合維生素 B，各種營養素與養身美容相關性如下：

1. 維生素 B_1：為神經系統及心臟的正常功能所必需的營養素。

2. 維生素 B_2：是維持皮膚與黏膜的健康所需的營養素。

3. 維生素 B_6：維生素 B_6 主要是參與蛋白質代謝及荷爾蒙與紅血球的合成，也協助大腦與神經的葡萄糖供給。也是色胺酸轉換成菸鹼酸的營養素。

4. 維生素 B_{12}：腸道中的細菌也可合成少量的維生素 B_{12}，但人體需要依賴胃分泌一種內在因子結合才能在腸道吸收維生素 B_{12}。維生素 B_{12} 對人體影響如下：
   (1) 維生素 B_{12} 會影響細胞遺傳物質 DNA 的複製與合成。
   (2) 維生素 B_{12} 也參與蛋白質與脂肪酸的新陳代謝，如缺乏維生素 B_{12}，易導致嚴重的貧血，也會因脂肪酸代謝異常而造成神經的破壞，進而會有危及生命安全的可能。
   (3) 食物來源：肉、肝、腎及乳製品，植物性食物含量較少。

5. 葉酸：也稱造血維生素，與維生素 B_6 一同參與胺基酸的新陳代謝，此外，葉酸也與維生素 B_{12} 在生物體內共同參與體內核酸的合成。主要來源為動物的肝臟與豆類食品及綠色植物。

6. 生物素：生物素為身體營養素代謝主要因子之一，腸道中的細菌可合成，可參與能量的新陳代謝，蛋白質、脂肪及核酸的合成及製造。食物來源：如肝臟、蛋黃、酵母、全穀類、乳製品、豆類、堅果等。

7. 菸鹼酸：主要與體內電子傳遞有關，可助末梢血管血液的流通，也可由色胺酸轉換代謝而來，如色胺酸攝取不足也會產生菸鹼性缺乏的臨床症狀，因此攝取足夠有助於維護腸胃道、皮膚、神經及精神系統的正常功能，主要食物來源如：腎臟、肝臟、麥芽、酵母、糙米等。

8. 泛酸：在體內是輔酵素的角色，如能量的新陳代謝、脂肪酸的合成、抗體、紅血球與荷爾蒙的合成等，主要食物來源如：肉類、牛奶、全穀類、小麥胚芽、酵母、豆類等。

（三）含有鐵質的食物

　　鐵質是構成細胞色素與血紅素的基本組成之一，也參與細胞的呼吸作用。如攝取足夠的鐵質可助細胞與細胞間氧氣的交換與運送，如鐵質不夠，則氧氣的運送量減少，其來源為深綠色蔬菜如甜菜、甘藍菜芽、綠花椰菜，另一來源為海產類。

（四）改善氣色較優質的食物

　　現將較優質的食物，以食物名稱、原理及所含重要營養素，整理如表 11-7。

🍉 表 11-7　改善氣色的食物

食物名稱	重要的營養素	主要功效	改善氣色原理
動物肝臟	脂肪、蛋白質、鐵、鉀、鋅、維生素 A、B 群、C、D 和輔酶	1. 活血潤色 2. 保護肌膚	動物肝臟中所含的生物素，有助於細胞分裂正常、維護肌膚的健康。
牛肉	醣類、蛋白質、維生素 A、B 群、鐵、鋅、鉀、磷	1. 恢復肌膚血色 2. 促進代謝	因含有豐富的鐵質，可助補血，富含有維生素 B 群、蛋白質可促進代謝、保護肌膚、恢復元氣。
鰻魚	脂肪、蛋白質、維生素 A、B_{12}、D、E、膽固醇、鐵、鈉、鉀、鈣、磷、硒	1. 紅潤氣色 2. 修復肌膚	鰻魚含有極為豐富的膠原蛋白，可修復肌膚、恢復光澤，也含有礦物質及多種維生素，可促進血液循環、紅潤氣色。
優酪乳	醣類、蛋白質、菸鹼酸、乳酸菌、鉀、鈣	1. 排除毒素 2. 氣色變好	優酪乳中含有豐富的乳酸菌，可助體內排除毒素，自然能擁有好氣色。
豌豆	醣類、蛋白質、維生素 A、B 群、C、膳食纖維、鈣、鉀、鐵、磷	1. 排毒潤膚 2. 改善暗沉	因富含膳食纖維，有助於排出體內毒素，可改善氣色，並含有維生素 A，有助潤膚靚顏。
杏仁	醣類、鈣、鎂、鉀、鐵、磷、鋅、維生素 B 群、C、E	1. 促進血液循環 2. 潤色美容	杏仁及其他堅果種子類食物，都含有維生素 E，可促進血液循環，有益滋潤氣色。

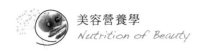
表 11-7　改善氣色的食物（續）

食物名稱	重要的營養素	主要功效	改善氣色原理
葡萄	醣類、有機酸、類黃酮素、原花青素、葉酸、鐵、鉀、維生素 C、E	1. 抗氧化 2. 高鐵美顏	因同時含葉酸及鐵質，有助於紅血球正常運作，對恢復肌膚血色有益。
荔枝	醣類、檸檬酸、膳食纖維、維生素 B 群、C、鈣、鉀	1. 促進代謝 2. 掃除暗沉	適量食用荔枝，因富含葡萄糖，能促進血液循環，可改善肌膚暗沉問題。
柳橙	醣類、類黃酮素、類胡蘿蔔素、有機酸、膳食纖維、維生素 C、鈣、鉀	1. 排毒靚顏 2. 美白抗老	因富含有豐富的維生素 C，是很好的抗氧化成分，可清除體內有害的物質，掃除暗沉肌膚。

資料來源：引自鄭惠文(2010)。

二、淨膚抗痘類食物

當飲食不當、內分泌失調、空氣汙染、清潔不當皆可引起痤瘡，俗稱青春痘，除了適當保養、生活作息正常、飲食的適當攝取也很重要，現對淨膚抗痘較優質的食物，整理如表 11-8。

表 11-8　淨膚抗痘較優質的食物

食物名稱	重要的營養素	主要功效	有效抗痘的原理
鴨肉	脂肪、蛋白質、維生素 A、B 群、鐵、鉀、鋅	1. 促傷口復原 2. 控油抗痘	因富含維生素 B₂，能維持皮膚油脂正常分泌，而改善青春痘的問題，也含有鋅，有助於傷口復原。
石斑魚	Omega-3 脂肪酸、蛋白質、鈣、鎂、磷、鐵、硒	1. 調節內分泌 2. 抗痘美膚	因富含 Omega-3 脂肪酸，也是含前列腺素的成分，有助於改善內分泌失調，可預防青春痘。
魷魚	蛋白質、不飽和脂肪酸、菸鹼酸、牛磺酸、維生素 E、鈣、鉀、鐵、磷、鋅、硒	1. 幫助組織再生 2. 預防痘疤	因富含豐富的鋅，能助組織細胞再生，有助於減少青春痘在肌膚上留下疤痕。

🍉 表 11-8　淨膚抗痘較優質的食物（續）

食物名稱	重要的營養素	主要功效	有效抗痘的原理
番薯葉	膳食纖維、葉綠素、類胡蘿蔔素、維生素 A、B 群、C、鈣、鉀、鐵	1. 淨痘排毒 2. 調節膚質 3. 可改善便祕情況	因富含維生素 A，可調節表皮及角質層的新陳代謝，能維持肌膚健康，也含有豐富膳食纖維，有助於改善便祕，可排除體內毒素，可預防青春痘。
甜椒	類胡蘿蔔素、維生素 A、B 群、C、K、鉀、膳食纖維	1. 促進新陳代謝 2. 癒合傷口	因富含維生素 C，可助膠原蛋白合成，促進青春痘傷口的癒合。
紅蘿蔔	醣類、膳食纖維、類胡蘿蔔素、維生素 A、B 群、鈣、鉀	1. 維持肌膚健康 2. 抑菌抗痘	β-胡蘿蔔素可幫助上皮組織細胞生長，能防止皮膚黏膜乾燥，細菌繁殖而所產生的青春痘。
木瓜	醣類、維生素 A、B₂、C、有機酸、類胡蘿蔔素、鈣、鉀	1. 預防脂漏性皮膚炎 2. 排毒抗痘	因富含維生素 B₂，有益於維持皮膚健康，對口角炎也有預防作用，並可預防脂漏性皮膚炎，也可潤腸通便，並排除體內毒素，防止肌膚細菌的增生。
芝麻	醣類、蛋白質、膳食纖維、維生素 B 群、E、鈣、鉀、鎂、鐵、鋅	1. 促進新陳代謝 2. 幫助傷口癒合	因含有豐富的維生素 E，促進新陳代謝，可助改善青春痘，能促進肌膚傷口癒合，改善美化膚質。
豆花	醣類、蛋白質、膳食纖維、維生素 A、B 群、鈣、鎂、鉀、鐵、磷	1. 體內排毒 2. 預防青春痘	因富含膳食纖維，有助腸道排除毒素，可減少有害物質進入血液中，避免皮膚產生粉刺及青春痘。
紫菜	醣類、蛋白質、胡蘿蔔素、纖維質、維生素 A、B 群、E、鉀、鉻	1. 抑制細菌 2. 促進新陳代謝	因含有鉻可助醣類的代謝，保持皮膚健康、預防皮膚受細菌感染，也能促進代謝，使傷口復原。

資料來源：引自鄭惠文(2010)。

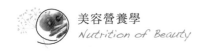
三、緊緻防皺的食物

抗老化，是大家所追求的，無論肌膚或各器官機能，都須加強保健，以防自由基攻擊，要防皺、抗老化，並不是光靠昂貴的保養品，除生活起居正常外，飲食的搭配也相當重要，現將較優質防皺食物整理如表 11-9。

表 11-9　較優質的緊緻防皺食物

食物名稱	重要營養素	主要功效	除抗皺原理
芝麻	醣類、脂肪、蛋白質、膳食纖維、維生素 B 群、E、鈣、鎂、鐵、鋅	1. 滋養肌膚 2. 維持肌膚、頭髮健康	因含鋅元素，與肌膚健康有關，可防乾澀粗糙，也因富含維生素 B 群、E，能有效滋養皮膚。
杏仁	不飽和脂肪酸、蛋白質、植物固醇、維生素 E、鎂、鉀、鐵、鋅、苦杏仁苷	1. 改善粗糙乾裂 2. 抗老化	因含有維生素 E、胺基酸及脂肪酸，可潤澤肌膚、促進血液循環、抗老化、預防皺紋。
蜂蜜	醣類、維生素 A、B 群、鋅、鐵、鉀、鎂	1. 滋潤肌膚 2. 促進新陳代謝	因含有鐵、鉀、鎂、鋅，可促進新陳代謝，可使肌膚緊緻光滑，維生素 A、B 群，具有滋潤功效。
綠豆	醣類、蛋白質、維生素 B 群、C、鈣、鉀、鎂、鐵、鋅及膳食纖維	1. 利尿消腫 2. 緊緻肌膚	因含有維生素 B 群，可助肌膚再生，含鉀、鎂，有助代謝、排水，使肌膚緊緻有彈性。
茼蒿	纖維質、β-胡蘿蔔素、維生素 A、C、E、鈣、鉀、鐵	1. 促進新陳代謝 2. 緊膚除皺	因含有維生素 C，有助抗老化，也因富含有 β-胡蘿蔔素，可保護肌膚及黏膜組織的健康，以防乾燥。
草莓	醣類、蛋白質、有機酸、纖維質、維生素 A、B 群、C、葉酸、菸鹼酸、鈣、鉀、鐵、磷	1. 維持肌膚健康 2. 恢復彈性	因含有水楊酸，可清理老化角質，使皮膚細緻光滑，可防皮膚老化，也含有維生素 C，可活化細胞，使肌膚細緻有彈性。
芒果	醣類、胡蘿蔔素、膳養纖維、維生素 A、B_6、C、泛酸、葉酸、菸鹼酸、鉀	1. 維持肌膚彈性 2. 預防皺紋	因含有豐富的維生素 A 及 C，能滋養肌膚，保持彈性，且可預防乾燥，使肌膚不易出現皺紋。

表 11-9　較優質的緊緻防皺食物（續）

食物名稱	重要營養素	主要功效	除抗皺原理
白木耳	多醣類、蛋白質、胺基酸、膳食纖維、鈣、鎂、鉀、鐵、維生素 B 群	1. 促進肌膚再生 2. 保濕抗老化	因含有豐富的膠原蛋白，可保持肌膚鎖水功能，也可促進肌膚細胞再生，並預防鬆弛，皺紋等現象。
蝦	蛋白質、牛磺酸、蝦紅素、維生素 A、B_1、B_2、C、菸鹼酸、鈣、磷、鐵、鋅、碘	1. 增強性功能 2. 延緩老化	因含有蝦紅素，抗自由基的效果相當好，是目前最佳的天然抗氧化劑，也能有效美白抗老。
雞肉	脂肪、不飽和脂肪酸，蛋白質、十多種胺基酸、維生素 A、B 群、鈣、鐵、磷、泛酸、尼克酸	1. 增強免疫力 2. 防肌膚乾燥	富含蛋白質及各種胺基酸，可使皮膚光滑細緻、精神飽滿。也含有豐富的維生素 A，可預防肌膚乾燥、鬆弛，能保持滋潤彈性。

資料來源：引自鄭惠文(2010)，編著者整理(2011)。

四、美白美肌的食物

　　美白淡斑是很多朋友追求的目標，除了要做好防曬，補充適當水分，多補充含維生素 C 的食物，少抽菸，正常生活起居，充足睡眠、敷美白面膜、避免壓力過大，避免使用到含有金屬成分或變質的保養品之外，在飲食方面也應特別注意，本單元針對靚白美肌食物、有效成分、食療功效及祛斑、美白超優質的 10 大食物，分別說明如下：

（一）美白美肌食物

　　美白美肌的相關食物，依水果類、蔬菜、瓜類、豆芽、豆莢類、豆類、豆製品、菇蕈類、全穀雜糧、堅果種子類、海鮮類、動物及相關製品、飲品及油脂等分別敘述如下：

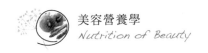
1. 水果類：

(1) 草莓(Strawberry)：性涼、味甘酸。

① 主要營養成分：含有醣類、脂肪、蛋白質、維生素 A、B_1、B_2、B_6、C、泛酸、菸鹼酸、葉酸、蘋果酸、檸檬酸、鈣、磷、鉀、鐵、膳食纖維、胡蘿蔔素。

② 美顏的有效成分：主要成分是鐵、有機酸、維生素 A、B 群、C，其原理如下：

　A. 因富含維生素 C，可抑制酪胺酸，減少黑色素產生，對已形成的黑色素有淡化功能，也可促使膠原蛋白的合成，使皮膚新生美白。

　B. 草莓可提煉水楊酸，製成保養品，清理老化角質，使角質層新生，暢通毛孔，防止老化，較不易長粉刺。

③ 食療主要功效：美白皮膚、改善便祕，對眼睛有幫助，可潤肺、補血、益氣。

④ 適用者：壞血病炎者、一般人。

⑤ 不適用者：

　A. 因草莓含草酸鈣，鉀含量也不低，因此腎功能不佳者或尿道結石患者，不宜多吃。

　B. 草莓性寒涼，肺寒咳嗽、脾胃虛寒者不宜多吃。

(2) 葡萄(Grape)：性溫、味甘酸。

① 主要營養成分：含有蛋白質、醣類、維生素 A、B_1、B_2、B_{12}、C、E、葡萄多酚、檸檬酸、蘋果酸、菸鹼酸、原花青素，也含有鈣、鈉、鉀、鎂、鐵、磷、錳等礦物質。

② 美顏有效成分：主要的有效成分是維生素 C、鐵、原花青素。其原理如下：

　A. 葡萄籽所含的花青素及生物類黃酮，可修復受損的肌膚，並保護免受自由基的攻擊，進而預防皺紋的產生，可維持肌膚的光滑緊緻。

　B. 葡萄所含的維生素 C 與胡蘿蔔素，具有抗氧化的功能，對暗沉及老化的皮膚，有改善的作用。

③ 食療的功效：

　A. 因含有葡萄多酚，對動脈血管硬化，體內正常細胞的老化有緩解的效果，有強化細胞、抗氧化的功能，可有效的防癌抗老。

　B. 因富含鐵、鉀及稀有元素，可促進血液循環及供給養分。

④ 適用者：一般人及貧血者。

⑤ 不適用者：

　　A. 進食葡萄後，不宜馬上喝水，易引起腹瀉。

　　B. 葡萄因含糖量高，多吃易產內熱，因此，便祕、糖尿病患者、陰虛內熱者不宜食用。

(3) 蘋果(Apple)：性平、味甘酸。

① 主要營養成分：含有豐富的醣類、蛋白質、脂肪、維生素 B_1、B_2、C、胡蘿蔔素、鈣、鎂、鉀、鐵、鋅、果膠、蘋果酸、鞣酸、膳食纖維等。

② 美顏有效成分：主要的美顏成分是維生素 C、蘋果酸、胡蘿蔔素，其原理如下：

　　A. 因富含有纖維質及果膠，可助清除體內毒素及廢物，促使皮膚光滑細緻。

　　B. 因所含維生素 C，可提升人體合成膠原蛋白的功效，有助於緊實皮膚、維持彈性。

③ 食療的功效：

　　A. 因蘋果的鉀質，可助體內多餘水分及鹽分的排出，適量食用，可防心血管疾病及高血壓的產生。

　　B. 蘋果所含的果膠成分，可吸收腸道多餘水分，有助腸蠕動，減少便祕的發生。

　　C. 有腹瀉者，無論大人或小孩，皆可達到止瀉效果（因含有果膠及鞣酸，可調整人體生理機能）。

　　D. 蘋果的果皮與果肉，富含黃酮類化合物及多酚類，是天然抗氧化劑，可抗老化及防癌。

　　E. 如與豬肉一起食用，因蘋果中的胺基酸與豬肉中的維生素 B_1 及鋅一起作用，可消防疲勞。

　　F. 中醫認為因性平，有補心、潤肺、生津解毒、益氣和胃，可改善呼吸系統功能，保護肺部免受環境汙染及菸害及利尿消腫。

④ 適用者：一般人、有減肥需求者。

⑤ 不適用者：

　　A. 胃潰瘍患者、易胃脹者，因蘋果質地較硬，再加上有機酸及粗纖維的刺激，會使潰瘍加重。

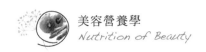

B. 蘋果所含的植物素和洋蔥的硫化合物同時過量攝取，易產生抑制甲狀腺的作用，而誘發甲狀腺腫大。

(4) 櫻桃(Cherry)：性溫、味甘。

① 主要營養成分：

A. 櫻桃含鐵豐富，每 100 克櫻桃中鐵質是同重量蘋果的 20 倍、草莓的 6 倍。

B. 主要含有醣類、蛋白質、胡蘿蔔素、維生素 B_1、B_2、C、鈣、鎂、鈉、鉀、鐵、磷、菸鹼酸、檸檬酸、活性鞣花酸。

② 美顏的有效成分：主要成分是胡蘿蔔素、維生素 C、鐵，其原理如下：

A. 因含有鐵質，又性溫，不但可補血，也可促進血液循環。

B. 因櫻桃有多酚成分，有保護肌膚免受紫外線傷害的功效。

C. 所含的維生素 C、胡蘿蔔素很豐富，常食用，可使皮膚紅潤、白潤，也可防長斑。

③ 食療的功效：

A. 因所含營養素豐富，對消化不良、食慾不振者皆有幫助，女性如適度攝取，可養顏美容，可使皮膚嫩白紅潤。

B. 適度食用，可助腎臟過濾毒素，排除體內過多的鈉，可預防高血壓。

C. 對防治痛風及關節炎也有一定作用，如已患關節炎者，如適度的攝取也有改善腫脹，減輕疼痛的功效。

D. 因富含鐵質，可助合成人體的肌紅蛋白、血紅蛋白，對增強人體血液循環及能量代謝有很大幫助。

E. 因含有活性鞣花酸，可消除人工或天然致癌物對人體的傷害，有預防癌症的效果。

F. 櫻桃因含有維生素 B_1、B_2、C、胡蘿蔔素、檸檬酸，適當攝取，可增強體力，促進腸胃健康。

④ 適用者：一般人、關節炎患者。

⑤ 不適用者：

A. 易過敏體質者少吃。

B. 性溫熱，虛熱咳嗽、熱性病者不宜食用。

(5) 柳橙(Orange)：性平、味甘酸。

① 主要營養成分：蛋白質、醣類、維生素 A、B$_1$、B$_2$、B$_6$、C、胡蘿蔔素、葉酸、菸鹼酸、蘋果酸、檸檬酸、果膠、膳食纖維、鈣、鈉、鉀、磷、有機酸。

② 美顏的有效成分：主要的有效成分有胡蘿蔔素、維生素 B 群、C，其原理如下：

A. 因含有維生素 A 及水分，秋冬之際可多食用，可防肌膚乾燥粗糙，常保肌膚潤澤細緻。

B. 含有大量維生素 C，可促進膠原蛋白合成，美白肌膚，可使皮膚嫩白緊緻。

C. 因含有纖維質，有助降低脂肪吸收，可使身材苗條，也能助清除體內毒素，維持腸道清潔，可使皮膚有自然光彩。

③ 食療的功效：

A. 因富含有維生素 C，可增強血管彈性，增加抵抗力，可加速傷口癒合，也可保持皮膚彈性及有美白作用，也因含有大量維生素 P，可止咳、預防感冒，鎮咳化痰、改善支氣管炎。

B. 柳橙含有獨特芳香成分，可增進食慾，也可鎮靜安神、改善焦慮不安。

C. 因富含維生素 B 群，可消除疲勞、保持神經系統的健康。

D. 柳橙含有檸檬酸與蘋果酸，可助胃液分解動物性脂肪，可促進食慾，能加速腸蠕動。

E. 因含有膳食纖維、果膠，能減少人體膽固醇，促進肝臟再吸收及預防脂肪囤積，有降低膽固醇的功效，纖維素可助腸道內的廢物快速排出體外，可使排便順暢。

F. 未成熟的綠皮階段，綠色果皮中的類黃酮素，具有抗氧化效果，可增強免疫力，預防癌症。

④ 適用者：一般人、食慾不振者。

⑤ 不適用者：

A. 因甜度很高，糖尿病患者不宜食用。

B. 脾胃虛寒、腹瀉及體弱多病者不宜多食。

C. 因未成熟的綠皮含有鞣酸，易與體內鐵結合，因此有貧血者、痛經者、脾胃虛寒等症狀者，都不宜多吃。

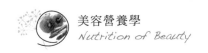
(6) 棗子(Jujube)：性平、味甘澀。

① 主要營養成分：含有醣類、蛋白質、維生素 A、B_2、B_3、B_6、C、P、胡蘿蔔素、膳食纖維、鉀、鈣、鐵、磷，棗子的維生素 C 含量是水梨 9 倍、西瓜的 5 倍、蘋果的 20 倍。

② 美顏的有效成分：主要的有效成分有維生素 B 群、C、檸檬酸，其原理如下：

A. 因含豐富的維生素 C，可減少黑斑、雀斑形成，具有使皮膚白皙明亮的功效，也可助膠原蛋白的形成，來幫助皮膚維持彈性，消除皺紋。

B. 棗子具有抗氧化、促進血液循環、增加人體免疫力的功效，可養顏美容、抗老化、預防壞血病及牙齦出血。

③ 食療的功效：

A. 含有豐富的鐵質，對貧血患者有一定療效，棗子性平、味甘澀，具有生津益胃、健脾養顏、安神寧心，可通便利尿。

B. 每 100 公克棗子，含有 190 毫克的鉀，可降低膽固醇、預防高血壓，也可強化肌肉及肌耐力。

C. 可降低膽固醇，提高人體免疫功能，能促進食慾、強健腸胃。

D. 棗子因富含有維生素 C、膳食纖維、鉀，可養顏美容、生津益胃，更可治療便祕、利尿消腫。

④ 適用者：一般人、貧血者。

⑤ 不適用者：

A. 因富含鉀，腎臟病或洗腎患者不宜多吃。

B. 棗子屬酸，空腹不宜多吃，易傷胃。

(7) 檸檬(Lemon)：性平、味酸。

① 主要營養素：

A. 檸檬果皮含黃酮類、鞣酸、揮發油、香豆精類、草酸鈣等。

B. 檸檬主要含醣類、蛋白質、維生素 A、B_1、B_2、B_6、C、E、葉酸、菸鹼酸、胡蘿蔔素、膳食纖維、鈉、鈣、鐵、鉀、磷、銅、鎂、鋅、硒及多種有機酸類。

② 美顏的有效成分：主要的成分有維生素 B 群、C、鐵、有機酸，其原理如下：

　　A. 因含有枸木綠酸、檸檬酸能有效進行酸鹼中和，可防止皮膚中的色素沉澱，有效美白。

　　B. 檸檬中的維生素 C，可防止黑色素沉澱於皮膚，能加速皮膚新生，可使皮膚光滑、細膩、雪白。

③ 食療的功效：

　　A. 所含的檸檬酸，可提高人體對鈣的吸收率，增加人體骨密度，可預防骨質疏鬆症。

　　B. 可預防高血壓、加強血管的彈性及抵抗力，也可緩和神經緊張，因此對心血管疾病患者及工作壓力大的人，可使身體舒適、精神振作。

　　C. 檸檬的香氣，可以去除肉類及海鮮的腥味，可促進食慾，同時還能刺激胃蛋白酶的分泌，可加速食物分解。

　　D. 檸檬含橙皮苷，可助預防心臟病的發生，檸檬皮因含有單萜類物質，能幫助保護肺臟，可減少腫瘤的發生率。

　　E. 因富含有維生素 C、E，有助於強化記憶力，提高思考及反應的靈活度。

④ 適用者：生活壓力大者及一般人。

⑤ 不適用者：胃潰瘍或胃酸多者。

(8) 葡萄柚(Grapefruit)：

① 主要營養成分：葡萄柚主要含有蛋白質、醣類、檸檬酸、多種類黃酮、果膠、胡蘿蔔素、膳食纖維、菸鹼酸、葉酸、維生素 A、B_1、B_2、B_6、C、E、P、鈣、鈉、鉀、鎂、鐵、鋅、磷等。

② 美顏有效成分：主要成分是維生素 B 群、C、檸檬酸，其原理如下：

　　A. 因含有大量的膳食纖維可排除體內腸道內毒素，使皮膚淨白光滑。

　　B. 因含大量維生素 C，可減少黑色素沉澱，具有美白皮膚的作用，還可促進膠原蛋白合成，可預防黑斑、雀斑及消除皺紋。

③ 食療的效果：

　　A. 因含有維生素 C，具有抗氧化作用，可防血液不正常凝集及抗病毒，另含有維生素 P，有助於維護牙齒及牙齦的健康。

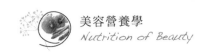

B. 一顆中型葡萄柚所提供的膳食纖維就有 10 克，一般成人所需的膳食纖維為 25 克，因此只要攝取膳食纖維 10 克，可有效改善便祕，可預防大腸癌及直腸癌的發生。

C. 因含有豐富的肌醇，可提升體內好的膽固醇，可降低脂肪肝及血管硬化的發生率。

D. 葡萄柚富含有葉酸，懷孕期每天攝取可降低畸形兒發生率。

E. 因含有輔酶，可促進酒精的代謝，能減少宿醉的不適。

④ 適用者：食慾不振者及一般人。

⑤ 不適用者：

A. 葡萄柚含有高鉀，洗腎患者及尿毒症不宜多吃。

B. 葡萄柚汁或葡萄柚，皆不宜與藥物併用，須服藥前兩小時才可吃葡萄柚。

(9) 桃子(Peach)：性微溫、味酸甘。

① 主要營養成分：醣類、蛋白質、脂肪、維生素 A、B_1、B_2、B_6、C、E、H、葉酸、膳食纖維、菸鹼酸、鈣、鎂、鉀、鋅、鐵、磷。

② 美顏的有效成分：主要含有維生素 C、有機酸、鋅、果膠，其原理如下：

A. 因桃子含鐵質極多，適當攝取能活血、滋補，可改善蒼白臉色、缺鐵性貧血者可多食用。

B. 因富含果膠，有預防便祕的效果，可助清除體內毒素，可使皮膚維持光潔白淨。

③ 食療的功效：

A. 具有活血及生津潤腸的功效，對於瘀血作痛、津傷口渴、腸燥便祕等症狀有治療的效果。

B. 桃子除果肉外，其根、葉、花、仁都可入藥，有藥用價值，具有活血、止咳、通便等功效。

C. 因富含蛋白質、維生素 B 群及大量之水分，對支氣管擴張、肺結核、慢性支氣管炎等出現的咳血、乾咳、盜汗及慢性發熱等症狀，有改善的作用。

D. 因桃子也富含膳食纖維及果膠，可吸收大腸中的水分，能預防便祕。

④ 適用者：一般人及久咳不癒者。

⑤ 不適用者：

　　A. 因有活血功能，建議女性生理期不宜食用。

　　B. 因桃子味甘性溫，虛火旺盛、易生瘡癤的人，不宜食用。

　　C. 因纖維多，如食用過量，易導致消化不良。

(10) 石榴(Pomegranate)：性溫，味甘酸。

　① 主要營養成分：

　　A. 石榴含有花青素及石榴多酚等是抗氧化成分，另也含有葉酸與亞麻油酸。

　　B. 富含維生素 B_1、B_2、B_6、C、E、醣類、蘋果酸、檸檬酸、鈣、鉀、磷等。

　② 美顏的有效成分：主要的美顏成分是維生素 B 群、C、花青素、石榴多酚，其原理如下：

　　A. 因石榴含有植物雌激素，對骨質疏鬆症及女性更年期有改善效果。

　　B. 因含有花青素、石榴多酚，可促進新陳代謝，可使肌膚亮白有活力。

　　C. 石榴因含有鎂、鈣、鋅等，可迅速補充肌膚所需的營養素，能使膚質明亮柔潤。

　③ 食療的功效：

　　A. 石榴汁因含有多種胺基酸及微量元素，可助消化，能防止胃潰瘍、降低膽固醇、防止心臟血管疾病、高血壓，可增加血管彈性、降血脂及血糖等。

　　B. 石榴汁的多酚含量比綠茶多，能抗老化及防癌症，石榴抗氧化的成分，對須依賴雌激素的乳腺癌細胞有抑制的功效，可預防乳癌。

　　C. 石榴果皮中含有鞣質、生物鹼、蘋果酸等成分，可使腸黏膜分泌物減少，能有效治療痢疾、腹瀉等病症，也對大腸桿菌、痢疾桿菌有很好的抑制作用。

　④ 適用者：一般人、更年期婦女。

　⑤ 不適用者：

　　A. 因含糖量高，有收斂的作用，糖尿病患者要禁食，有便祕及急性炎症者要少吃。

　　B. 石榴吃多易上火，也會使牙齒發黑，吃完後應立即漱口。

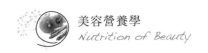

(11) 荔枝(Litchi)：性溫、味酸甘。

① 主要營養素：含有醣類、蛋白質、粗纖維、維生素 B_1、B_2、C、鉀、鐵、磷、果膠、各種有機酸（如酒石酸、蘋果酸、檸檬酸）。

② 美顏的有效成分：主要成分有有機酸、果膠、鉀、維生素 C，其原理如下：

　A. 所含的酒石酸及蘋果酸，能加速新陳代謝，可使體內的毒素排出，進而減少皮膚的斑點生成。

　B. 因富含維生素 C，可抑制麥拉寧色素形成，防黑色素的沉澱，有淡化黑雀斑、美白皮膚的功效。

③ 食療的功效：

　A. 因富含有維生素 C，可防微血管出血、關節變形、疼痛、牙齦紅腫，也因含有豐富的鉀，平均每 100 公克就有 180 毫克左右，有助預防高血壓及中風，同時也能降低得心血管疾病的機率。

　B. 荔枝因所含的葡萄糖很多，可促進血液循環，能產生熱能，對貧血衰弱、體質虛冷者，可做為夏日滋養強壯的食材。

④ 適用者：一般人及體質虛冷者。

⑤ 不適用者：

　A. 不能在空腹時食用，易引起低血糖症。

　B. 有面皰嚴重化膿者或者慢性扁桃腺炎、咽喉炎，或有其他急性發炎症狀者，不宜食用。

　C. 皮膚易過敏者不宜食用，易引起搔癢、腹痛、腹瀉、噁心、頭暈等過敏症狀。

(12) 奇異果(Kiwifruit)：性寒、味甘酸。

① 主要營養素：醣類、蛋白質、胺基酸、β-胡蘿蔔素、葉黃素、肌醇、膳食纖維、維生素 A、C、E、鈣、鉀、鎂。

② 美顏的有效成分：主要成分有胺基酸、維生素 A、C、E，其原理如下：

　A. 因富含有維生素 E 及果膠，可防止皮膚粗糙、乾裂，保持皮膚的健康。

　B. 因富含維生素 C，可抗老化，並能協助鐵質的吸收，改善蒼白膚色，轉為紅潤。

③ 食療的功效：

　A. 因富含維生素 E 及果膠，可防心臟血管疾病、降低膽固醇及血脂，可預防高血壓與心臟病、肝炎、尿道結石等。

　B. 因含有葉黃素，可預防視力退化及視網膜剝離，能保護視力及眼睛的健康，也能預防攝護腺癌及肺癌等疾病。

　C. 奇異果含有豐富的胺基酸及肌醇、血清素能穩定情緒，減輕憂鬱及補充腦力所耗損的營養。

　D. 含有鎂，能助骨骼發育成長，能量代謝及維持神經系統的正常功能。

　E. 含有豐富維生素 C，可養顏美容、延緩老化、有助消化、輔助鐵質吸收，並能預防心臟病及感冒等。

　F. 奇異果所含蛋白水解酶，可助蛋白質及肉類消化，並減少脂肪吸收，有良好減肥效果，另也含大量膳食纖維，能促進腸道蠕動，幫助消化，排除有毒的物質。

④ 適用者：一般人、便祕者。

⑤ 不適用者：

　A. 脾胃虛寒者，食用易造成腹瀉。

　B. 食用奇異果後，不可馬上飲用牛奶，易造成腹瀉、腹痛等症狀。

　C. 因含有植物性物質，易引起過敏，3 歲以下幼兒易過敏，須小心食用。

　D. 有胃潰瘍者，建議在飯後食用，腎臟病患者須限制鉀離子的攝取，因此也須小心食用。

(13) 梨(Pear)：性寒、味甘。

① 主要營養素：主要營養素有維生素 A、B_1、B_2、B_6、C、E、H、鈣、鐵、鉀、鎂、銅、鈉、鋅、磷、硒、胡蘿蔔素、有機酸、葉酸、泛酸、菸鹼酸。

② 美顏有效成分：主要成分維生素 B_1、C、鎂、鉀，其原理如下：

　A. 梨富含的鉀，可助消除體內多餘水分，能改善臉部的浮腫。

　B. 含有維生素 C，可保護細胞，保持肌膚的彈性、光澤，也能促進傷口癒合。

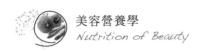

③ 食療的功效：

A. 加熱過的梨，含有大量的抗癌多酚成分，有助抗癌，也能促進食慾、助消化，並有利尿、通便、解熱，發燒時也可補充水分。

B. 秋季氣候乾，如有口鼻乾、乾咳少痰、皮膚搔癢等症狀，食用可舒緩症狀，對健康有益。

C. 因梨所含多酚物質，有助於使人體中的致癌物質大量排出，尤其吃燒烤食物或長期抽菸，易在體內聚集致癌的「多環芳香烴」，吃梨可降低其含量。

④ 適用者：一般人皆可。

⑤ 不適用者：脾胃虛弱者不宜生吃，因屬寒涼，過量易傷脾胃。胃潰瘍患者不宜食用。

(14) 鳳梨(Pineapple)：性平、味甘酸。

① 主要營養素：主要營養素有醣類、碳水化合物、蛋白質、胺基酸、尼克酸、胡蘿蔔素、膳食纖維、維生素 A、B_1、C，以及鉀、鐵、鎂、錳、磷。

② 美顏有效成分：

A. 因富含有有機酸可使肌膚變光澤，並含有維生素 A、C，能抗氧化，有助肌膚延緩老化，可使肌膚健康白皙。

B. 因含有天然蛋白質分解酶與維生素 B_1 一起作用，可增強腸胃消化，並排除動物性脂肪及體內毒素，可改善暗沉的皮膚，加強代謝，也可幫助減重。

③ 食療的功效：

A. 富含多種維生素 A、C，可抗氧化，維生素 B 群也可助肌膚保持年輕光澤。

B. 鳳梨蛋白具有消炎作用，可加速受傷組織的修復及瘡癒。

C. 鳳梨酵素可分解脂肪、蛋白質，餐後食用，能解油膩、預防肥胖，也含有豐富膳食纖維，可促進腸蠕動，有助消化，使排便正常。

D. 因果肉含有特殊的蛋白酵素及生物鹼，能抑制血凝固因子的形成，降低血液黏度，可預防冠狀動脈栓塞及心肌梗塞。

④ 適用者：一般人、便祕者。

⑤ 不適用者：

A. 胃酸過多及胃潰瘍、腸胃弱者。

B. 過敏體者最好少吃，易引起皮膚癢或引發濕疹。

(15) 西瓜(Watermelon)：性寒、味甘。

① 主要營養素：西瓜富含有醣類、蛋白質、膳食纖維、胡蘿蔔素、泛酸、維生毒 A、B_1、B_2、B_6、C、E、葉酸、鈣、鉀、鎂、鐵、磷、鋅等營養素。

② 美顏的有效成分：主要成分為胺基酸、胡蘿蔔素、維生素 B 群、C，主要原理如下：

A. 因可提供大量的維生素 B_1、B_6，能防日曬，可協助被紫外線傷害皮膚，加速肌膚的新生。

B. 因含有精胺酸及瓜胺酸等成分，可增加尿素的形成，具有利尿的功能，可消除臉部浮腫。

C. 因西瓜含有丙胺酸、精胺酸、蘋果酸、瓜胺酸、谷胺酸、磷酸等多種對皮膚生理活性的胺基酸，以及礦物質、維生素等營養素，易被皮膚吸收，對皮膚有防曬、美白、滋潤等功效。

D. 西瓜含水分高，可做為皮膚水分的補充。

③ 食療的功效：

A. 西瓜含有大量的水分，如有口渴、汗多、發燒、煩躁時，吃西瓜可改善不適症狀。

B. 因富含鉀，有利尿效果，促進水分代謝，可改善水腫及排尿，對腎臟炎有幫助。

C. 西瓜因含有水分及果膠，可助清理腸內廢物及胃腸積熱，除了減少脫水、中暑，並有預防便祕的效果。

D. 如酒後宿醉，喝西瓜汁，可排除肝臟的酒精成分。

E. 西瓜因含有植化素，具有促進人體巨噬細胞活性的功能，巨噬細胞可抵抗微生物的侵襲，可增強身體的免疫力。

④ 適用者：一般人及中暑者。

⑤ 不適用者：糖尿病及胃病患者。

A. 西瓜有利尿作用，在晚餐後或睡前建議少吃，以免夜間頻尿而影響睡眠。

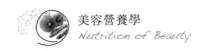

B. 西瓜屬性生冷，吃多了易傷脾胃，易消化不良，因此腹瀉、脾胃虛寒，少食為宜。

C. 因水分含量高，吃太多會沖淡胃酸，而引起胃炎及消化不良等症狀。

D. 西瓜內含有糖分，糖尿病患者不宜多吃。

E. 西瓜因含有泛酸，酒精會破壞泛酸，造成營養素流失，因此西瓜不宜與酒精飲料搭配食用。

F. 西瓜也不宜與蜂蜜同食，因西瓜富含維生素 C，如遇上蜂蜜所含的銅，會加速維生素 C 的氧化，進而使身體失去對原有營養成分的利用。

(16) 李子(Plum)：性寒，味甘酸。

① 主要營養素：李子含有醣類、脂肪、蛋白質、維生素 B_1、B_2、B_6、B_{12}、C、胡蘿蔔素、菸鹼酸、胺基酸、膳食纖維、鈣、鈉、鉀、鐵、磷等成分。

② 美顏的有效成分：主要有 β-胡蘿蔔素、維生素 B 群、C，其原理如下：

A. 維生素 B_2、B_6，可預防脂漏性皮膚炎、口角炎。

B. 李子因含有維生素 B_1、B_2、B_6，有助肌膚表皮的代謝，不會因老廢角質層附著，而顯得衰老。

C. 李子因含 β-胡蘿蔔素，在人體可轉化為維生素 A，可調節表皮及角質層的陳新代謝，可使皮膚及黏膜組織不受細菌侵害。

③ 食療的功效：

A. 李子性寒、味甘酸，可生津止渴、清肝除熱、利尿功效。適合治療口渴咽乾、胃陰不足及大腹水腫等症狀。

B. 因含 β-胡蘿蔔素，有延緩老化、預防癌症的效果，也因含有維生素 B_{12}，能促進血紅蛋白再生，貧血者可適度食用。

④ 適用者：一般人及貧血者。

⑤ 不適用者：

A. 腸胃消化不良者應少吃，因李子性寒，另引起輕微腹瀉。

B. 未成熟的李子不可食用，因含有氫氰酸物質，吃了可能引起嘔吐、心悸、頭痛、腹痛、腹瀉等，嚴重者會出現呼吸困難或全身痙攣等症狀。

(17) 楊桃(Star Fruit)：性平，味甘酸。

① 主要營養成分：主要含有醣類、蛋白質、維生素 B_1、B_2、B_6、C、膳食纖維、菸鹼酸、葉酸、蘋果酸、草酸、檸檬酸、鈉、鉀、鎂、銅、磷。

② 美顏的主要成分：其主要成分有有機酸、維生素 B 群、C，其原理如下：

A. 因含水分高，並富含維生素 B 群，可避免臉部肌膚缺水而乾燥，有助體內毒素排出體外，而消除疲勞感。

B. 因其富含有機酸，可抑制黑色素沉澱及角質細胞內聚力，能有效的淡化黑斑及去除老廢的角質。

③ 食療的功效：

A. 中醫用來治療傷風、咽喉不適、止咳化痰、保護氣管。

B. 因鉀離子含量高，能利尿、降血壓。

C. 榨汁加鹽飲用，可治聲音沙啞、喉痛。

④ 適用者：一般人、高血壓患者。

⑤ 不適用者：

A. 因其含鉀量高，並含有草酸，對腎功能不佳者，不宜食用過多。

B. 楊桃吃多易造成腹瀉，腸胃功能不良者，不宜食用過多。

2. 高纖蔬菜類：

(1) 白、綠花椰菜(Cauliflower)：性溫、味甘辛。

① 主要的營養素：白、綠花椰菜，含有醣、蛋白質、脂肪、膳食纖維、β-胡蘿蔔素、類黃酮、葉酸、泛酸、菸鹼酸、維生素 A、B_1、B_2、B_6、C、E、K、鈣、鉀、鐵、磷、銅、錳、鉻、碘。白、綠花椰菜維生素 C 含量為蘋果的 26 倍、檸檬的 3.5 倍。

② 美顏的有效成分：主要有效成分是維生素 A、B 群、C、類黃酮、碘，其原理如下：

A. 因含有碘，對甲狀腺有調節功能。

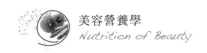

B. 含有豐富維生素 C，可使皮膚健康有光澤，可美白除痘、可抵抗黑斑、雀斑的皮膚問題。

③ 食療的功效：

A. 白、綠花椰菜的維生素 C 含量豐富，可預防感冒，提高免疫力。

B. 因含有高纖維食物，可促進腸胃蠕動，預防胃癌、大腸直腸癌、結腸癌等疾病。

C. 因其含有豐富鉻能降血糖、降血脂，鉀可降血。

D. 因所含維生素很豐富，維生素 B_1 可消除疲勞，維生素 B_2 能改善口角炎症狀，維生素 K 能使血管壁加強，不易破裂，而產生瘀青。

E. 也富含纖維、β-胡蘿蔔素、葉酸及維生素 C，能預防心臟血管疾病，另外維生素 A 與 C 可健美皮膚、增強視力，葉黃素也有保護視力的功能。

F. 白、綠色花椰菜及高麗菜等依醫學研究，含有「硫配醣體」，可預防老人痴呆，也可抗胃潰瘍及十二指腸潰瘍。

④ 適用者：一般人、癌症者。

⑤ 不適用者：

A. 吃太多的花椰菜，可能會使皮膚過敏發癢。

B. 因富含有纖維質，易脹氣者宜少吃。

C. 因也含有抗凝血的成分，如凝血功能有問題的人，不宜食用過量，如血友病患者。

D. 白、綠花椰菜中含有少量會引起甲狀腺腫大的物質，而影響人體對碘的吸收，食用時最好加鹽一起食用。

(2) 高麗菜(Cabbage)：性平、味甘。

① 主要營養成分：含有醣類、蛋白質、膳食纖維、胡蘿蔔素、維生素 A、B_1、B_2、C、E、菸鹼酸、葉酸、鉀、鈣、鎂、鈉、鐵、磷、鋅、銅、鉻、錳等。

② 美顏的有效成分：主要有胡蘿蔔素、維生素 B 群、C，其原理如下：

A. 因含有豐富的維生素 C 及胡蘿蔔素，能增進皮膚的抵抗力，可防肌膚產生斑疹及面皰。

B. 其含有豐富維生素 C，可改善皮膚乾燥、抗老化、防皺紋與防氧化，也可改善便祕。

C. 因富含有皮膚所需的抗氧化物，能助於淡化斑點及痘疤的色素，可使皮膚白皙有光澤。

③ 食療的功效：

A. 高麗菜含錳，對人體新陳代謝有幫助，另也含有鉻，具有調節血糖的功能，糖尿病患者可適度的食用。

B. 因含有大量膳食纖維，可稀釋腸道毒素，能促進排便，可預防大腸癌。

C. 因屬十字花科蔬菜，含有異硫氰化物、維生素 C、多酚類成分、類胡蘿蔔素，具有很強的抗癌能力。

D. 因也有「硫配醣體」，有保護黏膜細胞的作用，可修復體內受傷組織，因此對十二指腸潰瘍、胃潰瘍，有改善的功效。

④ 適用者：一般人、胃潰瘍患者。

⑤ 不適用者：

A. 腸胃弱者忌生食，外側的葉片最老，易殘留農藥較多，剝掉會較好。

B. 甲狀腺功能失調者，不宜大量食用高麗菜，易脹氣者也不適合多吃。

(3) 番茄(Tomato)：性涼、味甘酸。

① 主要營養成分：主要含有醣類、蛋白質、茄紅素、胡蘿蔔素、維生素 A、B 群、C、鉀、鈉、鐵、磷、鎂。

② 美顏的有效成分：主要有維生素 B 群、C、茄紅素、鉀等，其原理如下：

A. 番茄中的茄紅素是抗氧劑，能助抗老化。

B. 因含有維生素 B 群及 C，可吃新鮮番茄，有益皮膚健康、淡化臉上斑點，可保持肌膚活力與彈性，能延緩老化。

③ 食療的功效：

A. 其所含的胡蘿蔔素、維生素 C，能增強血管功能，可預防血管硬化。

B. 所含的茄紅素，可清除自由基，除能延緩老化外，也可降低血漿膽固醇濃度，對女性乳癌及男性攝護腺癌有預防之效。

C. 口腔發炎時，可將番茄打成汁，含在口腔中幾分鐘，一天數次，有助於消炎。

④ 適用者：一般、便祕、高血壓患者。

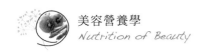

⑤ 不適用者：體質寒涼者、易脹氣者。

    A. 番茄吃多易產生胃酸，有胃疾者不宜食用，有脹氣者也不宜。

    B. 番茄性寒，有體質寒涼、濕疹、過敏性皮膚炎患者及風濕骨痛者，皆不宜食用過量。

(4) 青椒、彩椒(Sweet Pepper)：性溫、味甘辛。

① 主要營養素：主要含有醣類、蛋白質、膳食纖維、維生素 A、B_1、B_2、B_6、C、E、K、葉酸、泛酸、菸鹼酸、胡蘿蔔素、類黃酮、鈉、鉀、鋅、鎂、銅、鈣、鐵、磷、硒。

② 美顏的有效成分：主要的維生素 A、B 群、C、胡蘿蔔素。

    A. 因其含有矽元素，可促進毛髮、指甲生長。

    B. 因含有維生素 A 及胡蘿蔔素，可增進皮膚抵抗力的功效，能預防斑疹及面皰。

    C. 富含維生素 C，可使皮膚白皙有彈性。

③ 食療的功效：

    A. 彩椒、青椒，因富含鐵質，有助於造血，也因含矽元素，能促進毛髮、指甲健康生長。

    B. 因富含有維生素 A、B 群、C，可增強抵抗力，維持正常生理機能，能促進黑色素代謝，增強皮膚抵抗力、抗老化。

    C. 含有豐富的 C、D，可預防壞血病，如有貧血、牙齦出血、血管膽弱等症狀，可作為輔助治療食材。

    D. 維生素 C、E，具有抗氧化、促進新陳代謝的功效，可增強免疫力，並可降低膽固醇及防止動脈硬化。

④ 適用者：一般人，有美白需求者。

⑤ 不適用者：痔瘡患者、腸胃潰瘍。

    青椒因具有刺激性，易引發痔瘡，不宜多吃，尤其消化不良、腸胃潰瘍者皆不宜。

(5) 菠菜(Spinach)：性涼、味甘。

① 主要營養成分：主要含有醣類、蛋白質、胺基酸、葉酸、纖維、脂肪酸、葉黃素、鈣、鐵、磷、鈉、鉀、維生素 A、B_1、B_2、B_6、C、E、胡蘿蔔素。

② 美顏的有效成分：主要有維生素 B 群、鐵、胡蘿蔔素，其原理如下：

　　A. 因富含有豐富的葉酸及鐵質，能改善臉色蒼白及貧血的症狀。

　　B. 因含有胡蘿蔔素，可保護眼睛，具有促進皮膚的新陳代謝，改善粗糙乾燥的皮膚，延緩細胞老化。

③ 食療的功效：

　　A. 菠菜中的 β-胡蘿蔔素，可在人體轉換成維生素 A，可保護視力及上皮細胞的健康，另外所含的酵素，可促進胃與胰腺分泌，能助消化。

　　B. 因含有鈣質，可預防骨質疏鬆，也因含有鉀能降血壓，可降低血脂肪。

　　C. 菠菜富含鐵質、葉酸、膳食纖維，可預防便祕，適合產後肥胖婦女，可做為瘦身食材，葉酸有益孕婦氣血循環、安定神經，有助於胎兒正常發育。

　　D. 菠菜富含 B_1、B_2，可促進循環，能維持肌肉與神經的正常運作，促進生長發育。

　　E. 因含有豐富的維生素 B 群及礦物質，可助消化，並促進胰腺分泌，有減肥及保健的功效，也能防止夜盲症、口唇炎、口角糜爛、舌炎、口腔潰瘍。

　　F. 菠菜具有通利腸胃的功用，如有便血、腸胃積熱、小便不暢、大便不通，適度攝取菠菜，可改善症狀。

④ 適用者：兒童及孕婦最適宜。

⑤ 不適宜者：結石患者。

　　A. 因含草酸量較高，有腎炎、腎結石患者，不宜食用過多。

　　B. 雖有助改善便祕，但腹瀉、腸胃虛寒者應少食。

(6) 番薯(Sweet Potato)：性平、味甘。

① 主要營養素：主要營養素有蛋白質、醣類、膳食纖維、葉酸、菸鹼酸、胡蘿蔔素、類黃酮、鈣、鈉、鉀、鐵、鎂、銅、鋅、磷、硒、維生素 A、B_1、B_2、B_6、C、E。

② 美顏的有效成分：主要有維生素 A、B 群、鉀、胡蘿蔔素，其原理如下：

　　A. 因含有異黃酮類，是屬於一種雌激素，使女性保持皮膚健康，有抗老化的作用。

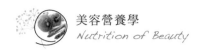
B. 因含熱量低，又富含礦物質及維生素，能助排水消腫、代謝脂肪。如做為早餐，可達瘦身排毒、抗老化。

C. 含有豐富胡蘿蔔素，可轉化為維生素 A，可調節皮膚的油脂分泌，能減少水分蒸發。

③ 食療的功效：

A. 番薯皮中含有花青素，能改善視力，減輕眼睛疲勞。

B. 富含膳食纖維，可幫助腸胃蠕動、防止便祕，並可預防大腸癌。

C. 含有豐富的礦物質，鈣、鎂、鉀，可保持體內的離子平衡，有助於骨骼強壯。

D. 因富含黏液多醣類物質，能保持血管壁彈性，使膽固醇排出，並防動脈粥樣硬化。

E. 因含有生物類黃酮與維生素 E，能有效抑制癌細胞，提升抵抗力，能保護人體黏膜細胞，也能保護呼吸道、消化道。

④ 適用者：一般人皆宜。

⑤ 不適用者：體質虛寒及易脹氣者。

A. 如易脹氣及常放屁者，宜少吃。

B. 番薯易產生胃酸，有胃疾者不宜。

C. 番薯的表皮有黑色斑點或呈褐色，就須避免食用。

(7) 大白菜(Chinese Cabbage)：性微寒、味甘。

① 主要營養素：大白菜含有大量的醣類、脂肪、蛋白質、維生素 B 群、C、E、K、葉酸、菸鹼酸、胡蘿蔔素、鈉、鉀、鈣、鐵、鎂、鋅、磷、硒。

② 美顏的有效成分：主要有維生素 B 群、C、胡蘿蔔素，主要原理如下：

A. 因含有多種礦物、維生素 B 群及胡蘿蔔素，可防紫外線對皮膚的傷害，有助保持肌膚的健康。

B. 因富含維生素 C，可預防感冒、消除疲勞，使皮膚白皙有光澤。

C. 其富含有大量纖維素，可增加飽足感，降低熱量吸收，有助於消化及減肥的功效。

③ 食療的效功：

A. 大白菜有利尿、清熱退火、消腫，因含大量的粗纖維，可促進腸胃蠕動，有助消化，可防大便乾燥，促進排便。

B. 其也富含維生素 C 及微生素鉬、硒、鋅等，可增加血管彈性，能預防心血管疾病，有助於體內排毒及消除疲勞，具有良好的抗癌效果。

C. 大白菜所含的鉀，能助於維持電解質的平衡，對動脈硬化及高血壓患者、心血管等疾病有改善效果。

D. 其富含大量維生素 B 群、胺基酸，飲酒時，可促進體內分解酶的產生，能加速分解體內酒精，降低酒精成分，減低對肝臟的傷害。

E. 因含有維生素 A，可減少咽喉、食道及胃腸等上皮組織的炎症，可防止細胞突變，可抗癌。

(8) 蘆筍(Asparagus)：性寒、味甘。

① 主要營養素：主要營養素有醣類、脂肪、蛋白質、膳養纖維、天門冬素、蘆丁、甘露聚醣、維生素 A、B_1、B_2、C 及葉酸，另也含鈣、鉀、磷、鐵等。

② 美顏的有效成分：

主要成分有維生素 C、鉀、硒、胡蘿蔔素，其原理如下：

A. 蘆筍富含有鉀與硒，可防體內水分滯留，消除水腫、抗老化，使皮膚白嫩。

B. 因含有胡蘿蔔素，能促進上皮組織生長，可保護視力及皮膚的健康，並能促進新陳代謝，能養顏美容。

③ 食療的功效：

A. 蘆筍含有葉酸，可補血，適孕婦食用。

B. 蘆筍可潤肺止渴，蘆筍汁也可用來減輕輕度發燒及熱咳的症狀。

C. 因富含有人體必需的 9 種必需胺基酸，其中天門冬素有助於體內氮的代謝作用，可有效消除疲勞。

D. 因含有類固醇配醣體化合物，有抗發炎的特性，也可減輕喉嚨痛或是口腔發炎。

E. 因富含膳食纖維，可促進腸道蠕動，有助消化、利尿，能降低壞的膽固醇，也可增強心臟血管功能。

F. 因其富含活性物質，癌症患者可適量食用，能抑制細胞異常生長，可減輕放射治療及化學藥物治療的副作用。

G. 因其含有豐富的葉酸，懷孕期間適當攝取葉酸，可防止生出神經管缺陷的嬰兒，也可製造紅血球的重要成分，可防貧血。

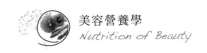

H. 因其富含有天門冬素、胺基酸、甘露聚醣等化合物，可防治胃腸病、視力衰弱、神經痛等症狀。

④ 適用者：一般人、貧血者。

⑤ 不適用者：痛風患者。

　A. 蘆筍因含普林量很高，易使尿酸增加，有糖尿病及痛風患者不宜食用。

　B. 因富含鉀，腎功能障礙者，避免食用。

(9) 韭菜(Chinese Chive)：性溫、味甘。

① 主要的營養成分：主要含有維生素 A、B_1、B_2、C、菸鹼酸、葉酸、醣類、蛋白質、膳食纖維、硫化物、胡蘿蔔素、鈣、鈉、鉀、磷、鐵、鎂、銅、鋅、錳、鉻等。

② 美顏的有效成分：維生素 C、葉酸、鐵、鎂、鋅。主要原理如下：

　A. 含豐富維生素 C，可抗氧化，抗黑色素，但因其為感光食材，建議夜間食用。

　B. 所含纖維，可促進胃腸蠕動及促進消化、防止便祕，有助減肥。

　C. 因含有多種礦物質及殺菌物質，可減少面皰及細菌的滋生，可維持肌膚正常代謝。

③ 食療的功效：

　A. 因其有獨特味道具有殺菌作用，可驅除腸內的細菌，能治腸炎下痢。

　B. 因含有鋅，是睪丸製造雄性激素及製造精子的原料，男性如適當的攝取，可防精子減退、夢遺或早洩。

　C. 吃完韭菜之後，可喝綠茶或嚼茶葉去除臭味，因茶葉中含有兒茶素，可中和異味，韭菜也能驅寒，防手腳冰冷、夜尿症及腰酸等症狀。

　D. 含有豐富的鐵、葉綠素，易流鼻血或貧血者，可適度攝取改善。

　E. 因含有揮發油與含硫化合物，可改善胃口、殺菌與降血脂等，適合有冠心病患者食用。

　F. 含有豐富的纖維質，可促進腸蠕動，可預防便祕及腸癌。

④ 適用者：一般人。

⑤ 不適用者：哺乳婦女、有發炎者。

　A. 韭菜有「天然退奶劑」之稱，哺奶期不宜食用。

　B. 有發炎症狀者如扁桃腺炎、鼻蓄膿、中耳炎，宜避免食用。

C. 有高血壓、心臟不佳、胃腸不好者，也最好少吃。

(10) 洋蔥(Onion)：性溫、味甘辛。

① 主要營養成分：有醣類、蛋白質、維生素 A、B 群、C、E、菸鹼酸、泛酸、葉酸、胡蘿蔔素、鈣、鈉、鉀、鎂、銅、鋅、磷、硒等元素。

② 美顏的有效成分：主要有維生素 A、C、硫化物，其原理如下：

A. 因富含有硫化物及人體必需營養素，可清除體內毒素，防老人斑提早出現。

B. 因也含有大量的維生素 A 及 C，可促進表皮細胞對氧的吸收，能增強修復被損傷細胞，可使肌膚細緻、光潔。

③ 食療的功效：

A. 因含硒及槲皮黃素，可抗氧化，清除自由基，可增強免疫力、抗老化及防癌。

B. 含有蒜辣素，可刺激胃酸分泌，促進胃腸蠕動，也有開胃作用。

C. 含有大蒜素，能殺菌並增強免疫力，可預防感冒。

D. 洋蔥因含有硫化丙烯、硫醇等活性成分，能促進細胞對醣類的利用，可降低血糖，並刺激胰島素的釋放及合成。

E. 合有硫化丙烯，對大腸桿菌、痢疾桿菌、金黃色葡萄球菌，有抑制作用，可用來防治痢疾、陰道炎、腸炎等疾病。

④ 適用者：一般人、感冒者。

⑤ 不適用者：有過敏體質、易脹氣、消化性潰瘍者。

A. 因含有二烯丙基二硫化物，如有眼疾者及皮膚過敏者，宜少食。

B. 消化性潰瘍的患者及易脹氣者，不宜吃太多。

(11) 蓮藕(Lotus Root)：性寒、味甘。

① 主要營養成分：有醣類、蛋白質、膳食纖維、維生素 A、B_1、B_2、C、E、K、菸鹼酸、胡蘿蔔素、氧化酶、兒茶酚、天門冬素、鈣、鎂、鈉、鉀、磷、鐵、鋅、硒、碘等。

② 美顏的有效成分：維生素 C、鐵、鎂、鋅，其原理如下：

A. 煮熟後，屬性由涼變溫，能養胃滋陰、健脾益氣養血，適胃虛弱者、氣色不佳或氣血不足、肌膚乾燥者。

B. 因性寒，有清熱除煩、去油脂，適合因荷爾蒙分泌旺盛或血熱，而長青春痘者使用。

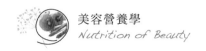

③ 食療的功效：

　　A. 因含有豐富的纖維、維生素 C、消化酵素、醣分解酶，對便祕、胃潰瘍及糖尿病患者有益。

　　B. 含有豐富的鐵質，可補血，對缺鐵性貧血者有幫助，維生素 K 能止血。

　　C. 可以帶皮的蓮藕萃取提煉蓮藕汁，有止咳潤肺的功效。

　　D. 因含有豐富的鞣酸，具有止血及收縮血管的功用。

　　E. 生鮮蓮藕性寒，有止血、消瘀、生津解渴、清熱涼血的效果，煮熟後的蓮藕對五臟有益，可養胃滋陰，能化痰止瀉。

　　F. 其富含有多種礦物質及微量元素，能調節體質、消除神經疲勞，對更年期障礙、自律神經失調、失眠都有幫助。

④ 適用者：一般人、失眠者。

⑤ 不適用者：體質虛寒者、生理期女性。

　　A. 因性寒，陰虛體質者不宜多吃。

　　B. 經期中或易經痛者，不宜食用。

(12) 茭白筍(Water Bamboo)：性寒、味甘。

　① 主要營養素：

　　A. 主要有醣類、蛋白質、膳食纖維、維生素 A、B_1、B_2、C、草酸、鉀、鈣、鈉、鐵、磷。

　　B. 茭白筍含有 90%以上的水分，4%的碳水化合物，1.2%的蛋白質。

　② 美顏的有效成分：

　　A. 因含有大量的水分及纖維質，可助女性保持身材，也可排除毒素及臉部黑斑。

　　B. 熱量低，豐富維生素 C，對肌膚有美白的作用。

　③ 食療的功效：

　　A. 含有豐富的維生素 B 群，有解酒的效果，也能利尿消水腫，適小便較黃者，又能消暑止渴等。

　　B. 因含有較多的碳水化合物、蛋白質，可補充人體營養物質。

　　C. 茭白筍上面的黑點是一種寄生菌，稱為「菰黑穗菌」，有助於新陳代謝，還可預防骨質疏鬆，延緩骨質老化。

　④ 適用者：一般人、減肥者。

⑤ 不適用者：體質虛寒者。

　　A. 易脹氣、頭暈、手腳冰冷、腹瀉者，不宜食用。

　　B. 因含有草酸，食用過多會影響對鈣的吸收。

(13) 蘆薈(Aloe)：性寒、味苦。

① 主要營養成分：含有醣類、蛋白質、胺基酸、有機酸、膳食纖維、維生素 B 群、菸鹼酸、鉀、鈉、鈣、鎂、銅、鋅、木質素、蘆薈酵素、蘆薈大黃素、黏多醣體、蘆薈多醣等成分。

② 美顏的有效成分：主要有維生素 B 群、有機酸、黏多醣體。

③ 食療的功效：

　　A. 含有豐富纖維素及多醣體，能增加飽足感，可降低膽固醇。多醣體可提升免疫力，可對抗病毒感染，能促進傷口癒合。

　　B. 含有蘆薈酊，可中和細菌及毒素，對輕度燙傷、皮膚有紅腫、長膿皰都有療效，敷蘆薈果肉，有消炎殺菌作用，可舒緩及鎮靜腫脹疼痛的皮膚，也可中和抗組織胺藥物所引起的副作用，也能改善過敏症狀。

　　C. 蘆薈可調節胰島素分泌，可穩定血糖值，也能加速受損消化系統的恢復，尤其對因服用抗生素而引起腸胃潰瘍有功效。

　　D. 因其可促進新陳代謝，增強人體免疫能力、抑制真菌、抗癌，另還有抑制心律不整，擴張血管及利尿等功能。

④ 適用者：一般人、便祕者。

⑤ 不適用者：體質寒涼者、孕婦、幼兒等。

　　A. 因性寒涼，懷孕期間、生理期，皆不宜食用。

　　B. 因性寒，經常腹瀉、脾胃虛寒者不宜食用。

　　C. 具有藥性，有體質過敏者及幼兒不宜食用。

(14) 蘿蔔(Carrot / Radish)：紅蘿蔔性平、味甘；白蘿蔔性涼、味甘辛。

① 主要營養素：

　　A. 白蘿蔔含有蛋白質、醣、纖維素、芥子油、維生素 A、B 群、C、鈣、鉀、磷、鐵。

　　B. 紅蘿蔔富含 β-胡蘿蔔素、維生素 B_1、B_2、C、D、E、K、葉酸、膳食纖維、鈣質。

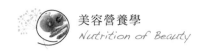

② 美顏的有效成分：主要有維生素 B 群、C、β-胡蘿蔔素，其原理如下：

A. 因富含維生素 C 及礦物質，對黑斑及青春痘有預防效果。

B. 紅蘿蔔含有 β-胡蘿蔔素，可保護皮膚黏膜的健康，使皮膚有光澤。

③ 食療的功效：

A. 紅蘿蔔含有 β-胡蘿蔔素，可生成視網醇，有保護視力的功效。

B. 紅蘿蔔含有硒元素，可提升免疫功能；維生素 C 可抗氧化、防止基因突變，可減少自由基產生，可抗癌。

C. 紅白蘿蔔都含大量膳食纖維，可促進腸胃蠕動，預防腸癌。

D. 白蘿蔔含有維生素 B 群及礦物質鉀等，可除去體內毒素及水分，也可強化器官機能，抗老化。

E. 白蘿蔔預防感冒、消除疲勞、緩解緊張、利尿、化痰、醒酒，如有胃脹氣、消化不良等症狀也可食用。

④ 適用者：一般人皆可。

⑤ 不適用者：體質寒涼者。

A. 吃太多紅蘿蔔，會使皮膚略顯泛黃，但只要停吃幾天就可恢復。

B. 如有服用中藥或補品（如人蔘），同日內宜避免食用白蘿蔔，以防降低進補的效果。

(15) 山藥(Wild Yam)：性平、味甘。

① 主要的營養成分：有醣類、蛋白質、多酚氧化酶、皂苷、膽鹼、澱粉酶、植酸、甘露聚醣、纖維、維生素 C、鈣、鈉、磷、鉀、鐵、鎂、鋅等。

② 美顏的有效成分：有多醣體、多巴胺、維生素 C、胺基酸，其主要原理如下：

A. 因含多巴胺，有擴張血管，改善血液循環的功效，可增強體質，增進肌膚的滋潤及色澤。

B. 因富含有黏質多醣體及天然的 DHEA、蛋白質、胺基酸的成分，可有效減少脂肪形成，增加皮膚彈性、撫平皺紋。

③ 食療的功效：

A. 含有澱粉酶，可水解為葡萄糖，對糖尿病患者有一定療效，也可供給人體大量的黏液蛋白，預防心血管疾病脂肪的沉積及避免過度肥胖。

B. 因富含有卵磷脂及膽鹼，可增強神經細胞的活性，可改善大腦的記憶力。也可強化內分泌，增強造血功能，能改善免疫力，提升抗病毒的能力。

C. 停經後婦女服用山藥 3~4 周後，除了可提高抗氧化能力，同時也降低血脂肪的濃度。

D. 適當攝取可調節內分泌，改善骨質疏鬆症，適合更年期婦女。

④ 適用者：一般人、更年期婦女。

⑤ 不適用者：易胃脹氣者。

A. 脾虛、易腹脹者，不宜多食。

3. 瓜類：瓜類主要黃瓜、絲瓜、冬瓜、苦瓜，現分別說明如下：

(1) 黃瓜(Cucumber)：性寒、味甘。

① 主要營養成分：有醣類、脂肪、蛋白質、維生素 A、B_1、B_2、B_6、C、E、K、菸鹼酸、葉酸、泛酸、葫蘆瓜素、胡蘿蔔素、多種胺基酸、類黃酮素、果膠等。

② 美顏的有效成分：維生素 C、E、鉀、多種胺基酸，主要原理如下：

A. 維生素 C，可抗氧化、滋養皮膚。

B. 黃瓜可被製成化妝水，能滋潤肌膚及防止皮膚色素沉澱。

C. 具有攝取身體多餘熱量的效果，可消除皮膚的熱脹感，讓紅腫、發熱的皮膚恢復穩定，也可排除毛孔內積存的廢物，預防黑斑及長青春痘。

③ 食療的功效：

A. 因含有矽、鉀、硫、鈣、磷、氯等礦物質，可保護指甲、毛髮，穩定血壓，預防牙齦炎，鉀可加速新陳代謝，排除體內多餘的鹽分，減輕浮腫現象。

B. 黃瓜味甘性寒，有清涼解暑，可利尿解毒、清理腸胃，能促進食慾，也可淨化血液。

C. 含有丙醇二酸，能抑制體醣類轉為脂肪，有減肥之效，也含有鉻，可降血糖，而黃瓜所含的木糖醇、甘露糖，不但不會使血糖升高，反而有降血糖的作用，可適合糖尿病患者。

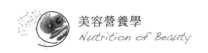
D. 黃瓜中的膳食纖維，可促進胃腸蠕動，能加速排除體內不好的物質，並且能降低壞的膽固醇。另外所含的丙胺酸、榖胺酸、精胺酸，可助肝臟代謝，對肝病患，尤其是酒精性肝硬化有作用。

E. 黃瓜的綠色外皮，含有咖啡酸及綠原酸，可消炎、抗菌，能加強白血球的抗菌能力，適當攝取可預防上呼吸道感染及對口腔發炎也有一定療效。

F. 含大量維生素 B 群、C，可防止皮膚老化。

④ 適用者：一般人、糖尿病患者。

⑤ 不適用者：

A. 女性在生理期，避免吃生黃瓜。有高血壓、心血管疾病、胃腸病者，不宜食用醃漬黃瓜。

B. 因黃瓜性寒，所以脾胃虛弱、虛寒體質，易腹瀉及慢性支氣管炎者宜少吃。

(2) 絲瓜(Loofah)：性涼、味甘。

① 主要的營養素：有醣類、蛋白質、膳食纖維、維生素 A、B_1、B_2、B_6、C、E、K、葉酸、菸鹼酸、泛酸及胡蘿蔔素、鈣、鈉、磷、鉀、鐵、硒、鋅、銅等。

② 美顏的有效成分：主要有維生素 B 群、C、多醣類，其原理如下：

A. 因含有維生素 A、B 群、C 及天然保濕因子，能舒緩繃緊乾燥的肌膚，可保肌膚滋潤及美白。

B. 因含維生素、礦物質、醣類、植物黏液等，可保持角質層水分含量，補充肌膚必要的水分，使肌膚水嫩、細緻。

③ 食療的功效：

A. 因含維生素 B 群、C 及醣類、蛋白質，適合在夏季時在胃口不佳時，用來補充營養及水分，也可美白、淡化斑點、防止老化。

B. 因所含的多醣體及膳食纖維，可助消化、治療便祕，研究發現，絲瓜中含有一種干擾素誘生劑，能在人體內產生干擾素，具有抗癌的作用。

C. 將絲瓜的老株蔓藤切斷，收集的絲瓜水，飲用能解毒、止咳、化痰、健胃，也可製造成化妝水使用，另其含有槲皮素，有助於保持血管暢通。

D. 產婦母乳不足時，可用絲瓜煮生薑、黃豆、豬腳食用，可促進乳汁分泌。

E. 燥熱體質者及易生痘瘡、口乾舌燥、牙齦腫脹、口臭、濃痰、小便不利、便祕者，煮絲瓜湯皆有療效。

④ 適用者：一般人、便祕者、有美白需求者。

⑤ 不適用者：痛風患者、體寒者。

A. 絲瓜建議烹煮熟透後再食用，因所含的木膠質及植物黏液會刺激胃腸。

B. 脾胃虛弱，有腹瀉、胃腸功能不佳者，不宜過量食用。

(3) 冬瓜(White Gourd)：性寒、味甘淡。

① 主要營養成分：

A. 醣類、蛋白質、維生素 B_1、B_2、C、尼克酸、菸鹼酸、泛酸、丙醇二酸、鈣、磷、鐵、鈉含量高。

B. 冬瓜種子含有腺鹼、組織胺、組織酸、尿醇，瓜瓤含腺素、尿醇等。

② 美顏的有效成分：主要有維生素 C、鉀、瓜胺酸、亞油酸，其原理如下：

A. 因含維生素 C，能鎮定日曬發紅的皮膚，也可美白、防黑斑，使皮膚易吸收水分。

B. 因富含有瓜胺酸、亞油酸，能淡化斑點，抑制體內黑色素的沉積。

③ 食療的功效：

A. 可煉製冬瓜糖，可止渴潤喉，小孩出麻疹時，可吃些冬瓜糖有清熱解毒的效果。

B. 因含有維生素 C、油酸，也含有鉀，可預防感冒，對高血壓、腎臟病患者，可達降血壓，消腫的作用。

C. 因含有丙醇二酸、蘆巴鹼，可助人體新陳代謝，可防醣類轉化為脂肪，能防治高血壓、動脈粥樣硬化及有減肥的效果。

D. 因富含水分，對中暑所引起的脫水及皮膚炎患者，皆有良好的食療效果。

E. 中醫認為，因性味、性寒、味甘淡，有清熱解毒、降火及消炎、利尿消腫，對食慾不佳、胸口鬱悶、口乾舌燥者，不妨適當攝取。

④ 適用者：一般人、高血壓患者。

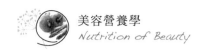

⑤ 不適用者：生理期，體質寒涼者。

　　A. 脾胃虛弱、腹瀉、女性生理期宜少吃。

　　B. 因冬瓜性寒，建議在烹煮時，加些生薑袪寒。

(4) 苦瓜(Bitter Melon)：性寒、味苦。

　① 主要營養素：有脂肪、蛋白質、澱粉、胡蘿蔔素、維生素 B_1、C、鈣、鐵、磷，另也含有苦瓜苷、苦瓜素、半乳醣醛酸、多種胺基酸、奎寧素、苦瓜鹼、胡蘿蔔素、類黃酮素、果膠、植物性胰島素的植物性化合物。

　② 美顏的有效成分：主要有維生素 B_1、C、奎寧素，主要原理如下：

　　A. 苦瓜含類似奎寧的活性物質，除提高免疫系統外，也有利於傷口癒合、皮膚新生，可使皮膚細緻。

　　B. 因含有維生素 C，可使血管彈性變好，能使皮膚白皙有彈性。

　③ 食療的功效：

　　A. 因含有苦瓜素、膳食纖維，有助消脂排毒、控制體重，也能刺激唾液及胃酸分泌，可改善胃口不佳者。

　　B. 其所含的天然三萜類化合物，在消炎的作用，對肝炎、結膜炎、腮腺炎、口腔潰瘍、毛囊炎、青春痘等有緩解作用。

　　C. 在醫學研究中發現，苦瓜中的某些三萜類化合物，有降血糖的功能，可直接活化胰島素，間接使細胞恢復吸收葡萄糖的能力，糖尿病患者可適量食用。

　④ 適用者：一般人、發炎體質者。

　⑤ 不適用者：懷孕婦女、體質虛寒者。

　　A. 體質虛寒、手腳冰冷、婦女經期或妊娠期間，皆不宜食用。

　　B. 因含有草酸，如食用過量，易影響鋅和鈣在腸道中的吸收。

4. 豆素、豆夾類：可分為豌豆、豆芽、四季豆、苜蓿芽，現分別說明如下：

(1) 豌豆(Garden Pea)：性平、味甘。

　① 主要營養成分：因含有醣類、脂質、蛋白質、維生素 A、B 群、C、E、菸鹼酸、泛酸、胡蘿蔔素、膳食纖維、鈣、鈉、鐵、磷、鉀等營養素。

② 美顏的有效成分：主要有維生素 C、蛋白質、胡蘿蔔素，其原理如下：

　　A. 因含維生素 C，可美白保濕，保護細胞、抗老化，也因含胡蘿蔔素，在人體內可轉化為維生素 A，可強化皮膚機能、減輕紫外線的傷害，預防皮膚癌。

　　B. 因富含蛋白質，是構成人體細胞的主成分，能使皮膚有彈性，可改善粗糙肌膚及老化的問題。

③ 食療的功效：

　　A. 因富含粗纖維，可促進大腸蠕動、防便祕，也含有一種動情激素，可助緩和更年期症候群及延緩老化。

　　B. 因含有蛋白質能修補肌膚，調節生理狀況，也可促進乳汁分泌，能降低膽固醇，有助於心血管健康。也可提高人體免疫力，所含胡蘿蔔素，也可防人體致癌物質的合成。

④ 適用者：哺乳婦女、一般人。

⑤ 不適用者：易脹氣者。

　　A. 腸腹脹或常排氣者，應少吃。

　　B. 因含有環氯奎寧，會減少男性精子數量及活動力。

(2) 豆芽(Bean Sprouts)：性平、味甘。

① 主要營養素：有維生素 A、B_1、B_2、B_6、C、E、泛酸、菸鹼酸、葉酸、胡蘿蔔素、蛋白質、纖維質、鈣、鈉、鉀、鐵、磷等。

② 美顏的有效成分：主要有維生素 C、E、胡蘿蔔素，其原理如下：

　　A. 因含有維生素 E，可保護皮膚、抗自由基、防皮膚老化。

　　B. 維生素 C，對皮膚有淡化斑點及美白。

③ 食療的功效：

　　A. 因富含維生素 B 群，可預防口腔潰瘍、自律神經失調或腳氣病。

　　B. 可預防夏季中暑，有利尿、通宿便及止瀉。

　　C. 有維生素 C，可減少血栓產生，可增加血管壁的彈性，可防治微血管破裂及腦中風發生的機率，鉀含量也高，腎臟病、高血壓等，患者如適當攝取，可消除水腫，也有降血壓的功效。

　　D. 因含有亞油酸、維生素 E，可降低膽固醇，有助減肥，可防動脈硬化，另也有天門冬胺酸，如適當攝取，可減少乳酸堆積體內，可消除疲勞、增強體力。

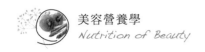

④ 適用者：一般人皆宜。

⑤ 不適用者：痛風患者、體質虛寒者。

A. 因含有植物性雌激素，女性吃太多，易引起月經紊亂，不易受孕。

B. 痛風發作期不宜食用。

C. 體質虛寒者、脾胃虛弱者皆不宜食用。

(3) 苜蓿芽(Alfalfa Sprout)：性寒、味甘。

① 主要營養素：主要含有脂肪酸、蛋白質、膳食纖維、維生素 A、B_1、B_2、B_6、B_{12}、C、D、E、K、鐵、鈣、鈉、鎂、鉀、磷、硒、鈷，也含有人體所需的酵素，如澱粉分解酵素、脂肪分解酶、苦杏仁酶、凝固酵素、氧化酵素、轉化酵素、朊酶、果膠酸。

② 美顏的有效成分：主要有胺基酸、植物酵素、維生素 E。

③ 食療的功效：

A. 含有維生素 E，能保護細胞膜免受自由基攻擊，可維持細胞膜的完整性，也可促進肌肉正常發展，有助於預防動脈粥樣硬化，並減少血液內膽固醇的含量。

B. 其所含的苦杏仁酶及天然果膠，有利於消化作用，有助營養素被人體吸收。另也含有澱粉酶及脂肪分解酶，對大吃大喝所造成的肥胖症，有改善效果。因也屬於鹼性食物，也可使身體酸鹼平衡。

④ 適用者：一般人、血糖值偏酸性體質者。

⑤ 不適用者：免疫系統疾病患者（紅斑性狼瘡患者）。

A. 大量攝取會破壞人類各種血球細胞，因含有毒鹼性胺基酸，易引起免疫系統疾病，如紅斑性狼瘡者，不宜食用。

B. 生的苜蓿芽可能含有致病性細菌，如大腸桿菌、沙門氏菌，食用前以冷開水沖洗，勿食用過量。

(4) 四季豆(String Bean)：性平、味甘。

① 主要營養素：主要有醣類、蛋白質、維生素 A、B_1、B_2、B_6、C、E、K、泛酸、菸鹼酸、葉酸、胡蘿蔔素、鈣、鈉、鉀、磷、鐵等。每 100 克就含有 2~2.5 克蛋白質，且含有人體必需的各種胺基酸。

② 美顏的有效成分：主要有胡蘿蔔素、鐵、鋅、鎂，其原理如下：

A. 富含纖維質，有助於降血脂、膽固醇，有助排便、預防肥胖症。

B. 含有胡蘿蔔素，在人體內可轉換成維生素 A，可促進上皮組織生長，加速肌膚新生，維護皮膚健康。

C. 因含有鋅，可使荷爾蒙正常運作，抑制傷口發炎，促進組織再生，減少青春痘及疤痕的產生。

③ 食療的功效：

A. 四季豆含有維生素 K，可增加骨質疏鬆病人的骨密度，而降低骨折的風險，也可使血糖指數降低，因也富含膳食纖維，能穩定糖尿病的血糖值。

B. 富含有礦物質、維生素，有益脾胃，因含有水溶性纖維，可降低膽固醇，鎂、鉀，可穩定血壓，減輕心臟負擔，又含有大量鐵質，適合缺鐵或貧血者食用。也含有胡蘿蔔素，有助於保護視力及皮膚黏膜的健康。

C. 因含有植物性雌激素成分，可抑制與荷爾蒙相關的癌細胞，對攝護腺癌、乳癌有抑制作用。

D. 也含有豐富的葉酸及鐵質，有助於改善貧血症狀，也可促進造血功能。另外含有微量元素的鎂、鉀，有助人體穩定血壓，減輕心臟負擔。

E. 也因含有豐富的水溶性纖維，而且富含胡蘿蔔素、維生素 C，能降低膽固醇，可防血管硬化。

④ 適用者：貧血者、一般人。

⑤ 不適用者：易腹脹者。

A. 因含有細胞凝集素及皂苷，如生食易引起噁心、嘔吐、腹痛等症狀。

B. 烹煮四季豆的溫度需在攝氏 100°C 以上，並以較長時間烹煮至熟透，以免植物毒而造成生理不適。

5. 豆類、豆製品：豆類及豆製品有黃豆、豆腐、豆漿、紅豆、綠豆，分別說明如下：

(1) 黃豆(Soybean)：性平、味甘。

① 主要營養素：醣類、蛋白質、胺基酸、大豆異黃酮、皂苷、脂肪、卵磷脂、植物固醇、纖維、維生素 E、鈣、鈉、鉀、磷。

② 美顏的有效成分：主要有胺基酸、大豆異黃酮、維生素 E，主要原理如下：

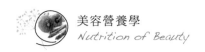
A. 因富含維生素 E，可對抗自由基的傷害，能抑制皮膚衰老，可防黑色素沉澱。

B. 因含有大豆異黃酮，是與雌激素相似的結構，可延緩肌膚細胞衰老，可使皮膚年輕有彈性。

③ 食療的功效：

A. 因含有膳食纖維可潤滑腸道，改善便祕，並可預防細胞提早老化，也因富含卵磷脂，可乳化、分解不好的膽固醇，避免脂肪沉積在血管壁，並預防動脈粥狀硬化及心血管疾病。

B. 因含有少量的植物固醇，可減少膽固醇的吸收，能降低血清膽固醇的含量。也因富含有生育醇（維生素 E），是天然抗氧化劑，可防過氧化脂的增加，能消除疲勞、促進生長，並抗老化、防癌。

④ 適用者：更年期婦女、一般人。

⑤ 不適用者：痛風患者。

A. 易脹氣者。

B. 因普林值含量高，尿酸過高者或痛風患者，宜控制食用。

(2) 豆腐(Tofu)：性平、味甘。

① 主要營養素成分：主要是醣類、蛋白質、多元不飽和脂肪酸、膳食纖維、維生素 B_1、B_2、C、鈣、鎂、鐵、磷、葉酸、卵磷脂、大豆異黃酮等。豆腐的鈣含量每 100 克含鈣量高達 140~160 毫克。

② 美顏的有效成分：主要有胺基酸、大豆異黃酮、鈣、鐵，其原理如下：

A. 豆腐是低脂肪、低熱量、高蛋白質的健康食物，適度的攝取可使身材窈窕，避免因過度減肥造成皮膚鬆弛，而失去光澤。

B. 適當的攝取，可使皮膚潤澤細緻、有彈性，肌肉豐滿結實，毛髮烏黑而光亮。

③ 食療的功效：

A. 因含有豐富的植物雌激素，可防治骨質疏鬆症，也能補中益氣、生津止渴、清熱潤燥、清潔腸胃。

B. 美國癌症學會指出，大豆異黃酮具有與 Tamoxifen 類似抗癌作用，可補充大豆異黃酮。豆腐中的豆甾醇、甾固醇，可抑制攝護腺癌、乳腺癌、血癌等的發生率。

④ 適用者：減肥者、一般人。

⑤ 不適用者：痛風患者。

　　A. 胃害者、脾虛者及常出現遺精的腎虧者不宜食用。

　　B. 易腹脹、腹瀉症狀，不宜食用。

　　C. 尿酸過多或痛風患者，要注意攝取量。

(3) 豆漿(Soy Milk)：性平、味甘。

　① 主要營養成分：含有脂肪、蛋白質、纖維、鐵、鈣、鉀、鈉、磷、維生素 B_1、B_2、E、大豆異黃酮、卵磷脂、豆漿含鐵量是牛奶的 25 倍、蛋白質含量高達 2.56%。

　② 美顏的有效成分：主要有卵磷脂、胺基酸、大豆異黃酮，其原理如下：

　　A. 豆漿所含的卵磷脂能保留肌膚的水分，可保持皮膚彈性。

　　B. 因含有植物性雌激素，可調節女性內分泌，能改善女性身心健康，抗老化，能達美顏的目的。

　③ 食療的功效：

　　A. 因所含的大豆卵磷脂，有助於增強大腦細胞功能，有助於兒童及青少年提升記憶力。

　　B. 因富含有大豆配醣、大豆蛋白質、大豆異黃酮等成分，能抑制醣類及脂質的吸收，並能發揮燃燒體脂肪的效果，有助於瘦身。

　　C. 因含有大豆異黃酮，是天然的女性荷爾蒙，能減少乳癌發生率，可預防更年期女性罹患骨質疏鬆症。

　　D. 攝取適當的豆漿可保持人體營養平衡，可調節內分泌、降血脂、降血壓，並有保護心血管，而減輕心血管負擔，可增強免疫力。

　④ 適用者：一般人、更年期婦女、兒童、青少年等。

　⑤ 不適用者：痛風患者。

　　未煮開的豆漿不要喝，因生豆漿含有皂苷，會刺激人體的胃腸黏膜，會出現噁吐、嘔吐、腹痛等中毒症狀。

(4) 紅豆(Red Bean)：性平、味甘。

　① 主要營養成分：含有蛋白質、胡蘿蔔素、植物甾醇、皂草苷、菸鹼酸、三萜皂苷、維生素 B_1、B_2、鈣、鐵、磷。紅豆營養成分很高，其蛋白質占 25%，其中維生素 B 群、鉀、賴胺酸也含量相當豐富。

　② 美顏的有效成分：主要有維生素 B 群、皂苷、鐵，其原理如下：

　　A. 富含有鐵質，可補血，對臉色蒼白者，可改善肌膚使之紅潤。

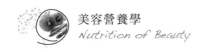
B. 豐富的維生素 B 群及皂苷，可減少脂肪囤積，可除去多餘水分，對臉部浮腫及下半身水腫型肥胖有改善效果。

③ 食療的功效：

A. 紅豆含有豐富的膳食纖維，有助腸道蠕動，並清除腸內廢物，可預防便祕。

B. 因富含維生素 B_1，可預防腳氣病，並可防止皮下脂肪囤積，食用後也不易發胖。

C. 因含有配醣體、三萜皂苷及纖維質，適當的攝取，可淨化血液，也能消除內臟疲勞，對腎臟及心臟病患都有幫助。

D. 哺乳期如奶水不足，可多吃紅豆湯或紅豆甜點，不但可補充奶水外，還可加速產後穢物排除。並可促進氣血循環，可助經血順暢。

④ 適用者：一般人、經期中的女性。

⑤ 不適用者：痛風患者及尿酸過高者。

A. 如想攝取紅豆利尿消腫，烹調紅豆時，不可加糖及鹽，否則效果會減半。

B. 因含普林高，痛風患者及尿酸過高者，不宜攝取。

C. 紅豆含鐵質，不宜和紅茶、咖啡一起飲用，因會阻礙鐵質的吸收。

(5) 綠豆(Mung Bean)：性寒、味甘。

① 主要營養成分：主要含有蛋白質、碳水化合物、膳食纖維、胡蘿蔔素、菸鹼酸、維生素 B 群、C、E、鈣、鐵、鎂、磷、鋅，也含有鞣酸、類黃酮、尼克酸、生物鹼、皂苷、強心苷、植物甾醇、香豆素。

② 美顏的有效成分：主要有維生素 B 群、胡蘿蔔素，其原理如下：

A. 綠豆有利尿、解毒的效果，可將體內毒素排出，如做為減肥的綠豆湯，則不加糖，可加蜂蜜，會較順口也可助排便。

B. 因含有鈣質及維生素 B 群，可促使體內水分及血液的新陳代謝，有消腫、利尿的功能，對水腫型肥胖者，適當的攝取，有助達到減肥效果。

C. 因含有蛋白質、維生素 B 群，胡蘿蔔素等營養素，可消除粉刺、春青痘等症狀，也可改善黑斑，可使皮膚白皙透亮有光澤，能改善臉部出疹及滋潤皮膚。

③ 食療的功效：

A. 綠豆湯有解暑、清熱、利尿等作用，大量的蛋白質及維生素 B 群及鐵、鈣、磷等礦物可補充人體的養分。因味甘性寒，可清涼解毒、止瀉利尿、有除煩熱及滋補強身的作用，對金黃色葡萄球菌感染也有抑制作用。

B. 也富含膳食纖維，能降低血脂肪及膽固醇，除可促進排便，對高血壓、糖尿病、咽喉炎、視力減退、腸胃炎、腎炎等症狀，都有改善作用。

④ 適用者：火氣大者及一般人皆宜。

⑤ 不適用者：脾胃虛寒者。

A. 正在服用溫補中藥者，不宜食用。

B. 吃太多綠豆易脹氣，因性寒涼、脾胃虛寒者不宜食用。

6. 全穀雜糧類：

(1) 薏仁(Coix Seed)：性微寒、味甘。

① 主要營養成分：有醣類、蛋白質、脂肪、胺基酸、維生素 B_1、薏仁素、薏仁酯、膳食纖維、鈣、鉀、鐵等營養素。

② 美顏的有效成分：主要為維生素 B 群、蛋白分解酶，其原理如下：

A. 因富含有多種礦物質、維生素 B 群，常被製成薏仁粉，做為口服或製作面膜，減肥及美容都有很好的效果。

B. 其含有蛋白分解酶，可軟化皮膚的角質，能使皮膚細緻光滑，消除色素斑點，也可減少皺紋。

C. 食用薏仁也可調節生理機能，並滋潤皮膚，能使粗糙肌膚逐漸細緻，可美白抗老化，也能改善青春痘。

③ 食療的功效：

A. 因含有維生素 B_1，除可改善粉刺，也能淡化斑點，並預防皮膚粗糙。

B. 所含的不飽和脂肪酸，有降血脂的功效，可預防心血管疾病，另其中所含的薏仁酸，具有殺死癌細胞的功能，其萃取物能增強免疫能力及抗過敏。

C. 可促體內水分及血液的新陳代謝，有利尿及消腫的作用，也含有豐富水溶性膳食纖維，也能促使膽固醇從肝臟排出，進而降低血中膽固醇

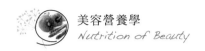

　　的含量，可防治高血脂症，另外也可降低血糖濃度，是糖尿病患者安全營養的食材。

　④ 適用者：一般人及水腫型肥胖者。

　⑤ 不適用者：體質寒涼者、腸胃弱者。

　　A. 性微寒，因此生理期婦女及孕婦，不宜攝取。

(2) 燕麥(Oats)：性平、味甘。

　① 主要營養成分：主要含有醣類、蛋白質、膳食纖維、次亞麻油酸、亞麻油酸、泛酸、維生素 B 群、E、鉀、鐵、鎂、銅、鋅、錳、硒。

　② 美顏的有效成分：主要有維生素 B 群、E、膳食纖維，其原理如下：

　　A. 含有保濕、滋養、抗敏及去角質功效。

　　B. 富含維生素 B 群、E，是美容、抗老的重要營養素。

　　C. 因含有豐富的膳食纖維，可調理體質、促進排便，進而排除體內毒素，改善暗沉的肌膚。

　③ 食療的功效：

　　A. 其含有亞麻油酸及次亞麻油酸、單元不飽和脂肪酸，可降低血中脂肪，可防治脂肪肝及高血脂症。

　　B. 含有維生素 E 可改善血液循環，抗氧化、調整身體機能可減輕更年期不適，維生素 B 群可穩定情緒，促進代謝。

　　C. 燕麥因含有醣類，可供給大腦所需能量，有助於孩童的注意力及學習力，另葉酸及維生素 B_6，也可防治貧血，並能刺激食慾及促進兒童的成長發育。

　　D. 因富含有水溶性膳食纖維，及 β-葡聚糖，能排出宿便、降低膽固醇，可減少得心血管疾病及大腸癌的機率。

　④ 適用者：一般人、更年期婦女。

　⑤ 不適用者：嬰兒及對燕麥麩質過敏者。

　　1 歲以下的嬰兒及對燕麥麩質過敏者，皆不宜食用。

(3) 糙米(Brown Rice)：性平、味甘。

　① 主要營養成分：醣類、蛋白質、脂肪、膳食纖維、維生素 B 群、E、K、鐵、鉀、鎂、鈣、鋅、磷、米糠醇。

② 美顏的有效成分：主要有維生素 B 群、胺基酸、花青素，其原理如下：

   A. 因含有維生素 E，可抗氧、保護細胞膜，可維持皮膚彈性，避免提早老化而出現皺紋。

   B. 因富含維生素 B 群，能促進新陳代謝，可減少肌膚的斑點，預防皮膚老化。

③ 食療的功效：

   A. 因含膳食纖維能促進胃腸蠕動，防便祕，維生素 K，可強健骨骼，有助於造血。另外含鋅、錳、釩等微量元素，對糖尿病患者有幫助。

   B. 維生素 B 群可促進新陳代謝及血液循環，可安撫情緒，維生素 B_1，可調節自律神經，舒緩焦慮、憂鬱、失眠等症狀。維生素 E 可抗自由基，能提升免疫力，抗老化。

   C. 糙米中的維生素 E，不但可抗老化，也能防高血壓及動脈硬化等疾病。

   D. 糙米中的鈣能淨化血液及安神，能改善酸性體質，其中米糠醇成分，也能降低血中脂肪。

④ 適用者：一般人及減肥者、失眠者。

⑤ 不適用者：腸胃弱者（消化機能欠佳）。

   A. 胃腸功能弱者，因無力消化高纖維質，因此不宜食用。

   B. 因含鉀量高，有高血鉀及腎功能差者，不宜食用。

(4) 紫米(Purple Rice)：性溫、味甘。

① 主要營養成分：含有蛋白質、脂肪、胺基酸、維生素 B_1、B_2、葉酸、鈣、鉀、鎂、鐵、鋅及多種微量元素。

② 美顏的有效成分：胺基酸、花青素、維生素 B 群，其原理如下：

   A. 因含有花青素，可預防膠原纖維及彈性纖維退化，能避免皮膚鬆弛及皺紋產生。

   B. 紫米熱量雖比糯米低，但其賴安酸、蛋白質、維生素 B 群的含量，都比糯米多，適當的攝取可使皮膚有光澤，保持年輕。

③ 食療的功效：

   A. 紫米含鈣量高，有健齒補骨的功效，另外中醫認為黑色食物可補腎，建議可吃紫米，有補腎的作用。

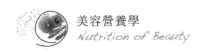

B. 因其含有膳食纖維，可促進腸蠕動，防便祕，紫米也富含鐵質，也可促進血液循環。

C. 紫米除會有人體需要的 4 種胺基酸成分外，因也含有花青素，是很好的抗氧化劑，可抗老除皺，也能預防心血管疾病及癌症。

D. 含有豐富的維生素 B 群及微量元素，對婦女產前、產後有很好的滋補效能。

E. 紫米也含有色胺酸，是腦部製造血清素的必要成分，當腦中血清素越多時，會使人的情緒變好。

④ 適用者：一般人、經期中的女性、產婦。

⑤ 不適者：腸胃弱者。

A. 紫米吃多易引起急性腸胃炎，幼兒或消化功能弱的老年人，不宜食用。

B. 紫米因有收斂作用，如有腸胃不適或便祕者，不宜食用。

(5) 糯米(Glutinous Rice)：

① 主要營養成分：有醣類、脂肪、蛋白質、維生素 B_1、B_2、鈣、鐵、磷。

② 美顏的有效成分：主要有維生素 B 群、膳食纖維，其原理如下：

A. 因含有維生素 B_2，適當的攝取，可減少粉刺及黑斑的產生，並可預防口角炎及脂漏性皮膚炎。

B. 因富含維生素 B_1，可使皮膚保持彈性，減少細紋的產生。

③ 食療的功效：

A. 因富含有維生素 B 群，可穩定神經系統，有助於提振食慾、恢復活力，對病後、產後有頻尿及體虛盜汗者，有調養的效果。

B. 富含磷可協助脂肪及澱粉的代謝，並能提供能量，增強體力，常有腰酸、四肢無力者，可適當的攝取。

C. 糯米性溫味甘，入脾腎肺經，有補中益氣及止虛汗的功能，對食慾不佳、脾胃虛寒、易腹脹及腹瀉者，有緩解的效果。

④ 適用者：食慾不振者及一般人。

⑤ 不適用者：消化不良者、糖尿病患。

A. 糯米含糖量高，糖尿病患者，不宜多攝取。

B. 糯米黏性大，不易消化，胃腸消化功能不良者，不宜食用。

7. 堅果種子類：

(1) 芝麻(Sesame)：性平、味甘。

① 主要營養成分：

A. 富含有亞麻油酸，是一種人體不可缺少的必需脂肪酸。

B. 也含有豐富的醣類、脂肪、蛋白質、維生素 B 群、膳食纖維、鈣、鎂、鐵、鋅等。

② 美顏的有效成分：主要有胺基酸、脂肪酸、維生素 B 群、E，主要原理如下：

A. 維生素 B 群對皮膚或青春痘有改善的效果，而維生素 E 可預防肌膚乾燥及皺紋的產生。

③ 食療的功效：

A. 因含有豐富的亞麻油酸及維生素 E，除可降低膽固醇，也具有抗氧化的效果，能保護心臟及抗老化。

B. 含鐵質高，可預防缺鐵性的貧血，另外麻油雞，可助產婦收縮子宮，排除惡露。

C. 因富含有胺基酸，必需脂肪酸及多種微量礦物質，可促進頭髮生長，並能使頭髮烏黑亮麗。

D. 芝麻含鈣量高，適當攝取，對牙齒及骨骼的發育都有很大的幫助。

④ 適用者：貧血者及一般人。

⑤ 不適用者：腸胃炎者及易腹瀉者。

A. 易腹瀉：脾胃虛弱者不宜食用，因其有潤腸的效果。

B. 因其滋陰效果強，兒童不建議過量食用，以免造成口乾舌燥。

(2) 杏仁(Almond)：性溫、味苦甘。

① 主要營養成分：有不飽和脂肪酸、蛋白質、維生素 E、膳食纖維、鈣、鎂、鉀、銅、鐵、鋅、苦杏仁苷、植物固醇等，其所含的維生素 E，是其他堅果類的 10 倍以上。

② 美顏的有效成分：主要有胺基酸、脂肪酸、維生素 E，其原理如下：杏仁含有大量的脂肪酸、胺基酸、維生素 E，可促進血液循環、潤澤皮膚、抗老化等，另如用外敷也可改善皮膚的粗糙乾裂，也能消除青春痘及淡化黑斑。

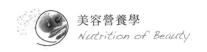

③ 食療的功效：

    A. 因富有膳食纖維，可促進腸道蠕動、改善便祕，能預防結腸癌。

    B. 因富含維生素 E，可防自由基對皮膚的傷害，也可促進血液循環，抗自由基的傷害，可降低得心臟病及老年痴呆症的機率。

    C. 杏仁含有豐富的單元不飽和脂肪酸，可減少血中脂肪，預防血栓、腦中風、心臟病等疾病。

    D. 其含有豐富的礦物質、鈣、鐵、鉀，可防骨質疏鬆症、貧血、高血壓，鎂可穩定血糖，有助於第二型糖尿病的血糖控制，鋅是保持免疫系統正常功能的必要元素。

④ 適用者：一般人、慢性支氣管炎患者。

⑤ 不適用者：孕婦。

    A. 杏仁含有氫氰酸，易流產的孕婦不宜食用。

    B. 能消除喉嚨腫脹及有助於排痰，慢性支氣管炎者可適量的攝取。

(3) 南瓜子(Pumpkin Seed)：性平、味干。

① 主要營養成分：醣類、蛋白質、膳食纖維、多元不飽和脂肪酸、維生素 B_1、B_2、C、E、菸鹼酸、鈣、鉀、磷、鐵、鋅等營養素。

② 美顏的有效成分：蛋白質、維生素 B 群、E、鋅，其原理如下：

    A. 其富含維生素 E 及抗氧化酵素，可清除體內的自由基，能抗老化。

    B. 因含有鋅，能促進傷口的癒合，有助於頭髮、指甲、皮膚的修補作用，也能改善青春痘。

③ 食療的功效：

    A. 因含有鈣及鎂，可預防骨質疏鬆症。

    B. 在中醫方面，認為南瓜子可「益心斂肺」，適脾胃虛寒者食用，不只能保護心肺器官，還有化痰止咳的效用。

    C. 南瓜子可提煉成南瓜子油，含有豐富的多元不飽和脂肪酸，可抗氧化、降血壓，對男性攝護腺相關疾病，有預防及保健的作用。

    D. 因其含有促進生長及增加胰島素分泌的鋅，有助於維持味覺功能，可促進食慾，維護性腺，助於性器官的發育。

    E. 因富含不飽和脂肪酸，可預防高血壓、動脈硬化及心臟病等心血管疾病。

④ 適用者：一般人及成年男性。

⑤ 不適用者：帶狀疱疹或長水痘者。

　　A. 因富含精胺酸，有帶狀疱疹或長水痘者不宜多吃，以免病情加重。

　　B. 因質硬，腸胃弱者，不宜食用過量。

(4) 栗子(Chestnut)：性溫、味甘：

① 主要營養成分：含有醣類、脂肪、膳食纖維、維生素 B 群、泛酸、胡蘿蔔素、鈣、磷、鉀、鐵等營養素。

② 美顏的有效成分：主要有不飽和脂肪酸、維生素 B 群、C，其原理如下：

　　A. 因含有醣類及維生素 C，可美容皮膚、消除疲勞。

　　B. 其含有維生素 B 群及不飽和脂肪酸，能抗老化，可加速皮膚細胞的新陳代謝，有助於養顏美容。

③ 食療的功效：

　　A. 可降低高血壓、動脈硬化及冠心病等發生的機率。

　　B. 有強健骨骼、補血養腎，有助於發育。

　　C. 因含有維生素 C 及鈣，對骨骼及牙齒有保健的效果，並可預防骨質疏鬆症，並可抗老化防衰。

　　D. 對日久難癒的口舌生瘡及口腔潰瘍有益。

④ 適用者：一般人及銀髮族、體質寒涼者等。

⑤ 不適用者：糖尿病患者及火氣大者。

　　A. 因屬於高熱量食物，肥胖者不宜食用。

　　B. 因主要成分是醣類，糖尿病患者不宜多吃。

(5) 核桃(Walnut)：性溫、味甘。

① 主要營養成分：含有醣類、脂肪、膳食纖維、維生素 A、B_1、B_2、C、E、泛酸、葉酸、菸鹼酸、鎂、鐵、磷、銅、鋅等營養素。

② 美顏的有效成分：有胺基酸、脂肪酸、維生素 E，其原理如下：

　　A. 因含有亞麻油酸、礦物質及多種維生素，適當攝取可使秀髮烏黑亮麗，皮膚變得細緻有光澤。

　　B. 因含有大量維生素 E，可抗氧化，使肌膚有彈性，幫助延緩老化。

③ 食療的功效：

　　A. 核桃仁榨油外用，具有收斂、止癢、消炎等作用，可預防或治療皮膚炎或濕疹等症狀。

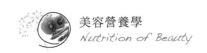

B. 因富含有鎂及維生素 B 群，有助於維持神經系統健康，有健忘、失眠、焦慮的症狀，可適量的補充。

C. 因富含纖維質，可促進腸蠕動，有助於消化及排便。

D. 因富含有次亞麻油酸及亞麻油酸，對降低血脂及膽固醇有相當顯著的功效。

E. 因含有人體必需脂肪及蛋白質，是大腦組織細胞代謝的重要營養素，能增強腦力。

④ 適用者：一般人、學童、銀髮族及皮膚乾燥者。

⑤ 不適用者：火氣大者。

因油脂含量高，吃多易上火及噁心，如正在嘴破者，不宜多吃。

8. 菇蕈類：菇蕈類可分洋菇、香菇、黑木耳、白木耳，現分別敘述如下：

(1) 洋菇(Mushroom)：性平、味甘。

① 主要營養成分：主要有醣類、蛋白質、多醣類、膳食纖維、維生素 B_1、B_2、B_6、C、菸鹼酸、胡蘿蔔素、葉酸、鈣、鈉、鉀、鎂、鐵、磷、鋅等營養成分。

② 美顏的有效成分：主要有多醣體、胺基酸、維生素 B 群，其原理如下：

A. 因富含膳食纖維，可促進排便及降低膽固醇，因熱量低，可防發胖。

B. 因富含維生素 B 群及菸鹼酸，有助於胃腸分解碳水化合物，能使皮膚光滑健康，穩定女性經期情緒。

③ 食療的功效：

A. 中醫理論，可散血熱、可化痰。

B. 可調節甲狀腺功能，因含有硒，可抗腫瘤細胞及多醣體等物質，也能抗氧化，提升免疫力，可預防乳癌，每日可少量攝取。

C. 因含有維生素 B 群、C 及微量的鍺元素，能調節生理機能，促進新陳代謝，可增強體力，有助鈣的吸收。

④ 適用者：一般人、生理期者，素食者。

⑤ 不適用者：尿酸過高及痛風患者。

A. 屬於高普林的菇類之一，因此尿酸過高及痛風者不宜食用。

B. 有些野菇外觀方面和洋菇很相似，怕有毒性，勿隨意取用。

(2) 香菇(Shiitake Mushroom)：性平、味甘。

① 主要營養成分：主要有蛋白質、碳水化合物，含有 7 種人體必需胺基酸、多醣類、低脂肪、膳食纖維、維生素 A、B_1、B_2、B_{12}、C、菸鹼酸、麥角固醇、鈣、鐵、磷、鋅等成分，是屬高鹼性食物。

② 美顏的有效成分：主要是核酸類物質、維生素 B 群、鐵質，其原理如下：

A. 因含有核酸類物質，可抗老化及淡化黑斑，達到美白抗老的效果。

B. 含有鐵質及大量膳食纖維，能排毒、預防貧血，改善暗沉的肌膚。

③ 食療的功效：

A. 因含有嘌呤、酪胺酸、膽鹼及核酸物，能抑制血液及肝臟中血脂膽固醇上升，可增加血管彈性，可預防肝硬化、動脈硬化等疾病。

B. 因含有維生素 B_{12} 及鐵質，有助於造血作用，可預防素食者的缺鐵性貧血。

C. 因含豐富的膳食纖維，可促進體內排毒，能預防便祕、大腸癌等。

D. 因其含有抗腫瘤多醣體（β-葡聚醣），能活化 T 細胞及巨噬細胞，可對抗癌細胞。

E. 因含有麥角固醇，經陽光照射，可轉變維生素 D，有助於鈣質吸收，能預防骨質疏鬆症。

④ 適用者：一般人、糖尿病及高血壓等患者。

⑤ 不適用者：尿酸過高及痛風患者。

(3) 黑木耳(Jew's Ear)：性平、味甘。

① 主要營養成分：有蛋白質、碳水化合物、膳食纖維、胡蘿蔔素、維生素 B 群、C、植物膠原、葡萄糖、甘露聚糖、木糖、甘露糖、戊糖，也含有卵磷脂、鈣、磷、鐵等。

② 美顏的有效成分：主要有多醣體、胺基酸、胡蘿蔔素、鐵等，其原理如下：

A. 因含有鐵質，可養血美顏，可防缺鐵性貧血。

B. 胡蘿蔔素進入體內，轉換為維生素 A，對皮膚、頭髮皆有保健作用。

C. 因含有醣類、蛋白質、膠原蛋白，都是養顏美容的重要成分。

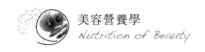
③ 食療的功效：

A. 因含有植物膠原，有吸附髒汙的作用，可助清理肺臟及消化道廢物，幫助宿便排出，可減少斑疹及青春痘的產生。

B. 因具有抗氧化及降低血黏度的作用，能阻止血液中膽固醇在血管上的沉積及凝結，可防止血栓、心肌梗塞、動脈粥狀硬化、腦栓塞等症狀發生。從事水泥業、紡織加工、礦業等工作者可適量的攝取。

④ 適用者：一般人及貧血患者。

⑤ 不適用者：尿酸過高者、生理期女性。

A. 女性生理期及懷孕期間應避免食用。

B. 在拔牙或手術前後，也避免食用。

(4) 白木耳(Jelly Fungus)：性平、味甘。

① 主要營養成分：有脂肪、蛋白質、胺基酸、膳食纖維、膠質、維生素 B 群、菸鹼酸、藻糖、木糖、葡萄糖、甘露糖、銀耳多醣、麥角甾醇等營養素。

② 美顏的有效成分：有多醣體、胺基酸、植物性膠質，其原理如下：

A. 能通便、排除體內毒素，也能促進新陳代謝及血液循環，使肌膚細嫩平滑、紅潤有光潤。

B. 因含豐富的胺基酸、植物性膠質、多醣體，是補充膠原蛋白的最好食材。

③ 食療的功效：

A. 因含有豐富的磷，可對神經系統及大腦皮質有調節作用。另外也含有鈣、鉀，可維持心臟正常的收縮。

B. 因富含膳食纖維，能加強新陳代謝，促進排便。

C. 因含有多醣體能增強巨噬細胞的吞噬能力，可提升人體的免疫功能，有助於預防病毒感染及癌症，對抗淋巴性白血病也有幫助。

④ 適用者：便祕、一般人。

⑤ 不適用者：有出血症狀者。

A. 有風寒、咳嗽及濕熱生痰者，不宜食用。

B. 有出血症狀者，也不宜食用。

9. 動物及相關製品：肉類的特殊部位及相關製品：如豬皮、豬腳、雪蛤、燕窩，都富含膠原蛋白、多醣體等，能有效養顏美容抗老化。分別說明如下：

(1) 雞肉(Chicken)：性溫、味甘。

　① 主要營養成分：有蛋白質、脂肪、十多種胺基酸、不飽和脂肪酸、維生素 A、B 群、泛酸、尼克酸、鈣、磷、鐵等營養素。

　② 美顏的有效成分：主要是蛋白質、胺基酸、鐵質，其原理如下：

　　A. 雞皮含豐富脂肪及維生素 A，有防皺之效，熱量高，適身材瘦弱、乾性皮膚者食用。

　　B. 雞肉因含有豐富的多種胺基酸。可使皮膚細緻光滑、精神飽滿有活力。

　　C. 雞腳因富含膠原蛋白，可使肌膚有彈性，也能潤滑關節。

　③ 食療的功效：

　　A. 雞肉有溫中益氣、健脾胃之效、活血調經及強筋骨、易消化，適合幼兒、老人、手術後病患及懷孕婦女，最理想的蛋白質來源。

　　B. 雞肝含有維生素 A、B_1、B_2、C，可改善暗沉皮膚、疲倦及視力不佳者。另也含有鈣、磷、鐵，對發育不良、體質虛弱者及貧血者皆有幫助。

　　C. 經熬燉的雞湯，因富含胺基酸及蛋白質，易消化，也有助預防呼吸道的感染，常喝能預防感冒。

　④ 適用者：產婦、手術後患者、一般人等。

　⑤ 不適用：無。

　　雞心的膽固醇含量高，如有心血管疾病、高血脂症、肥胖者不宜多食用。

(2) 豬肉(Pork)：性溫、味甘。

　① 主要營養成分：有醣類、蛋白質、必需胺基酸、脂肪、維生素 A、B_1、B_2、B_6、D、E、K、泛酸、菸鹼酸、鈣、磷、鉀、鎂、鐵等營養素。

　② 美顏的有效成分：

　　A. 豬腳有豐富的膠質，有緊緻肌膚的功效，使其有光澤及彈性，但脂肪含量高，肥胖者不宜多食。

　　B. 豬肉含有豐富的蛋白質及胺基酸，能豐潤肌膚，維護肌膚的健康，也可延緩老化。

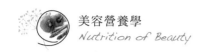
C. 豬腳、豬皮皆含有豐富的蛋白質，豬皮所含的蛋白質是豬瘦肉的 1.5 倍，而豬皮富含有大量的彈力蛋白及膠原蛋白，適當的攝取，可改善粗糙的皮膚。

D. 豬肉也富含維生素 B 群，可促進新陳代謝及增加皮膚的抵抗力，也能協助其他營養素的轉化及吸收。

③ 食療的功效：

A. 四物和豬排骨等藥材燉湯，對女性、生理期的調養有助益。

B. 麻油、薑片煮豬肝湯，對婦女產後體質有改善，並對體虛、貧血者皆有幫助。

C. 豬肉可治腎虛體弱、滋陰、補虛，對性功能也有助益。

D. 可增強免疫力、消除疲勞、保護器官、修復身體組織、強健肝臟。

E. 豬腳富含蛋白質、鐵質、膠質、能補血通乳、增加乳汁分泌，適合產後婦女及青春期食用。

F. 豬肉也含鈣、磷等礦物質，可強化肌肉、滋潤肌膚，也能使頭髮有光澤。

④ 適用者：一般人及體質虛弱者。

⑤ 不適用者：肥胖者。

有肥胖症、高血壓、動脈硬化者應少吃。

(3) 牛肉(Beef)：性溫、味甘。

① 主要營養成分：有脂肪、蛋白質、必需胺基酸、維生素 A、B_1、B_2、B_6、B_{12}、泛酸、菸鹼酸、鈣、鉀、磷、鐵、銅、鋅、錳等營養素。

② 美顏的有效成分：有蛋白質、胺基酸、鐵、鋅，其原理如下：

A. 優質蛋白質，可增加皮膚的彈性，改善暗沉的現象，也含有大量的鋅，可保持皮膚油脂的平衡，並加速新陳代謝。

B. 含有充足的鐵質，可協助人體製造所需的紅血球，來改善臉部氣色，適合有輕微貧血者。

③ 食療的功效：

A. 鐵質是造血必需的元素，也是血紅素的主要來源，缺鐵會使人感到疲倦、頭暈、注意力不集中。B_{12} 可輔助造血機能，能促進人體新陳代謝，供給能量。

B. 在中醫方面，認為牛肉有補中益氣，強健筋骨、滋養脾胃的功效，寒冬吃牛肉，有暖胃的作用。

C. 因含有鋅，可助人體轉化醣類及蛋白質，並加速傷口癒合，有助於手術後患者復原。

④ 適用者：一般人、貧血者。

⑤ 不適用者：皮膚病患及有高膽固醇者。

A. 因肌肉纖維較粗糙不易消化，因此，幼兒、老人、消化功能較弱者，不宜多吃。

B. 因屬於紅肉，膽固醇含量高，故高膽固醇者不宜多吃。

(4) 雪蛤(Oviductus Ranae)：性平、味甘。

① 主要營養成分：有醣類、蛋白質、多醣體、脂肪、維生素 A、B 群、C、E、K、泛酸、菸鹼酸、鈣、鈉、鎂、鉀、鐵、銅、鋅、錳等營養素。

② 美顏的有效成分：有多醣體、膠原蛋白，其原理如下：

A. 在中國的醫藥界研究發現，雪蛤的成分和女性卵巢的雌激素相似，對女性第二性徵的發育有幫助，也可改善更年期的不適，並可抗老化。

B. 因含有膠原蛋白、胺基酸、荷爾蒙及肌醇等物質，可加速新陳代謝，對於保濕、除皺、美白、曬後的修復及修復傷口，都有很好效果。

③ 食療的功效：

A. 因含有多醣體，可促進血液循環，提升人體免疫力，也富含蛋白質、礦物質、維生素，能改善精力不足、神經衰弱等症狀，另外含蛋白質及表皮生長因子，可促進細胞分裂增殖，對黏膜組織的癒合及術後傷口復原，皆有助益。

B. 因含有多種人體必需的微量元素及必需胺基酸，可降血脂、提升人體免疫力，抗疲勞，有延緩老化的功效。

C. 老人虛損、咳嗽痰喘、支氣管炎、氣喘者皆可食用。

④ 適用者：一般人及更年期婦女、年老體弱、產後復原。

⑤ 不適用者：兒童、青少年、肺胃虛寒、腹瀉者。

A. 肺胃虛寒、腹瀉者不宜食用。

B. 青少年及兒童不可長期食用，因雪蛤中的荷爾蒙成分，會影響發育。

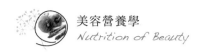

(5) 燕窩(Swallow's Nest)：性平、味甘。

① 主要營養成分：有蛋白質，主要是胱胺酸、精胺酸、色胺酸、組胺酸、酪胺酸等胺基酸，也富含有葡萄糖、甘露糖、半乳糖、N-乙醯葡萄糖胺、糖蛋白質等人體所必需的醣類，其他還有鈣、磷、鉀等元素。

② 美顏的有效成分：有多醣體、膠原蛋白，其原理如下：

　A. 水溶性膠原蛋白及鈣、磷、鐵等，能增加細胞再生能力，可修復皮膚細小傷口，減少細紋及痘疤的產生。

　B. 因富含多醣類的物質，能延緩細胞老化，使皮膚光滑有彈性。

③ 食療的功效：

　A. 因含有糖蛋白，可促進血液循環；有益組織及上皮細胞生長、抗氧化，能保護細胞的健康。

　B. 因富含有蛋白質及上皮生長因子，可刺激多種細胞增生及分裂，有助於傷口癒合，如口腔潰瘍、皮膚外傷、手術後的創血組織恢復等狀況，皆有助於復原。

④ 適用者：一般人、銀髮族。

⑤ 不適用者：痰濕體質及過敏者。

　A. 燕窩為養陰潤燥，因此，痰濕停滯及大便稀軟者，不宜食用。

　B. 因燕窩屬高蛋白，如有過敏、蕁麻疹體質，或處於發作期，不宜食用。

10. 海鮮類：海鮮類含有人體必需多種礦物質，現分別敘述如下：

(1) 鮭魚(Solmon)：性平、味甘。

① 主要營養成分：鮭魚是含 Omega-3 不飽和脂肪酸最高的魚類，另也富含蛋白質、脂肪、EPA、DHA、維生素 A、B 群、鈣、磷、鐵等。

② 美顏的有效成分：有蝦紅素、胺基酸、維生素 A、B 群、E 等，其原理如下：

　A. 因富含有蛋白質及胺基酸，有助於老化角質的代謝，保持皮膚細緻有彈性。

　B. 其富含維生素 A、B 群、E、鈣、鐵及鋅等礦物質，是女性保持好氣色的最佳營養素。

　C. 因含有蝦紅素，是很好的抗氧化劑，可減少肌膚受到紫外線的傷害，並可抗老化。

③ 食療的功效：

A. 含有維生素 E，可促進血液循環、保護細胞膜，有助於維護生殖器官的機能。

B. 富含維生素 D、鈣、鐵、磷等，可預防骨質疏鬆症。

C. 鮭魚的 Omega-3 多元不飽和脂肪酸，有助兒童視力及腦部的發展，可提升記憶力及注意力，脂肪含量低，再加上也含有豐富的蛋白質，有助於降低血液中的膽固醇，可預防心血管疾病及高血壓。

④ 適用者：一般人、兒童、銀髮族。

⑤ 不適用者：對魚肉過敏者。

註：鮭魚一定要保證新鮮才能食用，在室溫下，久放易使細菌分解，產生組織胺而中毒（因組織胺累積到一定的量時，會中毒）。

(2) 鮪(Tuna)：性平、味甘。

① 主要營養成分：有醣類、脂肪、蛋白質、EPA、DHA、維生素 A、B_1、B_2、E、菸鹼酸、牛磺酸、鈣、鉀、鐵等營養成分。

② 美顏的有效成分：

A. 因所含的胺基酸及鉀，可除去體內多餘的水分及鹽分，避免臉部浮腫，另富含有蛋白質，可使皮膚保持緊緻有彈性。

B. 富含維生素 B_{12} 及鐵質，可做為補血的營養素，使肌膚紅潤光滑。

③ 食療的功效：

A. 因富含有維生素 E，可預防皮膚粗糙乾裂，並對維護心臟、血管的健康也有幫助。

B. 因含有牛磺酸，可減少血液中有富的中性脂肪及膽固醇，能防止動脈硬化，還有消除疲勞的功效。另含人體所需的多種胺基酸，可降血脂，除多餘鹽分，能減少高血壓與腦中風的發生率。

C. 因其富含 Omega-3 多元不飽和脂肪酸，可提升兒童的學習能力及記憶力，也能預防老年痴呆症。

④ 適用者：貧血患者、銀髮族、一般人等。

⑤ 不適用者：嬰兒不宜吃生魚片、孕婦。

A. 深海大型魚類，如旗魚、鮪魚，易有汞金屬殘留的問題，建議多樣化選擇。

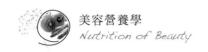

B. 3 歲以下嬰幼兒及孕婦不宜吃生魚片，因未煮熟不易消化外，也會有細菌汙染的疑慮。

(3) 章魚(Octopos)：性平、味甘鹹。

① 主要營養成分：有醣類、蛋白質、脂肪、維生素 A、B 群、牛磺酸、鈣、磷、鈉、鉀、碘、鐵、銅、鋅等。

② 美顏的有效成分：有蛋白質、膠原蛋白、維生素 A，其原理如下：

A. 低脂肪、高蛋白，最適合減肥時的食材，可抗老及協助造血。

B. 肉質含有豐富的膠原蛋白，可減少肌膚的細紋，使皮膚有光澤及彈性。

③ 食療的功效：

A. 醫藥界認為牛磺素能促進新陳代謝、提升免疫力、強化肝功能，能幫助視網膜的發育，並預防近視，也可減少膽固醇，但不能抗血脂、降血壓、預防血管硬化等功效。還可消除疲勞、延年益壽。

B. 能補血益氣，對生產後婦女乳汁不足，氣血虧損有助益。

C. 因富含大量多元不飽和脂肪酸，如 EPA、DHA，有心血管疾病者，可選擇食用。

④ 適用者：一般人、心血管疾病患者。

⑤ 不適用者：對海鮮過敏、胃腸弱者要少吃，因不易消化。

(4) 海蜇(Jellyfish)：性平、味鹹。

① 主要營養成分：有醣類、甘露多醣、蛋白質、維生素 B_1、B_2、菸鹼酸、鈣、磷、鐵、碘、鋅、氟、氯等營養素。

② 美顏的有效成分：主要有蛋白質、維生素 B_1、B_2，其原理如下：

A. 含有維生素 B 群，可加速表皮細胞的新生，有助老廢角質代謝，使皮膚細緻、光滑。

B. 因富含蛋白質，是構成人體細胞的主要成分，缺乏易造成肌膚粗糙、老化、失去彈性，適當攝取可使肌膚緊實有潤澤。

③ 食療的功效：

A. 可清熱化痰，適痰多、氣管較弱者，有保護作用，對氣管炎、哮喘、胃潰瘍等疾病有助益。也可清除肺部積塵，並有防治腫瘤的效能。

B. 因所含的膠質及甘露多醣等可防治動脈粥樣硬化症，因也含有類似乙醯膽鹼的物質，能擴張血管及降低心臟病、動脈硬化及高血壓等病的發生率。

④ 適用者：一般人及氣管功能不佳者。

⑤ 不適用者：脾胃虛寒者宜慎食。

註：如形狀不整、顏色深淺不勻、有異味，不可食用。

(5) 海參(Seacucumber)：性溫、味甘鹹。

① 主要營養成分：有醣類、蛋白質、脂肪、膠原蛋白、膠質、多醣物質，維生素 B_1、B_2、菸鹼酸、尼古酸、鈣、磷、鐵、碘等營養成分。

② 美顏的有效成分：有蛋白質、膠原蛋白、維生素 B 群，其原理如下：

A. 因營養豐富，低脂肪、高蛋白，兼具瘦身功效。

B. 因富含膠原蛋白，可滋補身體、抗老化、減少皺紋，使肌膚細膩有光澤。

③ 食療的功效：

A. 因蛋白質含量高，又含有醣類物質，可降低三酸甘油酯、膽固醇，也可提升人體免疫力。

B. 口感柔軟易消化，不傷腸胃，可改善體質虛寒。也因富含膠原蛋白，能修補軟骨及骨骼的磨損，適合有骨折患者或長骨刺者攝取。

C. 因含有蛋白質及 DHA，有助於兒童腦部發育及孕婦營養補給。

④ 適用者：一般人及銀髮族。

⑤ 不適用者：常腹瀉、脾胃虛寒、甲狀機能不佳者、尿酸高者及痛風者。

(6) 蝦子(Shrimp)：性溫、味甘鹹。

① 主要營養成分：主要有蝦紅素、牛磺酸、蛋白質、維生素 A、B_1、B_2、C、菸鹼酸、鈣、磷、鐵、碘、鋅等營養素。

② 美顏的有效成分：主要有蝦紅素、維生素 B 群、鋅，其原理如下：

A. 因富含有維生素 A、B 群及蛋白質，有助於維持肌膚彈性。

B. 蝦紅素能減少紫外線或空氣汙染所造成皮膚的傷害，被運用在保養品及化妝品中。

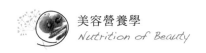

C. 因其含有蝦紅素(Astaxanthin)，簡稱 Asta，其抗自由基的效果為葉黃素的 200 倍、維生素 550 倍、輔酶 Q$_{10}$的 150 倍，是目前最強的天然抗氧化劑。

③ 食療的功效：

A. 因富含甲殼素，約每 1 克的甲殼素可吸收脂肪 8~12 克，不僅可降低膽固醇，也有助減肥。

B. 因含有低脂肪、高蛋白質，幾乎不含碳水化合物，對減肥者是優質的營養素。另含有牛磺酸，可乳化脂肪，有助於脂溶性維生素的消化吸收，可降低血中膽固醇、保護肝臟，並可預防心臟病、動脈硬化及高血壓等疾病的發生率。

C. 因含有維生素，能使皮膚的血管擴張充血，而男性生殖器勃起，是血管擴張的因素，因此可增進男性的性能力。

④ 適用者：一般人、減肥者。

⑤ 不適用者：皮膚有傷口及過敏者應少食。

蝦頭膽固醇含量較高，重金屬類的汙染也易累積在蝦頭，須避免食用蝦頭。

11. 飲品、油脂類：將有關飲品、油脂類，分別敘述如下。

(1) 橄欖油(Olive Oil)：性平、味甘。

① 主要營養成分：有單元不飽和脂肪酸、Omega-3 脂肪酸、Omega-6 脂肪酸、磷脂酸、胡蘿蔔素、葉綠素、維生素 A、D、E、K 等。

② 美顏的有效成分：主要有不飽和脂肪酸、維生素 A、D、E，其原理如下：

A. 因富含多種脂溶性維生素，對油性膚質，可能會造成面皰增加，但有助於乾性皮膚的保養。

B. 因含有維生素 E，可抗氧化、保護及滋潤肌膚，也可做防曬油，但如要長時間待在太陽下，建議塗抹防曬係數較高的防曬乳。

③ 食療的功效：

A. 因含有天然的多酚化合物及黃酮類物質，有抗氧、調節血脂、減少血栓、提升人體的免疫力的功效。另因熱能低，可預防便祕。

B. 因含有 Omega-3 脂肪酸及 Omega-6 脂肪酸，是人體必需的脂肪酸，除了能供給熱能，也能降低血中有害的膽固醇，可防治心血管疾病。

④ 適用者：減肥者、一般人。

⑤ 不適用者：油性膚質者。

(2) 牛奶(Milk)：性平、味甘。

① 主要的營養素：有維生素 A、B_1、B_2、B_6、B_{12}、C、D、E、菸鹼酸、葉酸、泛酸、鈣、鈉、鎂、鉀、鐵等營養素。

② 美顏的有效成分：有乳脂肪、蛋白質、維生素 B 群，其原理如下：

A. 因含有豐富的維生素、乳脂肪及礦物質，具有天然保濕效果，易被皮膚吸收，對美容效果極佳，可維持肌膚嫩白。

B. 其含有多種維生素 B 群、蛋白質及礦物質，尤其維生素 B 群，能保護表皮、滋潤肌膚，可防乾裂，使皮膚柔軟光滑。

③ 食療的功效：

A. 因含有維生素 A、B 群、D，是多種能增強人體免疫能的免疫球類抗體，可抗氧化及維護視力正常和皮膚健康，並有防癌作用，尤其是胃癌及結腸癌。

B. 可運送維生素 A、D、E，並提供身體必需脂肪酸、維生素 D 及鈣質易被人體吸收，可強化牙齒及骨骼，預防骨質疏鬆症。

④ 適用者：一般人、失眠者（因含有色胺酸，會使人想睡覺，鈣能緩解緊張情緒）。

⑤ 不適用者：乳糖不耐症者（因缺乏特殊消化酶）。

(3) 蜂蜜(Honey)：性平、味甘。

① 主要營養成分：有葡萄糖、寡糖、果糖、胺基酸、有機酸、類黃酮素、蜂蜜酵素、活性酶、維生素 A、B_1、B_2、B_6、C、K、菸鹼酸、葉酸、泛酸、鈣、磷、鈉、鉀、鎂等營養素。

② 美顏的有效成分：主要有寡糖、蜂蜜酵素、維生素 B 群，其原理如下：

A. 因含有維生素 A、B 群，如塗抹於皮膚，可達滋潤及營養的作用，可使皮膚細膩光滑，不管內服或外用，皆能改善女性身體機能，可增強皮膚的活力及抗菌力，可減少皺紋與老化現象，也可防止粉刺及青春痘的產生，防止色素沉澱，促進上皮組織再生。

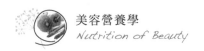

B. 因蜂蜜可促進新陳代謝，並加快老廢角質的剝落，許多高級的保養品，都有添加蜂蜜成分，具有保濕及美白的效果。

③ 食療的效果：

A. 因含有 70%以上的單醣類，可直接被人體腸壁細胞吸收利用，對兒童、病人、老年人的熱量吸收有幫助，可增強體力。

B. 因含有醣類及色胺酸，可改善睡眠，具有安神、益智的功效。

C. 因含有鎂，女性在經期前後，可適當攝取，能發揮平穩情緒的效果，有助於身體放鬆、減輕壓力、消除緊張，也有助於大腦神經傳導，有調節神經系統的功能。

D. 因富含寡糖，能促進腸內益生菌繁殖，具有抗過敏、提升免疫力，並具有整腸、助消化的作用。

(4) 優酪乳(Yogurt)：性平、味酸甘。

① 主要營養成分：有蛋白質、脂肪、多種胺基酸、乳糖、乳酸菌、胡蘿蔔素、維生素 B 群、C、鈣、磷、鉀、鐵等營養素。

② 美顏的有效成分：有維生素 B 群、C、乳酸菌，其原理如下：

A. 其含有對人體有益的乳酸菌，可去除腸道壞菌，能排除宿便及毒素，可預防斑點及青春痘。

B. 因含有維生素 B 群及維生素 C，可保持皮膚組織的彈性及有助於肌膚生成膠原蛋白，有淡化黑斑的效果。

C. 其因富含優質蛋白質及多種胺基酸，適當食用，可使皮膚光滑細緻。

③ 食療的功效：

A. 其含有多種乳酸菌，可和致病菌抗衡，使其不易在腸道及人體黏膜生存，並增強抵抗力。

B. 因富含有維生素 B 群、葉酸、磷酸、鈣質，適合懷孕婦女飲用，也能預防骨質疏鬆症。

C. 因膽鹼含量高，能增強免疫力，可降低血中膽固醇及減少動脈硬化與高血壓等心血管疾病的發生。

④ 適用者：一般人、便祕者、乳糖不耐症者可飲用，不會引起腹脹及腹瀉。

⑤ 不適用者：胃酸過多者，勿與抗生素藥物同時服用，應隔 4-6 小時因會破壞其所含的益菌，而降低其健康的功效。

(5) 綠茶(Green Tea)：性寒、味苦。

　① 主要營養成分：有多醣類、胺基酸、咖啡因、兒茶素、茶胺酸、氟、維生素 C、E 等營養素。

　② 美顏的有效成分：有維生素 C、E、兒茶素，其原理如下：

　　A. 因綠茶製成的洗顏劑，可減少臉部多餘的油脂分泌，能收斂毛孔，還有殺菌、消毒的功效，適油性肌膚。

　　B. 因含有兒茶素及多元酚類成分，有抗氧化效果，及維生素 C、E 一同作用，可緊實肌膚、抗老化作用。

　③ 食療的功效：

　　A. 綠茶中的茶多酚，可阻斷亞硝酸胺等多種致癌物質在體內合成。另外所含的兒茶素，可提升免疫、可預防口臭，氟可防蛀牙及牙菌斑。

　　B. 茶多酚抗老化效果比維生素高出 18 倍，能有效清除對人體有害的自由基，能延緩老化。

　　C. 茶葉所含的「咖啡鹼」，能促進胃液分泌，有助消化，也能分解及阻止脂肪的吸收。

　④ 適用者：一般人、肥胖者。

　⑤ 不適用者：胃弱者、生理期女性、有神經衰弱、失眠者、孕婦及 3 歲以下幼兒不宜飲用。

PS：綠茶性寒且含有鞣酸成分，易與食物中的鐵結合，阻礙鐵的吸收，易造成貧血現象。

（二）較優質的美白食物

具有美白較優質效果的 10 種食物：茭白筍、豌豆、黃豆、花椰菜、黃瓜、番茄、檸檬、櫻桃、薏仁、白木耳等。

（三）較優質祛斑食物

多攝取含有維生素 B 群、C、E 及褪黑激素的食物。

具有祛斑較優質的 10 種食物：薏仁、松子、玉米、檸檬、西瓜、牛奶、田雞、動物肝臟、鮮魚類。

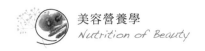

五、瘦身消脂食物

有利於瘦身消脂的相關食物，現分別列舉如下。

（一）水果類

在水果類有蘋果、葡萄、草莓、木瓜、櫻桃、柳橙、檸檬、柚子、葡萄柚、奇異果、鳳梨、西瓜等，其營養成分、食療功效、適用者及宜忌者，已在美白單元已有敘述，在此不再敘述，另外哈密瓜、蓮霧、橘子、香蕉、番石榴，分別說明如下：

1. 蘋果

瘦身有效成分：果膠、膳食纖維、有機酸類、鉀、鎂，其原理如下：

(1) 蘋果內含有鉀，可使體內過多的鈉鹽及水分排出，可利尿消腫，加速新陳代謝。

(2) 因含有酒石酸、蘋果酸，可加速新陳代謝，含有醣類及膳食纖維，有飽足感，以免減肥者因飢餓而亂吃食物。

2. 葡萄

其瘦身的有效成分：檸檬酸、蘋果酸、鉀、維生素 B 群，其原理如下：

(1) 因含有微量元素及有機酸，可排出多餘水分及脂肪，可預防水腫型肥胖及心血管疾病。

(2) 有幫助排便、減少膽固醇及動物性脂肪的功效，進而減少脂肪囤積。

3. 草莓

其瘦身的有效成分有蘋果酸、枸櫞酸、維生素 B 群、C，其原理如下：

(1) 草莓熱量低，又含有多種營養素，其維生素 C 含量高，可助於膠原蛋白的形成，可使減重後的肌膚維持彈性。

(2) 因富含鉀，適量攝取可維持腎臟、心臟、腸胃系統、神經系統等正常運作，有助於平衡體液，排出多餘水分。

4. 木瓜

其瘦身有效成分有木瓜酵素、維生素 B 群、C、鉀等，其原理如下：

(1) 因富含維生素 A、B 群、C，適合減肥做為代餐的選擇，因不但營養豐富，又有飽足感。

(2) 因含木瓜酵素，可分解醣類、蛋白質，促進新陳代謝，可將多餘的熱量排出，而達到減肥效果。

5. 櫻桃

瘦身的有效成分有有機酸、維生素 B 群、C、鈣、磷等，其原理如下：

(1) 因性溫，對胃腸虛寒者是很好的減肥水果，易手腳冰冷者，櫻桃可補血又促進血液循環。

(2) 因富含多種維生素及鐵質，幾乎不含蛋白質及脂肪，是減肥族在搭配水果的最佳選擇。

6. 柳橙

瘦身的有效成分有果酸、膳食纖維、維生素 B 群、C 等，其原理如下：

(1) 有研究指出，未成熟的綠皮的果皮含有微量元素、枸橼酸、欣樂芬素，能促進新陳代謝、燃燒脂肪，有助於瘦身。

(2) 因常含維生素 B_1、B_2、B_6、C 及膳食纖維，有助於排便，可加速脂肪及澱粉的代謝作用。

7. 檸檬

瘦身的有效成分有有機酸、維生素 B_1、B_2、C 及鉀，其原理如下：

(1) 其能分解脂肪，能清除體內廢物及毒素，又可淨化血液，促進代謝，能調整酸鹼平衡，增強消化能力。

(2) 檸檬汁可分解碳酸及葡萄糖，能排除胃腸廢物，促進排便，又能解渴，能有效控制食慾，如再加每天 30 分有效運動，對瘦身效果良好。

8. 袖子

瘦身的有效成分有胺基酸、膳食纖維、果酸、維生素 C，其原理如下：

(1) 因是低 GI 水果（GI 是指低升糖指數），可抑制血糖在肝臟中轉化為脂肪，也含有果酸成分，會影響營養物質吸收，並能抑制食慾。

(2) 因富含有維生素 C、胺基酸、膳食纖維，可調節人體的新陳代謝，而且因纖維很多，易產飽足感。

9. 葡萄柚

瘦身的有效成分有枸橼酸、膳食纖維、維生素 B 群、C、鉀，其原理如下：

(1) 因含鉀量高，可助排出體內廢物及水分，也含有枸橼酸，可促進新陳代謝。

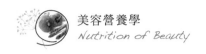

(2) 因葡萄柚中所含有的轉化酵素，可影響人體吸收糖分及利用，使糖分不輕易轉換為脂肪而貯存。也含有多種維生素、檸檬酸，有助於蛋白質的消化。

10. 奇異果

瘦身的有效成分有蛋白水解酵素、膳食纖維，其原理如下：

(1) 因所含的蛋白水解酵素，有助於肉類及蛋白質的消化，及促進排便功效。

(2) 因富含膳食纖維，可促進腸道蠕動，改善便祕、消除小腹。

11. 鳳梨

瘦身的有效成分有纖維質、鳳梨酵素、維生素 B_1，其原理如下：

(1) 因富含有維生素 B_1，可與谷胺酸一起作用，能增強胃腸的消化吸收，加強代謝功能，有助於減重。

(2) 因鳳梨酵素可分解蛋白質，有助於腸胃蠕動，對於習慣性便祕、上腹突出、腰部肥胖體型者，最好的瘦身水果。

12. 西瓜

瘦身的有效成分有維生素 B 群、C、鉀、磷、鎂等，其原理如下：

(1) 因富含有谷胺酸、精胺酸、蘋果酸、胡蘿蔔素、葡萄糖、枸杞鹼、維生素、礦物質等成分，有益於在減重者的營養素的吸收。

(2) 因含胺基酸有利尿的作用，能促進新陳代謝，消除血液中之廢物，有助於排毒，適合於水腫型肥胖者，達到減重的效果。

13. 哈密瓜(Contaloupe)：性寒、味甘。

(1) 主要營養成分：有維生素 A、B_1、B_2、B_6、C、E、H、膳食纖維、菸鹼酸、葉酸、胡蘿蔔素、醣類、蛋白質、果膠、鈣、鈉、鉀、磷、鎂、鐵、銅、鋅、硒等。

(2) 瘦身的有效成分：有膳食纖維、鈉、鉀、鎂、維生素 C，其原理如下：

 ① 因含有膳食纖維，有飽足感，有助於減肥者免除飢餓感，減少食量。

 ② 因富含有多種營養成分及微量元素，能分解脂肪及碳水化合物，並可加速體內新陳代謝。

(3) 食療的功效：

 ① 含有鉀離子，有利尿作用。

 ② 味甘、水分豐富，能止渴、促進食慾。

③ 因富含多種維生素及礦物質，有助於身體機能正常運作，對身心疲倦、焦躁不安，有所改善。

④ 因含有抗氧化物、排毒功效，有助於預防乳癌、肺癌、結腸癌、子宮頸癌，也能預防貧血。

(4) 適用者：一般人、水腫者。

(5) 宜忌者：糖尿病者，因含鉀高，腎臟衰竭及洗腎者不宜食用，因屬涼性水果，食用過量易引起腹瀉、虛弱、手腳無力。

14. 蓮霧(Bell Fruit)：性平、味甘澀。

(1) 主要營養成分：有醣類、蛋白質、膳食纖維、胡蘿蔔素、葉酸、菸鹼酸、鈣、鐵、鈉、鉀、磷、銅、鋅、硒、維生素 B_1、B_2、B_6、C、E、H 等營養素。

(2) 瘦身的有效成分：有膳食纖維、維生素 C、鈉、鎂、鉀等，其原理如下：

① 因每 100 克蓮霧，只有 34 大卡熱量，不但有飽足感，水分多、含糖少，減肥中適合食用。

② 因富含有鉀，可加速新陳代謝，有助於維持體內電解質及酸鹼平衡，有助消除水腫。

(3) 食療的功效：

① 因含有鈉、鉀、鎂、銅、鋅、硒等元素，有助保持細胞健康。

② 富含葉酸，可與維生素 A、B 群、鐵等互相搭配，能有效的改善貧血。

③ 如有便祕、脹氣、消化不良及便血者，可用蓮霧沾鹽來食用，可改善症狀。

④ 如空腹食用兩顆，可使食量變小，同時有助減少膽固醇及動物性脂肪吸收，可助於減肥。

(4) 適用者：一般人、消化不良者。

(5) 宜忌者：有頻尿、小便失禁者、脾胃虛寒者。

15. 橘子(Tangerine)：性涼、味甘酸。

(1) 主要營養成分：主要有醣類、蛋白質、膳食纖維、植物黃酮、果膠、維生素 A、C、B 群、鈉、鉀、鎂、鋅等營養素。

(2) 瘦身主要成分：有酵素、果酸、維生素 C、膳食纖維，其原理如下：

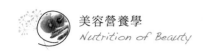

① 因富含纖維質，可使胃部有飽足感，可控制食慾。也含有果膠，也能促進腸胃蠕動，使排便順暢。

② 飯前如食用橘子，可降低食慾，而達減肥效果。

(3) 食療的功效：

① 因含有生物類黃酮的成分，有抗蟲、殺菌及預防子宮頸癌、乳癌等效果。

② 橘子汁有冷卻身體的功效，可助於退燒，另如咳嗽、痰多者，可吃烤過的熱橘子，有助於減輕喉嚨乾癢、痰咳不出來的症狀。

③ 富含維生素 A、C、B 群，可防止肌膚乾燥老化，保護皮膚彈性。

(4) 適用者：體質燥熱者。

(5) 宜忌者：因性寒，坐月子的女性、生理期、腸胃功能欠佳者。

另外，吃橘子前後 1 小時內，不宜喝牛奶，因牛奶中蛋白質，易與果酸、維生素 C 發生反應，凝固成塊，不易消化，會引起腹脹、腹痛、腹瀉等症狀。

16. 香蕉(Banana)：性寒、味甘。

(1) 主要營養成分：有醣類、蛋白質、維生素 A、B_1、B_2、B_6、C、葉酸、色胺酸、菸鹼酸、鈣、鉀、磷、鎂、鐵、錳等營養素。

(2) 瘦身的有效成分：

① 低熱量，一根香蕉約 87 大卡，並富含纖維，適合作為減肥時的主食。

② 因含有排除體內毒素及廢物的營養成分，且能使減肥後的皮膚細緻有彈性。

③ 因所含的血清素是減肥的有效成分，也是「色胺酸」轉化的物質，可穩定情緒，對因壓力引起的暴食有改善作用。

(3) 食療的功效：

① 所含鉀，可調節心跳，可將足夠氧氣輸送至大腦，可提高專注力，有助學習，也可平衡體內過多的鈉，有降低心血管病變及高血壓的機率。

② 對大便不順或習慣性便祕，有去熱、清肺、潤腸的作用。

(4) 適用者：一般人、便祕者。

(5) 宜忌者：胃腸不適者，因性寒，痰多、有哮喘症狀者，不宜食用。

17. 番石榴(Guava)：性溫、味甘微澀。
    (1) 主要營養成分：有醣類、蛋白質、維生素 A、C、蘋果酸、檸檬酸、鈣、鉀、磷，一顆重 60 克的番石榴，約含 125 毫克的維生素 C，夠人體每日所需。
    (2) 瘦身的有效成分：
        ① 常喝番石榴茶可減少多餘脂肪囤積在體內，可促進新陳代謝，可暢通微血管，有助減重，可預防因肥胖而引起的慢性疾病。
        ② 因熱量低，又富含膳食纖維，易產生飽足感。適合減肥者選用。
    (3) 食療的功效：
        ① 富含維生素 C，有抗氧化，協助製造膠原蛋白，可維持牙齒、骨骼及血管的健康。
        ② 因帶有鹼性澀味，可抑制胃酸發酵，也能收斂腸黏膜，可適當食用。
    (4) 適用者：一般人、高血壓患者。
    (5) 宜忌者：結石、腎病、消化道潰瘍患者。

（二）綠色蔬菜類

綠色蔬菜可分為高麗菜、韭菜、菠菜、番薯葉、萵苣、莧菜、空心菜、芹菜，現依其營養成分、瘦身的有效成分、食療功效、適用者及宜忌者說明如下：

註：高麗菜、韭菜、菠菜，在美白單元已有詳述，此單元就依瘦身的有效成分說明。

1. 高麗菜(Cabbage)：性平、味甘。
   其瘦身的有效成分有膳食纖維、維生素 C、K 等，其原理如下：
   (1) 因富含有纖維質及維生素 K，熱量低，易有飽足感，每 100 克僅約 30 大卡熱量。
   (2) 因含有膳食纖維，能有效改善便祕，最適合當減肥的食物。

2. 韭菜(Chinese Chives)：性溫、味甘辛。
   其瘦身的有效成分有維生素 B 群、C、膳食纖維，其原理敘述如下：因富含膳食纖維，可促進腸胃蠕動、防止便祕，排除廢物及防止熱量囤積。

3. 菠菜(Spinach)：性涼、味甘。
   其瘦身有效成分有膳食纖維、維生素 A、鉀、鎂，其原理敘述如下：

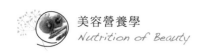

(1) 因含有維生素 A，可減少熱量及脂肪的囤積，也因有大量的纖維素，可增加飽足感，能降油脂吸收，以維持腸道健康。

(2) 含有鎂，可促進熱量代謝及消耗，鈣質可降低脂肪合成，並促進脂肪分解及排泄，可增強減肥效果。

4. **番薯葉**(Sweet Potato Vine)

(1) 主要營養成分：有葡萄糖、胺基酸、纖維質、維生素 A、B 群、C、E、葉酸等。每天攝取約 300 克，就可滿足。

(2) 瘦身的有效成分：維生素 A、B 群、C、膳食纖維，其原理敘述如下：

① 因富含有維生素 B 群，可加速體內新陳代謝，可助減重及降低脂肪及熱量的囤積。

② 番薯葉的熱量只有番薯的四分之一，因富含有纖維質，可使人有飽足感，是減肥又注重養生的人很好的食物。

(3) 食療的功效：

① 因含有維生素 A，除對視力的保健外，能強健頭髮、美化皮膚，也能保護血管，預防血管中脂肪的囤積，而預防冠心病。

② 因抗氧化能力強，其抗氧化物含量比一般蔬菜高 5~10 倍。另含有大量植物性多酚及花青素，具有防癌的效果。

(4) 適用者：一般人、便祕者，也可穩定血糖功效，糖尿病患可適當攝取。

(5) 宜忌者：消化不良。

5. **萵苣**(Lettuce)：性涼、味甘苦。

(1) 主要營養成分：有 β-胡蘿蔔素、維生素 B_1、B_2、B_6、C、K、E、乳酸、消化酵素、菸鹼酸、蘋果酸、鈣、磷、鉀、鎂、鐵、碘等，每 100 克的萵苣，維生素 A 就高達 3300 毫克。

(2) 瘦身的有效成分：有膳食纖維、維生素 B 群、鉀，其原理如下：

① 所含的酶能促進消化，對便祕者有改善，並有助於減重者，降低熱量及脂肪的囤積。

② 因含鉀量高，可平衡體內電解質，有改善心肌收縮，促進新陳代謝的效果，有助於減肥，另外含糖量少，肥胖症、糖尿病患者可適當攝取。

(3) 食療的功效：

① 因富含胡蘿蔔素，可在人體轉化為維生素 A，是體內抗氧化劑，有抗癌的功效，對眼睛、頭髮、皮膚等都可維護組織的健康。

② 其所含的有機鐵在酯類及有機酸的作用下，易被人體吸收，因此對貧血、兒童、孕婦有助益。

③ 因含有芳香羥化脂，是天然的「亞硝鹽阻斷劑」，能阻斷臘肉、熱狗、香腸等食物中的致癌物質。

(4) 適用者：一般人、糖尿病患、貧血、孕婦、兒童。

(5) 宜忌者：體寒及脾虛者，不宜多食。

6. 空心菜(Waterspinach)：性涼、味甘淡。

(1) 主要營養成分：有醣類、蛋白質、胡蘿蔔素、膳食纖維、維生素 B 群、C、鈣、磷、鐵，還有人體必需的 8 種胺基酸。

(2) 瘦身的有效成分：有膳食纖維、酵素、維生素 B 群、C 等，其原理如下：

① 因富含有可代謝熱量及脂肪的微量元素與酵素，另也富含膳食纖維，能促進腸道蠕動，加速排除毒素。

② 因其所含的菸鹼酸、維生素 C 等可降低三酸甘油酯、膽固醇，並有降脂減肥之效。

(3) 食療的功效：

① 空心菜屬鹼性食物，因含有無機鹽能平衡體內酸鹼值，也能有效降低腸道的酸度，可防腸道內菌群失調，有防癌的效果。

② 因富含纖維，可促進腸蠕動、通宿便、預防便祕，另外粗纖維及微量元素，可增強肝臟中的膽固醇轉化酵素的活力，可加速膽固醇代謝，能降低血膽固醇，而能預防血管硬化。

③ 空心菜性涼，其汁液含有木質素，可提高巨噬細胞吞食細菌的活力，對鏈球菌及金黃色葡萄球菌等有抑制作用，可防食物中毒。

(4) 適用者：一般人、酸性體質者，夏季多吃，可預防中暑。

(5) 宜忌者：腸胃虛寒、體質虛弱、腹瀉者，不宜多食。

7. 莧菜(Amaranth)：性涼、味甘。

(1) 主要營養成分：有醣類、蛋白質、膳食纖維、胡蘿蔔素、維生素 A、B_1、B_2、C、E、K、菸鹼酸、鈣、鈉、磷、鉀、銅、鎂、硒、鋅等營養素。

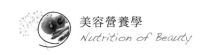

(2) 瘦身的有效成分：有膳食纖維、維生素 B 群、C、鉀、硒、鋅等，其原理如下：

① 因富含有纖維素，可促進腸道蠕動，可防便祕，有助於消除小腹。

② 因富含有多種代謝脂肪的微量元素，有助於減肥，另富含鉀質，有利於體內電解質的平衡，可助於排泄水分，有助於消除水腫。

(3) 食療的功效：

① 莧菜有解毒、清熱、抗菌、補血、消炎、消腫、利尿等功效。另含有鈣質，可促進骨骼、牙齒生長，能維持心肌正常活動，可防肌肉痙攣。

② 因富含維生素 K 及鐵質，可增加血紅蛋白含量，能促進凝血，並有提升紅血球攜氧的能力，也能促進造血功能。

(4) 適用者：一般人、貧血者。

(5) 宜忌者：體寒及腹瀉，另因含鉀高，腎功能衰竭宜避免食用。

8. 芹菜(Celery)：性涼、味甘。

(1) 主要營養成分：有蛋白質、胡蘿蔔素、維生素 B 群、C、鈣、磷、鉀、鐵等。

(2) 瘦身的有效成分：有膳食纖維、維生素 B 群、C、鉀等，其原理如下：

① 因富含有纖維及水分外，並含有能助代謝熱量及脂肪的植物酵素，並有利於體內環保，是減肥的良好食材。

② 因富含植物纖維，有飽足感，對促進腸胃蠕動也很有幫助。

(3) 食療的功效：

① 芹菜汁有降血糖作用，適合糖尿病患者，也可排除尿酸，可中和體內酸性物質，適合痛風患者。

② 在葉莖中含有揮發性的甘露醇，清香的氣味可改善胃口，也可輔助治療高血壓，對血管硬化也有輔助治療作用。

(4) 適用者：一般人、痛風患者、糖尿病患者、高血壓患者。

(5) 宜忌者：體寒、脾胃虛寒、腹瀉者。

※ 芹菜會抑制睪丸酮生成，會降低男子精蟲數量，適合避孕者。

（三）十字花科蔬菜類

此類蔬菜類有花椰菜、白蘿蔔、大白菜、小白菜，其主要營養素、瘦身有效成分、食療功效、適用者、宜忌者，分別說明如下：

1. 花椰菜：瘦身的有效成分有膳食纖維、鉀、鎂、鋅，其原理如下：
   (1) 因所含的鈣、銅、鎂、鉀、鋅、錳、鉻、硒及胡蘿蔔素等，可促進人體的新陳代謝，減肥時，對身體有助益。
   (2) 花椰菜熱量低、高纖、高水量，高達 90%，營養成分豐富，常吃對身體有益，又能提供飽足感。

2. 白蘿蔔(Radish)：性涼、味甘辛。
   瘦身有效成分有澱粉酵素、氧化酵素、維生素 C 等，其原理如下：
   (1) 其所含的氧化酵素、澱粉酵素，可分解食物的澱粉及脂肪，可促進脂肪的代謝。
   (2) 因所含的礦物質及纖維，可消除脹氣，排出宿便，同時也可減輕體重。
   (3) 白蘿蔔富含有維生素 C 及鉀質，能將體內過多的水分及脂肪排出，具有較強通便效能，可達減肥的目的。

3. 大白菜(Chinese Cabbage)：性微寒、味甘。
   瘦身的有效成分：膳食纖維、維生素 B 群、C、鉀、鎂，其原理如下：
   (1) 因含有大量的纖維素，可增加飽足感，可降低熱量吸收，有助消化及減肥的效能。
   (2) 可開胃健脾，熱量也很低，並有助增強身體的免疫功能，對減肥者有助益。

4. 小白菜(Pak Choi)：性平、味甘。
   (1) 主要營養成分：有蛋白質、醣類、維生素 B_1、B_2、胡蘿蔔素、尼古酸。
   (2) 瘦身的有效成分：
       有膳食纖維、維生素 B_1、B_2、C 等，其原理如下：
       ① 因富含維生素 B 群，有助於脂肪的消除及減少熱量吸收。
       ② 其熱量低，所含的礦物質鈣、鐵、磷等，可促進新陳代謝，另菸鹼酸、胡蘿蔔素等能維持身體器官的正常運動，有助於減肥時，對身體健康的維護。

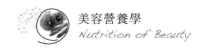

(3) 食療的功效：

　　① 可美化肌膚、強化代謝功能，促進骨骼及牙齒的發育，能健全人體細胞組織。其所含礦物質也能加速新陳代謝及增強造血功能。

　　② 能消除體內虛水、口乾舌燥、牙齦腫脹、出血及防止皮膚過敏。

　　③ 富含膳食纖維，可促進腸胃蠕動，有助消化、防大便乾燥及利尿的作用。

(4) 適用者：一般人皆可。

(5) 宜忌者：脾胃虛寒，大便稀薄。

（四）茄科、芽菜類

　　此類食物有番茄、青椒（彩椒）、豆芽菜、苜蓿芽、茄子等，前四種在美白單元已有敘述，現依瘦身有效成分，說明如下：

1. 青椒、彩椒(Bell Pepper)：性溫、味甘辛。

瘦身的有效成分：膳食纖維、辣椒素、維生素 B 群、C 等，其原理如下：

(1) 因所含的辣椒素，能防脂肪囤積，可提升減肥的功效。

(2) 因所含膳食纖維，可促進脂肪新陳代謝，避免膽固醇附著在血管壁，可防高血壓、動脈硬化等症狀，並有助於清除體內脂肪。

2. 番茄(Tomato)：性涼、味甘辛。

瘦身的有效成分有維生素 B 群、C、膳食纖維，其原理是因番茄熱量低又富含維生素 A、C、E 及 B 群、果膠等，膳食纖維也含量高，不但有飽足感，也有助排泄，能降低脂肪吸收率。

3. 豆芽菜(Bean Sprouts)：性平、味甘。

瘦身的有效成分有纖維質、卵磷脂、胺基酸、皂苷等，其原理如下：

(1) 豆芽菜不含膽固醇及熱量，所含的蛋白質也不亞於肉類，也含有鈣、磷、鐵等所需的微量元素，對脂肪及澱粉的分解有助益。

(2) 因富含皂苷及卵磷脂，可抑制脂肪吸收並促進分解。

4. 苜蓿芽(Alfalfa Sprout)：性平、味甘。

瘦身的有效成分有果膠、消化酵素、胺基酸、維生素 B 群等，其原理如下：

(1) 因含有人體易吸收的消化酵素及胺基酸，有助於分解脂肪及澱粉。

(2) 因熱量低、營養價值高，可促進新陳代謝、強化免疫機能，對減肥時有助於維持身體健康。

5. 茄子(Eggplant)：性寒、味甘。

(1) 主要營養成分：有醣類、蛋白質、類黃酮、植物纖維、胡蘿蔔素、維生素 A、B_1、B_2、B_6、C、E、K、P、鈣、鈉、磷、鉀、鐵、鎂、銅、鋅、硒、葉酸、泛酸、菸鹼酸等。

(2) 瘦身的有效成分：有膳食纖維、維生素 B 群、鎂、鋅等，其原理如下：

① 富含微量元素及纖維質，可促進胃腸蠕動，有助減肥，但應避免油炸，因易吸油。

② 茄子中所含的皂苷有降低血中膽固醇的功效，因熱量低，又能給人飽足感，可預防肥胖。

(3) 食療的功效：

① 其所含膽鹼，在人體內能合成乙醯膽鹼，可助大腦神經運作正常，可預防老年痴呆症。

② 因富含鐵質及維生素 B 群，有舒緩女性生理期症候群的效果。

③ 因含有維生素 P，能增強毛細血管的彈性，可防止微細血管破裂出血，能使血液循環順暢，可消除血栓，可防血管粥狀硬化及防治高血壓等。

(4) 適用者：一般人皆可。

(5) 宜忌者：皮膚過敏者，味偏苦性寒，脾胃虛寒、體質虛冷者，不宜多食。

（五）高纖根莖類

高纖食物可分為紅蘿蔔、香蕉、番薯、蓮藕、洋蔥、蘆筍、山藥、竹筍、蒟蒻、馬鈴薯、牛蒡等，現依營養成分、瘦身的有效成分、食療的功效、適用者及宜忌者敘述如下（前 6 種的營養成分、食療功效、適用者及宜忌者在美白單元已說明，現僅依瘦身的有效成分說明）：

1. 紅蘿蔔(Carrot)：性平、味甘。

瘦身的有效成分：有膳食纖維、維生素 B 群、C。

(1) 因含大量纖維素及胡蘿蔔素，可促進胃腸蠕動，有通便效能，有效的促進排除腸道中多餘的脂肪。

(2) 因富含 β-胡蘿蔔素、鈣質、膳食纖維、維生素 B_1、B_2、C、D、E、K、葉酸等，可提升新陳代謝、維持身體消耗熱能的機能，有減重的效果。

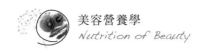

2. **番薯(Sweet Potato)**：性平、味甘。

瘦身的有效成分有胡蘿蔔素、纖維質、維生素 B 群、C，其原理如下：

(1) 因熱量比米飯低，又富含膳食纖維，可促進腸胃蠕動，有助排除體內多餘廢物，減肥時可代替米飯當做一餐。

(2) 因含有一種黏液蛋白，是多醣和蛋白質的混合物，可促進膽固醇排出，也能防止動脈粥樣硬化及減少皮下脂肪的囤積。

(3) 因含有維生素 A 及鉀離子，有助於水分及脂肪代謝，對下半身肥胖者有改善的效果。

3. **蓮藕(Lotus Root)**：性寒、味甘。

瘦身的有效成分有膳食纖維、消化酵素，其原理如下：

(1) 因含有消化酵素，可促進澱粉消化分解、減少熱量吸收。

(2) 所含的膳食纖維屬水溶性纖維素，除使人有飽足感、減少進食量，減少熱量吸收，能刺激腸蠕動，可解便祕，對虛胖或皮下脂肪過多者，能有效的減肥。

4. **洋蔥(Onion)**：性平、味甘辛。

瘦身的有效成分有膳食纖維、維生素 B 群、C 等，其原理如下：

(1) 因含槲皮素，可抗發炎及降脂，對脂肪有消解作用，另富含膳食纖維，有助於大腸蠕動。

(2) 因低熱量，含有多種硫化物，有降低血脂及血糖的功效，有助於體內脂肪的排除。

5. **蘆筍(Asparagus)**：性寒、味甘。

瘦身的有效成分有膳食纖維、維生素 B 群、C 等，其原理如下：

(1) 因富含有鈣、磷、鉀、鎂、鋅等，可助於醣類及脂肪的分解。

(2) 因富含有微量元素及維生素，對節食減肥與外食者有助益。

6. **山藥(Wild Yam)**：性寒、味甘。

瘦身的有效成分有消化酵素、纖維質、維生素 B 群、C，其原理如下：

(1) 因所含甘露聚糖，是屬於水溶性纖維質，易使人產生飽足感，進而可控制食慾。另因含有黏液蛋白，可減少血脂及皮下脂肪囤積，可避免肥胖。

(2) 因含有消化酵素，可促進澱粉及蛋白質的分解，也能促進新陳代謝，可減少多餘脂肪囤積。

7. 竹筍(Bamboo Shoot)：性寒、味甘。

(1) 主要營養成分：有低糖、高蛋白、高纖及含有類胺酸、酪胺酸、色胺酸、蘇胺酸、丙胺酸、鈣、鈉、磷、維生素 B_1、B_2 等成分。

(2) 瘦身的有效成分：有膳食纖維、維生素 B 群、C，其原理如下：竹筍是低糖、高纖、低脂的蔬菜，可吸附、排出動物性油脂，並減少熱量的攝取，也可清除腸胃內的廢物及脂肪，對脂肪肝及肥胖症有助益。

(3) 食療的功效：

① 因其含有酪胺酸，具有開胃、助消化、增進食慾的作用。

② 因含有膳食纖維，可促進胃腸蠕動，增加腸道水分的保存量，以降低腸內壓力、減少糞便黏度，可軟便，預防便祕及腸癌。

③ 可迅速的消除脂肪及蛋白質攝取過多所造成胃腸不適感。

(4) 適用者：一般人、便祕者。

(5) 宜忌者：皮膚過敏者。

8. 蒟蒻(Konjac)：性溫、味辛。

(1) 主要營養成分：主要成分是葡甘露聚醣，是由甘露糖及葡萄糖鏈結的多醣類，與果膠同屬水溶性纖維，有少量蛋白質、脂肪、鈣、磷、鐵。

(2) 瘦身的有效成分：有膳食纖維、葡甘露聚醣，其原理是因葡甘露聚醣與果膠同屬水溶性纖維，食用後會產生飽足感，但人體無法消化吸收，因此，有助於腸胃蠕動、防便祕、減少食量等，可做為減肥食品。

(3) 食療的功效：

① 因能吸收膽固醇，可改善高血壓。其所含水溶性膳食纖維，可在小腸內抑制糖分吸收，有效控制血糖，也有助於排便。

② 因含有葡甘露聚醣，能有效吸收水分，包覆脂肪的效用，並促進腸蠕動，可防大腸癌。

(4) 適用者：一般人皆可。

(5) 宜忌者：易過敏者。

9. 馬鈴薯(Potato)：性平、味甘。

(1) 主要營養成分：有醣類、蛋白質、膳食纖維、類胡蘿蔔素、維生素 B 群、C、鈣、磷、鉀、鎂、鐵等。

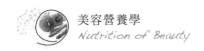

(2) 瘦身有效成分：有膳食纖維、維生素 C、鉀，其原理如下：

① 含鉀有助利尿、防水腫，另含胡蘿蔔素、鉀、鋅，有助於身體燃燒多餘的脂肪，以防肥胖，含膳食纖維有助排便。

② 因富含營養及蛋白質，但熱量比白米飯低，在減肥時期可將蒸熟的馬鈴薯與蔬果混合吃，會產生飽足感，可降低熱量的攝取。

(3) 食療的功效：

① 纖維質可預防大腸癌，維生素 C、E 也可抗癌，胡蘿蔔素也能抑制癌細胞繁殖，另其所含的植物多酚具有抗氧化的效果，可清除自由基，減少致癌的因子。

② 因含鉀量高，可加速體內多餘的鈉排出，淨化血液，改善水腫及高血壓的症狀。

(4) 適用者：一般人、高血壓者。

(5) 宜忌者：糖尿病者、腎臟病者、易脹氣者（如已發芽，不宜食用）。

10. 牛蒡(Lappa)：性寒、味甘。

(1) 主要營養素：有蛋白質、膳食纖維、菊糖、胡蘿蔔素、木質素、胺基酸、維生素 B 群、C、E、鈣、磷、鐵等成分。

(2) 瘦身的有效成分：有膳食纖維、胡蘿蔔素、鈣、磷，其原理如下：

① 膳食纖維，可促進腸蠕動，排出有害的物質，進而能有效控制體重，另因含碳水化合物，但熱量低，可提供飽足感。

② 牛蒡所含的胺基酸及寡糖，可健胃整腸，消除脹氣，也可改善便祕，有助於消除小腹。

(3) 食療的功效：

① 因富含大量纖維質，可協助將過多的膽固醇排出體外。

② 木質素有殺菌作用，對於治療咽喉痛及呼吸道感染有效果。並有抗癌效果，也可減少自由基產生，防因壓力造成的早衰，並防動脈硬化。

③ 富含菊糖也是膳食纖維的一種，可增強體力、促進人體肌肉生長，對糖尿病患者也有輔助食療的功效。

(4) 適用者：一般人及糖尿病患。

(5) 宜忌者：腹瀉者、體質虛寒者、孕婦、產後、經期女性，不宜大量食用。

（六）瓜　類

瓜類有苦瓜、小黃瓜、冬瓜、絲瓜、南瓜，其營養成分、食療功效、適用者及宜忌者已有說明，現只依瘦身有效成分，敘述如下。

1. 苦瓜(Bitter Melon)：性寒、味苦。

瘦身有效成分有果膠、苦瓜素、鉻，其原理如下：

(1) 因含苦瓜素，能阻止脂肪吸收，有減肥效果，低熱量有飽足感。

(2) 因含有鉻，可降血糖，將過剩的糖分轉換為熱量，也可改善體內脂肪的平衡，適合減肥者或糖尿病患者食用。

2. 小黃瓜(Cucumber)：性寒、味甘。

瘦身有效成分有膳食纖維、維生素 B 群、C，其原理如下：

(1) 因含有鉀質，可助排除體內多餘水分及鹽分，可防下肢水腫。

(2) 小黃瓜中，有抑制醣類物質轉化為脂肪的丙醇二酸，能減少脂肪產生。

(3) 因含有鎂、鉻、鋅、硒等，可防止蛋白質與碳水化合物轉化為脂肪，適合減肥食用。

(4) 因富含纖維質，可助排出有害物質，不但有助於降低血液中脂質及膽固醇，同時也可以抑制膽固醇及脂肪的吸收。

3. 冬瓜(White Gourd)：性寒、味甘。

瘦身有效成分有丙醇二酸、維生素 B 群、C 等，其原理如下：

(1) 因含有葫蘆巴鹼，有助於新陳代謝，可快速消耗熱量，又有利尿、消腫的功效，可除去體內過多的水分及脂肪。

(2) 因含有丙醇二酸及維生素 B_1，可促使體內的醣類、澱粉轉化為熱能，而不變成脂肪，因此冬瓜有助於減肥。

4. 絲瓜(Loofah)：性涼、味甘。

瘦身有效成分有胺基酸、維生素 B 群、C，其原理如下：

(1) 因含有人體必需的多種胺基酸、礦物質、維生素 B 群，可促進新陳代謝，以減少身體多餘脂肪。

(2) 因含有黏滑的多醣蛋白，有助於排便，可消除小腹。

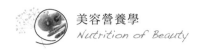

5. 南瓜(Pumpkin)：性溫、味甘。

(1) 主要營養成分：有多種胺基酸（精胺酸、瓜胺酸、腺嘌呤、葫蘆巴鹼）、維生素 B 群、茄紅素、胡蘿蔔素、β-胡蘿蔔素、鉀、磷、鈣、鎂、鐵、硒、鋅等。

(2) 瘦身有效成分：有胡蘿蔔素、維生素 B 群、C 等，其原理如下：

① 因含有維生素 B 群、C，有助於脂肪代謝，可增飽足感，也可減少血管內的血脂肪。

② 因含有軟脂酸、亞麻仁油酸、硬脂酸等甘油酸，都可降低膽固醇，有助於減肥。

(3) 食療的功效：

① 其可促通便，能改善糖尿病症狀，並能延緩肌膚老化，也有助造血功能。

② 因含有豐富的鎳及鉻，皆是胰島素作用必需的元素，糖尿病患者，如長期適當的攝取，可減輕症狀。

③ 南瓜種子含維生素 E、鎂、鋅等，中年男性常使用南瓜子，可防攝護腺腫大，也可提升男性生殖器官的功能。

④ 因富含胡蘿蔔素，能保護皮膚及黏膜，可預防感冒，對美容、治療胃潰瘍等均有助益。

(4) 適用者：一般人、糖尿病患者。

(5) 宜忌者：因性濕熱、皮膚敏感者不宜食用。

（七）菇蕈類

菇蕈類有白木耳、黑木耳、香菇、金針菇、鴻禧菇、杏鮑菇、蘑菇等，前三種在美白單元已敘述，現依其瘦身有效成分，分別敘述如下：

1. 白木耳(Jelly Fungus)：身有效成分有胺基酸、膳食纖維、多醣體等，其原理如下：

(1) 因含有多醣體，能減少腸壁與食物的接觸面積，而減少脂質、醣類的吸收，並將腸胃內的廢物排出體外，有消除小腹的功效。

(2) 因低熱量，又富含膳食纖維、胺基酸、維生素、膠質等，有降低血糖及通腸排便的功效。

2. 黑木耳(Black Ear Fungus)：性平、味甘。

瘦身有效成分有多醣體、卵磷脂、維生素 B 群，其原理如下：

(1) 因含有膠質，可將在腸胃內多餘脂肪及雜質吸附聚集，而排出體外，有消除宿便的作用。

(2) 因含有膠質，其吸入水分的膨脹係數很高，食用後有飽足感，並能隨蠕動而貼附於絨毛表面，能減緩腸胃酵素分泌至腸胃中，而減少肌餓感，適合減肥者食用。

3. 香菇(Shiitake Mushroom)：

瘦身的有效成分有香菇多醣、胺基酸、纖維質，其原理如下：

(1) 因含有大量纖維質，可將膽固醇及致癌物，加速的排出體外，並能協助脂肪代謝，降低體脂肪，為減重的理想食物。

(2) 因含有多醣黏液蛋白，是低熱量、高蛋白質的食材，能產生飽足感。

4. 金針菇(Golden Mushroom)：性涼、味甘。

(1) 主要營養成分：有蛋白質、纖維質、醣類、鐵、鉀、鈣、鎂、維生素 B_1、B_2、C、E 等成分。

(2) 瘦身的有效成分：

① 因富含多醣黏液蛋白及膳食纖維，可產生飽足感，能促進腸蠕動，可加速脂肪及廢物排出體外，有助於減重。

② 因富含維生素 B_1，可降血脂、減少熱量的吸收，又可提升脂質及醣類的代謝。

(3) 食療的功效：

① 因含有多醣體，可提升免疫力，可助人體抗病毒及癌症。也可降低膽固醇，可防治高血脂及高血壓。

② 因富含精胺酸及離胺酸、鋅等，可促進兒童智力的發展。

③ 因含有一種特殊的免疫調節功能蛋白質，具有抗癌細胞及抑制腫瘤生長的功效。

(4) 適用者：一般人、兒童、青少年。

(5) 宜忌者：洗腎患者、免疫疾病如紅斑性狼瘡及關節炎患者。

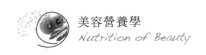

5. 杏鮑菇(King Oyster Mushroom)：性涼、味甘。
   (1) 主要營養成分：有蛋白質、必需胺基酸、寡糖、膳食纖維、鈉、鈣、鉀、鐵、磷、多醣體、維生素 B 群及抗菌素等成分。
   (2) 瘦身的有效成分：有膳食纖維及維生素 B 群等，其原理如下：
       ① 因富含膳食纖維，可減少脂肪及熱量的吸收，有助排便，達到體內環保之效。
       ② 低熱量、零脂肪，可供飽足感，營養價值高，適合減肥者食用。
   (3) 食療的功效：
       ① 因含有豐富的膳食纖維，如與肉類搭配食用，可抑制膽固醇吸收，也可防便祕。
       ② 因含有天然抗菌素，可抑制病毒或細菌的繁殖，是天然防癌的保健食物。
       ③ 杏鮑菇內的多醣體，能增強淋巴球細胞的活性，可強化免疫力，並減少體內自由基的產生，具有抗腫瘤、防癌之功效。
   (4) 適用者：一般人、癌症者。
   (5) 宜忌者：含鉀高，腎臟病患者宜避免，含高嘌呤，痛風、尿酸高宜避免攝取。

註：高血壓、血脂過高，可食用。

6. 蘑菇(Mushroom)：性涼、味甘。
   (1) 主要營養成分：有蛋白質、醣類、纖維質、維生素 B_1、B_2、B_3、C、D、H、葉酸等成分。
   (2) 瘦身的有效成分：
       有維生素 B 群、膳食纖維、多醣體等，其原理如下：
       ① 因富含有菸鹼酸、維生素 B 群，可轉化體內脂肪與蛋白質能量，能促進新陳代謝及降低體脂肪。
       ② 因含有多醣體及膳食纖維，有助腸蠕動，可排除宿便，有助減肥。
       ③ 是低熱量、低脂肪，蛋白質易被吸收，適合減肥者食用。
   (3) 食療的功效：
       ① 含有多醣體物質及有助消化的蛋白酵素，可降低血液中膽固醇，有助胃腸蠕動，對排毒及防便祕有助益。

② 蘑菇具有抗菌作用，對傷寒桿菌、大腸桿菌、金黃色葡萄球菌皆有抑制作用。

③ 因含有「雲芝多醣體」，可抑制癌細胞生長，對腸癌、肺癌、胃癌、子宮癌、乳癌等都有療效。

(4) 適用者：一般人、便祕者。

(5) 宜忌者：因含鉀，有腎衰竭者及痛風或尿酸高者，不宜食用。

（八）豆類、種子類

此類有綠豆、紅豆、黃豆、四季豆、豌豆、黑豆、毛豆等，前 5 種在美白單元已有敘述，現只依瘦身有效成分分別說明如下：

1. 綠豆(Mung Bean)：性寒、味甘。

瘦身有效成分有維生素 B 群、鈣、膳食纖維，其原理如下：

(1) 因含有維生素 B 群及鈣質，有利尿、消腫的作用，可促進體內血液及水分的新陳代謝，可達減肥的效果。

(2) 綠豆有利尿、解毒的功效，可排出體內毒素，可做為減肥之用。綠豆湯不加糖，可加一些蜂蜜，可助排便。

2. 紅豆(Red Bean)：性平、味甘。

瘦身的有效成分：有維生素 B_1、皂苷、膳食纖維，其原理如下：

(1) 因富含皂苷，有良好利尿效果，並能刺激腸蠕動，對水腫型肥胖者及便祕引起小腹凸出，有減重的效果。

(2) 因含有維生素 B_1，可使醣類及碳水化合物更快速分解燃燒，可防皮下脂肪囤積，有益身體健康。

3. 黃豆(Soybean)：性平、味甘。

瘦身的有效成分有維生素 B 群、大豆異黃酮、皂苷等，其原理如下：

(1) 因含有植物雌激素「大豆異黃酮」，能調節女性內分泌系統，可防體脂肪積在體內，對於因內分泌失調所引起的肥胖，有一定的效果。

(2) 維生素 B_2 可分解體脂肪，維生素 B_6 能協助肌肉生長，因此吃黃豆有助減肥。

(3) 因含有纖維質可促進腸胃蠕動，以防便祕，並能延遲消化速度而產生飽足感。

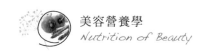

(4) 因含有皂苷，可排除黏附在人體血管上的脂肪，並可減少血液中的膽固醇含量，有助於減少體脂肪。

4. 四季豆(String Bean)：性平、味甘。

瘦身的有效成分有膳食纖維、維生素 B 群、C、鉀等，其原理如下：

(1) 因富含纖維質，不僅有助於降血脂、膽固醇，有助排便，預防肥胖症。

(2) 人體的胰島素不穩，可導致脂肪堆積，因其含有酵素抑制劑，能穩定胰島素，進而可減少體脂肪的囤積。

5. 豌豆(Garden Pea)：性平、味甘。

瘦身的有效成分，有膳食纖維、維生素 B 群、C 等，其原理如下：

(1) 因含有豐富鉀，有助排除多餘水分，可達到減肥的效果。

(2) 因含有膳食纖維、維生素 C、蛋白質，適當攝取可促進腸胃蠕動，不但能改善便祕、養顏美容，有增強免疫力，並有減用去脂的效能。

6. 黑豆(Black Soybean)：性平、味甘。

(1) 主要營養成分：有蛋白質、醣類、脂肪、胺基酸、鈣、磷、鉬、鋅、碘、氟、維生素 B 群、E。

(2) 瘦身的有效成分：有膳食纖維、卵磷脂、酵素、維生素 B_1 等，其原理如下：

   ① 因富含豐富的膳食纖維，能改善便祕，另也含有維生素 B_1 及 E，可改善皮膚狀況及恢復體力，也有減肥消脂的效果。

   ② 因含有植物酵素及卵磷脂，可消除浮腫、淨化血液，有美容及窈窕體型的功效。

(3) 食療的功效：

   ① 黑豆皮含有天門冬胺酸，可預防呼吸道疾病，並可促進新陳代謝，另因含有卵磷脂，可健腦益智，強化腦細胞功能，可防大腦老化。

   ② 黑豆中含有大量不飽和脂肪酸，除能滿足人體對脂肪的需求外，還能降低血脂、強化血管，減少得動脈硬化症的機率。

   ③ 含有許多抗氧化成分，尤其是花青素，可消除體內自由基，而達美顏美容的功效。

   ④ 因含有異黃酮，可促進人體對鈣質吸收，預防骨質疏鬆症，還可改善心悸、失眠、盜汗等更年期症狀。

(4) 適用者：一般人、更年期婦女。

(5) 宜忌者：腸胃不佳、易脹氣者。

7. 毛豆(Vegetable Soybean)：性平、味甘。

(1) 主要營養成分：有脂肪、蛋白質、醣類、維生素 A、C、E、B 群、膳食纖維、鈣、磷、鎂、鐵、錳、鋅等成分。

(2) 瘦身的有效成分：有維生素 C、膳食纖維、維生素 B 群，其原理如下：

① 因富含膳食纖維，可抑制體脂肪或糖分的吸收，能減少熱量吸收及增加飽足感。

② 含有不飽和脂肪酸及有益人體的植物酵素，可保持身材的苗條。

(3) 食療的功效：

① 毛豆中的卵磷脂可促進肌肉間及人體組織的醣類氧化還原，可改善腦神經機能障礙，能預防老人痴呆症。

② 因含有不飽和脂肪酸及大豆蛋白質，可減少中性脂肪沉積，也有降低血液中膽固醇的功效，以預防動脈硬化。

③ 因鉀含量高，可改善因出汗過多，而引起食慾下降及疲乏無力。

④ 毛豆所含的異黃酮，可防治骨質疏鬆症，並能改善婦女更年期不適。

(4) 適用者：一般人、銀髮族。

(5) 宜忌者：對黃豆過敏者。

（九）全穀雜糧類

此類食物有薏仁、芝麻、紫米、糙米等，在美白單元已有敘述，現只依瘦身的有效成分敘述如下：

1. 薏仁(Job's Tears)：性涼、味甘。

瘦身的有效成分有膳食纖維、維生素 B 群，其原理如下：

(1) 不加糖、鹽的薏仁湯，不但能促進皮下脂肪代謝、消除多餘油脂外，還能使皮膚光滑細膩。

(2) 因澱粉比白米低，也含有優質的蛋白質與脂肪，易代謝，不易發胖。

(3) 因富含維生素 B_2，可助脂肪代謝，另膳食纖維可排除有害物質及多餘脂肪。

(4) 因含有鉀、鈣，有利尿、消腫的作用，可促進體內血液及水分的新陳代謝，可達減肥的效果。

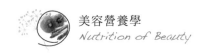

2. 芝麻(Sesame)：性平、味甘。

　　瘦身的有效成分有肌醇、膽鹼、維生素 B 群，其原理如下：

(1) 因含有維生素 B_6，可助脂肪及蛋白質的消化吸收，維生素 B_{12}，具有加強脂肪代謝的功效，是減肥族最佳食材。

(2) 因含有肌醇與膽鹼，可分解及消除肝臟過多的脂肪，防脂肪肝的形成，是膽固醇與脂肪代謝所必需的營養素，並協助荷爾蒙的製造。

3. 紫米(Porple Rice)：性溫、味甘。

　　瘦身的有效成分有膳食纖維、維生素 B 群，其原理如下：

(1) 因富含膳食纖維，易有飽足感，可促進腸胃蠕動，有助排出毒素，能助肥胖者減少食量。

(2) 因富含有維生素 B 群，能燃燒脂肪，避免脂肪的囤積，並能促進醣類、脂肪、蛋白質的代謝。

4. 糙米(Brown Rice)：性平、味甘。

　　瘦身的有效成分，有膳食纖維，維生素 B 群，其原理如下：

(1) 糙米的熱量比白米低，口感較粗硬，需細嚼慢嚥，消化時間較長，可產生飽足感，可減少食量。

(2) 因富含膳食纖維，可促進腸胃蠕動，可預防便祕，能助新陳代謝及排除毒素，可預防腸癌及肥胖症。

（十）海鮮類

　　此類食物有鮭魚、鮪魚、蝦、海蜇皮、海參、鯛魚、鯉魚等，前 5 種在美白單元也有敘述，現依瘦身的有效成分，分別說明如下，另鯛魚、鯉魚，也分別敘述如下：

1. 鮭魚(Salmon)：性平、味鹹。

　　瘦身的有效成分有胺基酸、鈣、維生素 B 群，其原理如下：

(1) 因含有豐富的維生素 B 群及礦物質，可助燃燒脂肪及促進新陳代謝。

(2) 因每 100 克的鮭魚中，含有 20 克的胺基酸及 18 克的蛋白質，但只有 150 大卡的熱量，是減肥者的最佳食材。

2. 鮪魚(Tuna)：性平、味甘。

　　瘦身的有效成分有胺基酸、牛磺酸、維生素 B 群，其原理如下：

(1) 因含有胺基酸及鉀質，可去除體內多餘的水分及鹽分，可消除水腫，對水腫型肥胖有幫助。

(2) 鮪魚是一種低熱量、低脂肪、高蛋白的健康食材，肉質具有飽足感，是減肥者的優良食材。

(3) 因富含有牛磺酸及多元不飽和脂肪酸，可消除有礙健康的「內臟脂肪」，對減肥者健康有益。

3. 蝦(Shrimp)：性溫、味甘。

　　瘦身的有效成分：有甲殼素、胺基酸、鈣等，其原理如下：

(1) 蝦殼中含有豐富的鈣，可促骨骼強健，有助脂肪代謝。

(2) 因含有甲殼素（又稱幾丁質），屬於多醣類的動物性纖維，無法被人體消化吸收，可包覆食物中的油脂及體內多餘脂肪，使之排出體外，以免身體吸收過多的熱量，而達減肥的功效。

4. 海蜇皮(Salted Jelly fish)：性平、味鹹。

　　瘦身的有效成分：有膠原蛋白、鈣、碘等，其原理如下：

(1) 因其含有低脂肪、豐富的蛋白質，又是低嘌呤的食物，是適合減肥者及痛風者的食材。

(2) 海哲皮每 100 克只有 66 大卡熱量，又含有豐富膠原蛋白，可避免減重後肌膚失去彈性，適合減重者食用。

5. 海參(Sea Cucumber)：性溫、味甘。

　　瘦身的有效成分：有多醣體、維生素 B 群、鈣等，其原理如下：

(1) 因含有維生素 B_1、B_2，可助分解脂肪及蛋白質，排出體外，以免體內囤積過多脂肪。

(2) 海參是低脂肪、高蛋白的海鮮，每 100 克海參乾品中，脂肪幾乎等於零，蛋白質可達 70 克左右，多吃也不易發胖。

6. 鯛魚(Bream)：性平、味甘。

(1) 主要營養成分：有不飽和脂肪酸、蛋白質、多種胺基酸、DHA、維生素 B_1、B_{12}、E、膠質、菸鹼酸、鈣、磷、鐵等。

(2) 瘦身的有效成分：有膠質、胺基酸、維生素 B 群等，其原理如下：

　　① 因其具低熱量、高蛋白質，易消化、吸收特性，可做為減肥者的食材。

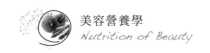

② 因含有維生素 B_1、B_{12}，可助促進醣類代謝及消化液分泌，避免醣類轉化為脂肪而囤積在體內，有助於減肥者。

(3) 食療的功效：

　① 因含有不飽和脂肪酸，可降低腦中風、心肌梗塞等疾病發生率。

　② 因含有牛磺酸，能預防膽結石，可降膽固醇、強化肝功能，有解酒、增加精神等效果。

　③ 其所含蛋白質的消化吸收率高，易被人體所吸收，適合腸胃不佳者及手術後恢復期的患者食用。

　④ 因含有豐富的菸鹼酸，有助消除疲勞及精神壓力及維持神經系統及大腦的功能正常。

　⑤ 因含有多元不飽和脂肪酸 DHA，可促進腦部及視力的正常的發育，對發育中的孩童、青少年、孕婦特別有助益。

(4) 適用者：一般人、兒童、青年人。

(5) 宜忌者：因含高嘌呤，因此有痛風、高尿酸患者，不宜食用過量。

7. **鯉魚(Carp)**：性溫、味甘。

(1) 主要營養成分：有優質蛋白質、不飽和脂肪酸、DHA、膠質、鈣、磷、鉀、鐵、維生素 A、B_1、B_2、E、菸鹼酸。

(2) 瘦身的有效成分：有鉀、膠質、維生素 B 群等，其原理如下：

　① 所含的鉀離子，可促進下肢水腫消退，有助於水腫型肥胖者。

　② 因含有維生素 B_1、B_2，可助醣類代謝轉換為能量，並防止脂肪囤積。

　③ 因所含營養素是低脂肪、高蛋白質，並富含多元不飽和脂肪酸，多吃較不使人發胖。

(3) 食療的功效：

　① 因富含多元不飽和脂肪酸，有降低膽固醇的效能，可預防動脈硬化及冠心症。

　② 因富含鉀離子，可增強肌肉的強度，也能防低血鉀，也可平衡體液，有助於降血壓。

　③ 含有豐富的卵磷脂，可合成膽鹼，供給大腦營養，有助於腦部神經傳導，可增強記憶力。

　④ 在中醫方面認為有利水、下氣、通乳的效果，如現醫學來看，對於孕婦下肢水腫、胎動不安、產後缺奶等症狀，皆有助於改善。

(4) 適用者：一般人、水腫型肥胖者。

(5) 宜忌者：熱性體質及皮膚易過敏者，宜少食用。

（十一）低卡海菜

此類食物可分為洋菜、紫菜、海帶、裙帶菜等，分別說明如下：

1. 洋菜(Agar)：性寒、味鹹。

(1) 主要營養成分：洋菜纖維質含量是蒟蒻的 30 倍，是屬於低 GI 的食物，另含有碳水化合物、褐藻膠、膳食纖維、蛋白質、鈣、鈉、磷、鉀、鐵等成分。

(2) 瘦身的有效成分：有膳食纖維、褐藻膠等，其原理如下：

① 因洋菜富含黏稠的水溶性纖維，能使腸道中的醣類吸收受阻，進而減少體內多餘的醣類轉換為體脂肪，有減肥的效能。

② 洋菜可當點心或餐點，少量便有飽足感，減肥中的人，只要適當攝取洋菜料理，有助於降低食量，可輔助減重。

(3) 食療的功效：

① 因富含膳食纖維，可吸水分後在腸道膨脹，可刺激腸蠕動，排出廢物及有害毒素，預防便祕，可預防大腸癌。

② 洋菜有降火氣、解鬱的效能，在夏季食用洋菜凍，有助於解渴、消暑氣。

(4) 適用者：一般人、便祕者。

(5) 宜忌者：體質寒者、脾胃虛寒者。

2. 紫菜(Laver)：性寒、味鹹。

(1) 主要營養成分：主要有蛋白質、脂肪、碳水化合物、維生素 B_1、C、鈣、磷、鐵、碘、牛磺酸、甘露醇、尼克酸、丙胺酸、天門冬胺酸、谷胺酸、胡蘿蔔素、葉綠素、葉黃素、藻青蛋白、藻紅蛋白等。

(2) 瘦身的有效成分：有褐藻膠、膳食纖維等，其原理如下：

① 因脂肪含量很低，而且含有 20%的膳食纖維，可促進排便，可保腸道健康。

② 如與冬瓜同煮成湯，可利尿消脂，並消除下半身水腫，適合減肥者常食用。

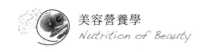
(3) 食療的功效：

① 含有膽鹼，常吃可改善記憶力早衰退的狀況。

② 富含有鈣及鐵，可強化骨骼及牙齒，並可改善貧血。

③ 因含有牛磺酸，可保護心臟與血管的健康。

④ 因含甘露醇，可利尿、去水腫，可保護腎臟。

⑤ 因富含維生素 A，可預防皮膚乾癢及夜盲症，並有助舒緩眼睛疲勞。

⑥ 含有膳食纖維，可促進排便，有利於預防大腸癌。

(4) 適用者：一般人、水腫型肥胖者。

(5) 宜忌者：飲食有限制碘者、脾胃虛寒者不宜多食。

3. 海帶(Kelp)：性寒、味鹹。

(1) 主要營養成分：有胺基酸、多醣體、昆布素、甘露醇、褐藻、鈣、碘、鉀、鐵、鈷、維生素 B_1、C、β-胡蘿蔔素、菸鹼酸等。

(2) 瘦身的有效成分：有膳食纖維、褐藻膠、碘、鉀等，其原理如下：

① 因所含的碘有助於身體新陳代謝，並協助製造甲狀腺荷爾蒙。避免脂肪及碳水化合物的堆積。

② 鉀可助身體排出水分、減輕水腫，是肥胖者的良好食材。

③ 因富含有膳食纖維及褐藻膠，不含熱量，可促進腸蠕動，有助於食物消化，另因食用後又有飽足感，是理想的減肥食材。

(3) 食療的功效：

① 所含的碘可促進血液中三酸甘油酯代謝，可防治因缺碘而引起甲狀腺腫大。

② 所含的膳食纖維，有助於膽固醇排出，對動脈硬化、高血壓、腦中風有益。

③ 因含有大量褐藻膠，可助消除體內有毒物質及致癌物，也可降低放射性汙染對人體的危害。

④ 含有豐富鈣，可預防骨質疏鬆症。

(4) 適用者：一般人、水腫肥胖者。

(5) 宜忌者：甲狀腺機能抗進者、脾胃虛寒、腹瀉、冷痰，不宜食用。另孕婦也不宜，因海帶具有化瘀、軟堅、散結之效。

4. 裙帶菜(Undaria Pinnatifida)：性寒、味鹹。

(1) 主要營養成分：有甘露醇、褐藻膠、葉酸、鹵化物、維生素 B_1、B_2、B_6、B_{12}、C、E、鈣、鎂、碘、鉀、鈉、昆布胺酸、藻聚糖、炭藻硫酸酯、膳食纖維。

(2) 瘦身的有效成分：有膳食纖維、維生素 B 群，其原理如下：

① 因含有豐富的礦物質、水溶性纖維、膠質，可增加飽足感，並能促進排便、增消化，適合肥胖者食用。

② 因含有多種胺基酸、微量元素及礦物質，可補充因節食而導致營養不均。

(3) 食療的功效：

① 因含有膳食纖維，可減少脂肪及膽固醇的吸收，可促進腸胃蠕動，使排便順暢。

② 含有岩藻硫酸酯及藻聚糖，可降低血脂、避免成血栓，可減少心肌梗塞及腦中風的機率。

③ 因含有褐藻膠，可防止攝取過多的食鹽，而引發血管硬化、血壓升高，也能同時吸附腸道內的有害物或重金屬。

(4) 適用者：一般人、高血壓患者、糖尿病、心臟病患者也適合食用。

(5) 宜忌者，患有甲狀腺、須限制碘者，體質寒涼，不宜大量吃。

第四節　美顏養生相關花草及美容藥膳

一、花草類

美顏養生相關花茶

　　花草茶具有維生素及膳食纖維，平時飲用可助消化、調理生理機能，使排便順暢，也可養顏美容，幫助入睡，在心靈層面，可降低生活中的緊張情緒、減少疲勞感。花草的香味經由鼻子至腦部，有芳香療法的效果。沖泡方法可用冷飲也可用熱飲，在使用前先將茶具沖洗一下，再用水溫 90~100 度開水沖泡 5~10 分鐘，現將其分為潤膚養顏、輕體瘦身、舒暢解憂、天然養生，依其成分、成效、注意事項，分別敘述如下：

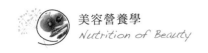

（一）潤膚美顏

潤膚美顏方面有玫瑰、洛神、茉莉、桂花、芙蓉、紅花、如意波斯、金盞，分別敘述如下：

1. 玫瑰花茶(Rose Tea)：
   (1) 成分：香茅醇、橙花醇、丁香油酚、苯乙醇，科學研究證實，玫瑰能夠提供美化肌膚所必須的養分和抗氧化劑。這些珍貴的抗氧化劑濃縮物包括：花青素、蘋果酸、檸檬酸、β-胡蘿蔔素、抗壞血酸、菸草酸、黃酮類和維生素 A、B_1、B_2、B_3、E 及 K。一些玫瑰中所含有的維生素 C 是檸檬的 50 倍，這種高濃度的維生素 C 含量可以增強人體生產膠原的能力，免受紫外線的有害照射，抵抗自由基的侵害。玫瑰中的維生素 C 還能幫助抵禦感冒及預防疾病。
   (2) 功能：治口臭、助消化、消除脂肪、改善內分泌失調、助於血液循環、利尿、消除皮膚緊繃或乾燥敏感、預防便祕、減緩經痛或經期不順、手腳冰冷，對消除疲勞和傷口癒合也有幫助。清肝的功效（例如：過度飲酒，長期服用藥所累積的肝臟毒素），宿醉、皮膚暗沉、養顏美容。
   (3) 注意事項：孕婦不適合。

2. 洛神花(Roselle)：
   (1) 成分：含有豐富的維生素 C、多酚類、花青素。
   (2) 功能：具有涼血解毒、止痛消腫之功效，可消疲勞及便祕，具有利尿、促進新陳代謝、可降低血脂肪、預防心血管疾病。
   (3) 注意事項：孕婦和腹瀉者、感冒、咳嗽禁用，血壓過低者慎用，月經來時停服，會收縮子宮，造成淋漓不止（月經拖延不止）。無舒緩經痛效果、體虛寒者。

3. 玫瑰果（又稱薔薇果茶）(Bioglo)：
   (1) 成分：維生素 C、維生素 A、B、E 及有機酸、茄紅素。
   (2) 功能：
       ① 因含有茄紅素，具有利尿、通宿便的效果，對感冒、女性經期生理痛有舒緩的功效。
       ② 因含有維生素 A、B、C、E，不但可改善皮膚粗糙、淡化疤痕，還可補充養分。

(3) 注意事項：如果覺得太酸，可加少許蜂蜜。

4. 茉莉花(Jasmine)：

(1) 成分：含有維生素 A、B 群、C、E 等。

(2) 功能：可安定精神、緩和情緒、消除疲勞、頭痛、減緩下痢及強化機能、滋潤皮膚、提振精神。

(3) 注意事項：懷孕婦女應避免。

5. 桂花(Osmanthus)：又稱九里香、四季桂。

(1) 成分：維生素 A、B 群、C。

(2) 功能：

① 消除口臭及消除脹氣、美白肌膚、排除體內素毒、通宿便。避免口乾舌燥。

② 止咳化痰、養生潤肺、視覺不明、蕁麻疹。

6. 芙蓉(Hibiscus)：

(1) 成分：含有豐富的維生素 A、C，性溫和微酸、檸檬酸、蘋果酸。

(2) 功能：生津解渴、降火氣、利尿消腫、消除宿醉、養血活血，能保持肌膚光滑柔嫩。

(3) 注意事項：體質寒者及孕婦禁服。

7. 紅花：

(1) 成分：富含有鐵質。

(2) 功能：活血通經、行氣止痛、柔軟及潤澤肌膚，可預防腦血管性的老年痴呆症。

(3) 注意事項：女性經血過多及懷孕婦女等禁用。

8. 金盞花(Marigold)：

(1) 成分：含磷、維生素 C、玉米黃素、天然葉黃素。

(2) 功能：利尿且對改善消化系統潰瘍及淋巴結炎有很好的療效，可以保護消化系統，強化肝臟功能，並可改善內痔，此外有助緩解經痛，建議女性可多飲用。

(3) 注意事項：孕婦禁服。

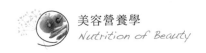

9. 如意波斯（又稱長壽茶）：

    (1) 成分：富含維生素 C、礦物質（鈣），性溫和、冷熱皆宜，孩童也可飲用。

    (2) 功能：強身、抗老化、改善貧血、過敏、腹瀉、舒緩過敏體質及鎮靜煩躁情緒，可安眠。

（二）輕體瘦身

    較常用來瘦身的花草有甜菊、甘草、尤加利、檸檬馬鞭草、檸檬草、杜松果等，分別說明如下：

1. 甜菊(Stevia)：

    (1) 成分：卡路里低，可做為代糖。

    (2) 功能：植物代糖，適合糖尿病患者及怕胖者使用。

    (3) 注意事項：一天食用量不宜超過 5 克。

2. 甘草：

    (1) 成分：熱量低，甘草酸素。

    (2) 功能：具有抗菌、抗過敏，大多使用在呼吸系統上的疾病，可緩和喉嚨不適或胃灼熱，提升免疫能力，抗氧化及美白肌膚。

    (3) 注意事項：甘草會使血壓上升，因此有高血壓、腎臟病、心血管疾病或孕婦不適合飲用。

3. 茴香(Fennel)：

    (1) 成分：維生素 B_1、B_2、A。

    (2) 功能：可利尿、發汗、有助消化、改善便祕，對消化不良、胃痛、胃寒者合適的花品，可抒解呼吸不順及促進產後乳汁分泌。

    (3) 注意事項：孕婦不宜飲用過量或長期飲用。

4. 尤加利：

    (1) 成分：維生素 A、C、鈣、鉀。

    (2) 功能：

      ① 可提神醒腦、降低血壓、預防感冒，對支氣管炎、鼻炎，有改善效果。

      ② 因含有鈣、鉀，可預防骨質疏鬆，促進膽固醇排出，改善水腫，有減肥的功效。

    (3) 注意事項：因本身帶有一點毒素，不適合一次飲用太多或每天服用。

5. 馬鞭草(Vervain)：

(1) 成分：維生素 B 群、C、A。

(2) 功能：

① 可強化神經系統、改善焦慮及神經衰弱，對神經系統有滋補及鬆弛功效，可治緊張性頭痛。

② 可緩和多種皮膚病症，提升人體免疫系統。

(3) 注意事項：女性使用後會造成子宮收縮，孕婦不宜使用。

6. 檸檬草(Lemongrass)：

(1) 成分：維生素 B 群、C、檸檬醛。

(2) 功能：健胃整腸、消除疲勞、抒解肌肉痠痛、滋潤肌膚、促進血液循環、活化細胞。

(3) 注意事項：孕婦不宜。

7. 杜松果：

(1) 成分：低糖、果實乾燥後，用來泡茶，含維生素 A、C。

(2) 功能：利尿、消除水腫、泌尿系統殺菌劑，預防膀胱炎、尿道感染、抗尿酸及舒緩關節疼痛。可預防糖尿病、健胃、保肝。

(3) 注意事項：孕婦及腎功能障礙不宜食用。

8. 鼠尾草(Salvia Officinalis)：

(1) 成分：維生素 B 群、C、A。

(2) 功能：安定神經、增強記憶、助消化、明目、抗老、維持身材、降血壓、減輕經痛、治感冒、喉嚨痛、強健子宮機能、調整荷爾蒙分泌、舒緩經前症候群。可促進皮膚細胞再生及護膚。

(3) 注意事項：哺乳期婦女不宜食用。

9. 金銀花：

(1) 成分：維生素 A、B_2、C、E。

(2) 功能：去熱、解毒、消除口臭及青春痘，可舒緩感冒症狀，可減肥、瘦身、延緩老化、提升免疫力。

(3) 注意事項：體寒、胃寒者少喝。

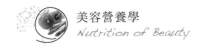
（三）便暢解憂

1. 蒲公英(Dandelion)：
   (1) 成分：富含維生素 A、C 及鐵質。
   (2) 功能：可改善貧血、預防感冒、強化肝臟、降低膽固醇、利尿、清淨血液、促進消化、解決便祕，並促進母乳分泌，也可改善青春痘。
   (3) 注意事項：孕婦不宜飲用。

2. 紫蘿蘭(Violet)：
   (1) 成分：維生素 A、C、B$_2$。
   (2) 功能：可預防感冒、消除口臭、解宿醉、解毒、消除疲勞，常飲用，可保健呼吸系統，增強防禦系統。

3. 洋甘菊(Chamomile)：
   (1) 成分：維生素 C、E。
   (2) 功能：有鎮靜、幫助睡眠、穩定情緒的功效，可改善頭痛、偏頭痛或發燒感冒引起的肌肉痛，抗老化、潤澤肌膚，也可改善因疲勞引起的黑眼圈，女性生理不適而心情躁怒，也有安撫的效果，洋甘菊的茶湯也可做為頭髮的滋潤劑，也可放入浴池做 SPA 沐浴。

（四）天然養生

1. 歐石楠(Winter Heath)：
   (1) 主成分：維生素 A、B$_2$、C、熊果素。
   (2) 功能：可治療青春痘、調理暗瘡、排除體內毒素、養肝活血、通經脈，能調氣血、消除疲勞，因含有熊果素，對泌尿系統有抗菌的作用，可防尿道炎。

2. 蘋果花(Apple Blossom)：
   (1) 主成分：維生素 A、B 群、C、鐵質。
   (2) 功能：補血、抒解神經痛、健胃、助消化、減肥及解毒，有改善青春痘的問題。
   (3) 注意事項：可與玫瑰花搭配，口感獨特。

3. 蕁麻葉(Nettle Leaf)：

(1) 主成分：維生素 A、C、D、K、鋅及鐵。

(2) 功能：有助於尿酸代謝、減輕痛風、抗過敏、改善青春痘，把蕁麻葉直接擦在皮膚上，可減緩搔癢紅腫，也可消除水腫，防靜脈曲張，防止毛髮脫落。

4. 薰衣草花茶(Lavender Tea)：

(1) 成分：乙酸沉香脂（乙酸芳樟酯或乙酸伽羅木酯，linalyl acetate，$CH_3CO_2C_{10}H_{17}$）除外尚有單萜醇之沉香醇（芳樟醇，linalool，$C_{10}H_{18}O$）以及其他多種的活性成分乙酸薰衣草酯、薰衣草醇。

(2) 功能：舒壓、安眠，有非常強的抗菌力、預防感冒咳嗽、鎮定神經、消除緊張、偏頭痛等。安定消化系統、改善肌膚。

(3) 注意事項：孕婦不適合，蠶豆症患者不宜使用薰衣草精油，有催經作用，一般女性不宜高劑量。

5. 薄荷藥草茶(Peppermint Tea)：

(1) 成分：主要含有揮發油，其中主要成分為薄荷醇、薄荷腦、薄荷酮、薄荷脂、茨烯、檸檬烯，另含異端葉靈、薄荷糖苷及多種遊離胺基酸等。

(2) 功能：

① 鎮靜情緒、提神解癒、止咳、緩解感冒頭痛、開胃助消化、可消除胃脹氣或消化不良以抒解喉部不適，有助開胃、消化，可緩和胃痛及頭痛，並促進新陳代謝。

② 消除口氣、解酒，增強體力、驅風邪、增強體抗力。

③ 清暑解渴、提神、老年腹瀉、濕氣不通等，最適合午飯後飲用。

(3) 注意事項：不適合產婦及小嬰兒使用。

6. 迷迭香藥草茶(Rosemary Tea)：

(1) 成分：全草（葉及枝）含芹菜素-7-葡萄糖、木犀草素-7-葡萄糖、5-羥基-4', 7-二甲氧基黃酮-4', 5-二羥基-7-甲氧基黃酮、鼠尾草苦內酯、鼠尾草酸、迷迭香鹼、異迷迭香鹼、表-α-香樹脂醇、α-香樹脂醇、β-香樹脂醇、白樺脂醇、熊果酸、19α-羥基熊果酸、2β-羥基齊墩果酸等以及 β-谷甾醇。枝、葉中含有抗菌作用的揮發油 0.48~0.52%，其中含 α-菇烯、茨烯、1, 8-桉葉素、龍腦、樟腦 α-和 β-松油醇、松油烯-4-醇、馬鞭烯醇、乙酸龍腦酯等。此外，還發現有香葉木、迷迭香酸和唇形草鞣質酸。

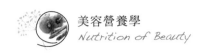
(2) 功能：活化細胞、增強記憶力、殺菌、止痛，如偏頭痛、低血壓回復、心臟神經如心悸、消除疲勞、促進血液循環、通經、抗老化、減除肝膽問題、防止掉髮，促進生長，不只保護頭髮還兼顧頭皮，具有收斂作用，幫助皮膚緊實。

(3) 注意事項：孕婦不宜使用。

7. 菩提花茶：

(1) 成分：維生素 A、B 群、C、E。

(2) 功能：安定神經、抒解壓力、有助入眠、舒緩感冒症狀，有利尿、消除浮腫、治頭痛、焦慮、助消化，預防心血管疾病，可淡化黑斑、雀斑、除皺、增進秀髮生長。

(3) 注意事項：孕婦不宜飲用。

8. 月桂茶：

(1) 成分：胺油精、丁子香酚。

(2) 功能：散塞、怕冷、強心、提神、助消化、消除脹氣、促進食慾。

(3) 注意事項：孕婦不宜食用。

9. 奧勒岡茶：

(1) 成分：維生素 A、C。

(2) 功能：祛痰止咳、解肌肉痙攣、治神經性頭痛、痛經、有益呼吸系統，還可殺菌、解毒，促進消化，有鎮靜作用。

(3) 注意事項：孕婦不宜。

10. 香蜂葉(Melissa)：

(1) 成分：維生素 A、C。

(2) 功能：舒緩情緒、祛風發汗、治感冒、助消化、抒解經痛、化毒解毒、消炎、去青春痘。

(3) 注意事項：孕婦不宜飲用。

二、中藥類

在美容藥膳中，以較常用的分成補元氣、補血、女性荷爾蒙、美白抗老、瘦身的相關中藥，分別整理如表 11-10、表 11-11、表 11-12、表 11-13。

（一）補元素潤顏中藥

現將常見補元氣潤顏中藥依種類、營養素、功能，整理如表 11-10。

🍉 表 11-10　補元氣潤顏中藥

種類	主要營養素及功能
人蔘	維生素 B 群、皂苷，補血氣、滋養強壯。
西洋又稱花旗蔘	屬於涼性補品，有益肺氣、清虛火、補氣生津的功效。
蔘鬚	性微涼、補肺中元素、明目益智，與枸杞一起食用有瘦身之效。
黨蔘	性甘、微溫，具有補氣生血之作用，常配當歸、黃耆。
黃耆	味甘性溫，補氣升陽，生血行滯，可抗氧化、提升免疫力。
玉竹	味甘性平、補中益氣、潤心肺，除煩渴，可紅顏潤色。

資料來源：引自李雅婷(2005)，編著者整理(2011)。

（二）茲陰補血美顏類

滋陰補血美顏之中藥整理如表 11-11。

🍉 表 11-11　滋陰補血美顏類之中藥

種類	主營養素及功能
黃精	味甘性平、滋陰潤肺、益精補脾，有烏髮養髮的功效。
熟地黃	味甘、性微溫，具滋陰養血、補精活血的作用。
當歸	味辛甘、性溫，具有活血補血、潤澤肌膚，也能抗氧化。
紅棗	性溫味甘，內含維生素 A、B、C、蛋白質、鐵、磷、鈣、醣類，可生津益血、顧脾胃、滋補養血。
川芎	性辛溫，有活血化瘀、調經、鎮痛的功效。
桂圓	含有豐富維生素，具有補氣血、安神益脾，可預防神經衰弱及健忘，可改善貧血，適用於婦女產後調補。
何首烏	味甘苦、性微溫。具有補肝腎、滋陰、養精血的作用，可也解毒、潤腸通便，也具有潤膚烏髮的功效。
枸杞子	味甘性平，有滋陰補肝腎、明目、抗氧化的作用。

資料來源：引自李雅婷(2005)，編著者整理(2011)。

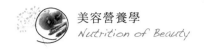

（三）具似女性荷爾蒙養顏類中藥

具似女性荷爾蒙的養顏中藥整理如表 11-12。

表 11-12　具似女性荷爾蒙的養顏中藥

種類	主要營養素及功能
雪蛤	因含有豐富荷爾蒙，具有滋養潤補、禦寒的功效。
山藥	味甘性平、補脾、健胃，生鮮山藥具有黏性酪蛋白及消化酵素，可助消化及提升免疫力。

資料來源：引自李雅婷(2005)，編著者整理(2011)。

（四）美白潤膚抗老類中藥

美白潤膚抗老類中藥整理如表 11-13。

表 11-13　常見美白潤膚抗老的中藥

種類	營養素及功能
仙楂 （性溫、味酸甘）	美顏主要成分有有機酸、熊果素、維生素 C，可抗菌及抗病毒，可治腹瀉、腸炎，可分解脂肪，有助瘦身、降血脂功效。
白芷 （性溫、味辛）	主要成分：黃酮類、維生素 B 群、C、E、鈉、鎂、鈣、鐵、鉀、磷、酯類、香豆素。有解熱鎮痛，對白內障有療效，也可用以治療鼻竇炎及過敏性鼻炎，也能抗炎、抗菌，對皮癬、灰指甲的治療有效。
玉竹 （性平、味甘）	主要營養素：有蛋白質、醣類、槲皮素、山奈酚、黃酮類、維生素 A、黏液質，可去斑美顏、養陰潤燥，可降血糖、降血脂，具有強心、抗氧化、抗衰老等作用。
陳皮 （性溫、味苦辛）	主要營養素：揮發油、橙皮苷、黃酮類、胡蘿蔔素、陳皮素、五甲基黃酮、維生素 B_1、C、肌醇、柚皮苷，可化痰止咳、去油解膩，可防暈車嘔吐，可抑制過多的自由基，減少低密度脂蛋白、膽固醇及血脂，減少糖尿病的發生率。
蓮子 （味甘澀、性平）	主要含有蛋白質、脂肪、澱粉，具有養心安神、補腎氣、脾氣的功效。

🍉 表 11-13 常見美白潤膚抗老的中藥（續）

種類	營養素及功能
茯苓	主成分是多聚醣類及三萜類、卵磷脂、多醣體、醇類、菸鹼酸、維生素 B_1、B_2、C、E。具有滋養肌膚、利尿滲濕的作用。健脾利尿、鎮靜安神，有瘦身效果。
百合 （味甘、性微溫）	主要有澱粉、脂肪、維生素、蛋白質成分，可潤養肺經、氣血津液得以潤膚、美膚，具有安神、潤肺之效，能舒緩更年期婦女心神不安的狀態。
白芷	有去風除濕、排膿生肌、活血止痛之效。

資料來源：引自鄭惠文(2010)、李雅婷(2005)，編著者整理(2011)。

（五）瘦身之中藥分別說明如下

1. 澤瀉(Water Plantain)：性寒、味甘。
   (1) 主要營養素：有醣類、蛋白質、維生素 A、大黃酚、決明素、大黃素、鐵、鋅、錳。
   (2) 瘦身有效成分：咖啡因、大黃素、大黃酚。
   (3) 食療效果：能利尿止瀉，可控制糖尿病，可降血脂、降血壓。
   (4) 適用者：一般人、便祕者。
   (5) 宜忌者：經期婦女及孕婦。

2. 決明子(Cassiae Semen)：性寒、味苦甘。
   (1) 主要營養素：醣類、咖啡因、大黃素、大黃酚、維生素 A、鐵、錳、鋅。
   (2) 瘦身的有效成分：咖啡因、大黃素、大黃酚。
   (3) 食療的效果：可防治近視、老花眼、白內障，可降血脂、抗高血壓，改善便祕。可提神、預防肥胖症。
   (4) 適用者：一般人、便祕者。
   (5) 宜忌者：經期婦女、孕婦，應避免食用。

3. 山楂(Hawthorn)：性微溫、味酸甘。
   (1) 主要營養素：有醣類、蛋白質、有機酸類、黃酮類、苷類、胡蘿蔔素、維生素 B、C、鐵、鈣、磷。
   (2) 瘦身有效成分：有機酸、維生素 B 群、C。

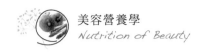
(3) 食療功效：開胃、化痰、降血脂，可抑制黃麴毒素，有助減肥。

(4) 適用者：一般人、消化不良者。

(5) 宜忌者：孕婦、胃酸過多。

4. 大黃(Da-Huang)：性寒、味苦。

(1) 主要營養成分：有醣類、大黃素、大黃酸、大黃酚、鞣酸、葡萄糖苷、兒茶精香瀉苷、鈣、錳、鐵。

(2) 瘦身有效成分：大黃素、香瀉苷、兒茶精。

(3) 食療功效：

① 治療便祕、增強免疫、抗病毒。

② 可治療消化道出血、膽石症、膽囊炎。

③ 大黃素可有降血壓，可防高血脂、高血壓、心臟病、動脈硬化及腦中風等疾病。

(4) 適用者：一般人、高血壓患者。

(5) 宜忌者：脾胃虛寒者、生產前後、經期、哺乳期婦女應慎服。

5. 荷葉(Lotus Leaves)：性寒、味甘。

(1) 主要營養成分：有醣類、蛋白質、有機酸類、黃酮類、苷類、胡蘿蔔素、維生素 B 群、維生素 C、鈣、磷、鐵。

(2) 瘦身的有效成分：有機酸、維生素 B 群、維生素 C。

(3) 食療功效：

① 解熱、抑菌、消脂減肥。

② 適用暑熱煩渴、口乾舌燥、頭昏目眩，可排宿便。

(4) 適用者：一般人、水腫型肥胖者。

(5) 宜忌者：孕婦及胃酸過多者，脾胃虛寒者。

第五節　影響頭髮與指甲的相關營養素

現將頭髮及指甲的相關營養素，分別敘述如下：

一、影響頭髮的營養因素

現將有關頭髮的營養素分別敘述如下。

（一）生物素

缺乏生物素則毛髮生長不良，脫毛。

（二）肌醇

缺乏時會引起脫毛。

（三）泛酸

缺乏時影響成長、皮膚炎、白髮、脫毛。

（四）維生素 A

缺乏時上皮細胞被角化，頭皮會發紅、乾燥，產生頭皮屑、頭髮會失去光澤、乾燥、褪色，甚至折斷、脫落、頭痛、掉髮、皮膚乾燥等症狀。

（五）維生素 C

供給頭髮生素養分的血管網，也是靠膠原蛋白(Collagen)來維持血管壁的彈性，是頭髮健康不可缺的營養素。維生素 C 不足，頭髮易打結、分叉、斷裂。

（六）維生素 E

是抗氧化劑，可保護維生素 A 及多元不飽和脂肪酸不被氧化，具有滋潤頭皮、頭髮、防止自由基攻擊及延緩頭皮細胞老化的功能。

（七）維生素 B_2

缺乏時，會引起頭皮屑或脫髮，如加於護髮用品中則具有育毛及養毛之功效。

（八）維生素 B_3（菸鹼酸）

缺乏時會有皮膚炎，也會影響頭髮及頭皮的健康。

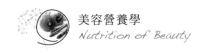

（九）維生素 B₅（泛酸之衍生物）

如飲食中含量低，會出現頭皮乾燥、脫屑，維生素 B₅ 是護髮產品常添加的保濕成分，可供頭皮、頭髮的皮質層、毛鱗層，適度的保濕能力，使頭髮有彈性、活力，有效滋潤頭髮，減少分叉斷裂。

（十）維生素 B₆

對頭皮的皮脂分泌代謝良好，頭髮才不會有頭皮屑及脫落的情況，因此有養毛育毛之功效。

（十一）維生素 F

是人體必需的脂肪酸及次亞麻油酸，可保護細胞膜。缺乏維生素 F 及脂肪，則頭髮會乾燥失去光澤，如脂肪攝取過多，易引起心血管疾病，影響血液循環，導致頭髮生長不良或加速老化。

（十二）維生素 B₁₂ 及葉酸

兩者缺乏皆會導致惡性貧血，會使血液中紅血球數目下降，進而影響血液循環的攜帶氧氣的能力，頭皮及頭髮如缺乏會影響正常的代謝作用。如飲食中缺乏，則頭髮生長緩慢，甚至脫髮。

（十三）蛋白質

頭髮是由硬角蛋白所組成，其中含有十多種胺基酸，硬角蛋白含最多的是半胱胺酸，如缺乏蛋白質或缺乏半胱胺酸，會使頭髮變細，髮根易萎縮。頭髮脆弱易脫落。

（十四）熱量

熱量供應不足，會影響體內新陳代謝、蛋白質為補充熱量需求而被消耗掉，而無法做為其他生理需求（如長毛髮），因此頭髮會失去光澤，易脫落。

（十五）鐵

缺鐵會導致貧血，就會血液循環不良，進而導致頭髮營養不足，則頭髮的質及量皆受到影響，嚴重缺鐵性貧血者會持續掉髮。此外，鐵也與髮色形成有關。

（十六）銅

是紅血球生成的重要元素，會影響頭皮及頭髮血流的供應狀況，銅也可促使硬角蛋白雙硫鍵的形成，缺銅時會使頭髮色素喪失。

（十七）鎂

缺鎂會影響至全身的新陳代謝，也會影響到頭皮的健康及頭髮的生長。

（十八）鋅

體內膠原蛋白的合成需要鋅的協助，鋅也參與皮脂分泌的調節，長期缺乏，則頭皮會乾燥而易掉髮。

（十九）水分

頭髮保持適當的含水量，可使毛鱗層細胞吸水充足，則頭髮表面就會滋潤而富光澤。

二、傷害頭髮因素

對頭髮有傷害的因素如下：

1. 情緒壓力。

2. 不當飲食生活習慣：抽菸、喝酒。

3. 男性荷爾蒙的影響：會影響導致毛囊萎縮、頭髮脫落。

4. 環境傷害：如紫外線傷害。

5. 疾病及藥物影響：如內分泌失調、微生物感染。抗癌藥物、抗癲癇藥物等都會引起掉髮反應。

三、影響指甲相關的營養素

指甲是由蛋白質、角質素及硫組成，並有保護作用，缺乏營養素將產生下列的指甲變化。

1. 缺乏維生素 A 及鈣：會造成指甲乾燥易斷裂。

2. 缺乏維生素 B：會造成指甲脆弱，並出現橫向及縱向的突脊。

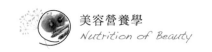
3. 缺乏維生素 B_{12}：會導致指甲過度乾燥，末端及其圓弧變黑。

4. 缺乏蛋白質、葉酸、維生素 C：會造成肉刺，缺乏蛋白質也會使指甲出現條紋。

5. 體內的良性菌（乳酸桿菌）不足：黴菌易在指甲附近形成。

6. 缺乏葉酸會導致指甲分叉。

7. 湯匙指甲或縱向突脊可能有缺鐵的情況。

8. 指甲如呈現青色、褐色表示受到銀、鉛、砒霜等沉澱的影響，與職業病有關。

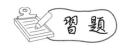

一、選擇題

( )　1. 正常人體血液的酸鹼度，呈現弱鹼性，pH 值為多少？　(A)7~7.35　(B)7.35~7.45　(C)7.4　(D)7.5。

( )　2. 當血液中 pH 值低於多少，就會酸中毒？　(A)7　(B)7.2　(C)7.35　(D)7.5。

( )　3. 酸性體質易引起哪些疾病？①骨質疏鬆；②關節炎、痛風；③高血壓、高血脂；④動脈硬化、癌症；⑤腸胃問題、糖尿病；⑥易發胖　(A)①＋②＋③　(B)①＋②＋③＋④　(C)①＋②＋③＋④＋⑤　(D)①＋②＋③＋④＋⑤＋⑥。

( )　4. 易造成酸性體質的原因有哪些？①生活作息失衡；②吃消夜者；③不吃早餐者；④肉食過多者；⑤吃太精緻食物；⑥精神壓力過大；⑦環境汙染　(A)①＋②＋③＋④　(B)①＋②＋③＋④＋⑤　(C)①＋②＋③＋④＋⑤＋⑥　(D)①＋②＋③＋④＋⑤＋⑥＋⑦。

( )　5. 下列哪種食物是屬根莖類？　(A)洋蔥、南瓜、芋頭、番薯　(B)紅蘿蔔、菱角、高麗菜　(C)菱角、山藥、空心菜　(D)金針菇、芋頭。

( )　6. 下列哪些是屬於水果類？①木瓜、酪梨；②香蕉、梅子；③無花果、柿；④栗子、橘子；⑤番茄　(A)①＋②＋⑤　(B)①＋③＋④＋⑤　(C)①＋②＋③＋④　(D)①＋②＋③＋④＋⑤。

( )　7. 以食物性味，下列何種食物屬溫熱食物？①雞肉、羊肉；②牛肉、蝦肉；③油菜子、芥菜；④木瓜、杏仁、石榴；⑤鴨肉、豬肉　(A)①＋②＋⑤　(B)②＋③＋④＋⑤　(C)①＋②＋③＋④　(D)①＋②＋③＋④＋⑤。

( )　8. 下列何種食物屬於寒性食物？①鴨肉、豬肉、鵝肉、牡蠣肉、田螺；②白菜、苦瓜、黃瓜、菠菜、茄子；③番茄、枇杷、香蕉、蘋果；④小麥、大麥、綠豆、薏仁、豆腐；⑤荔枝、紅糖、胡桃　(A)①＋②＋⑤　(B)②＋③＋⑤　(C)①＋②＋③＋④　(D)①＋②＋③＋④＋⑤。

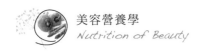

( )　　9. 在藥物的五味中，具有發散、行氣和血作，多食則氣散，是屬於下列何種？　(A)辛味　(B)甘味　(C)酸味　(D)苦味。

( )　10. 在藥味中具有收斂、固澀，多食則痙攣，是屬下列何種？　(A)辛味　(B)甘味　(C)酸味　(D)苦味。

( )　11. 下列何種維生素 B 群中的維生素可以維持皮膚與黏膜健康？　(A)維生素 B_1　(B)維生素 B_2　(C)維生素 B_6　(D)維生素 E。

( )　12. 可以改善氣色較優質的食物有哪些？①動物肝臟、②牛肉、③鰻魚、④葡萄、⑤豌豆、⑥荔枝　(A)①+②+③　(B)①+②+③+④　(C)①+②+③+④+⑤　(D)①+②+③+④+⑤+⑥。

( )　13. 下列何種食物可淨膚抗痘？①鴨肉、②番薯葉、③甜椒、④木瓜、⑤芝麻、⑥豆花　(A)①+②+③　(B)①+②+③+④　(C)①+②+③+④+⑤　(D)①+②+③+④+⑤+⑥。

( )　14. 可緊緻防皺的食物有哪些？①芝麻；②杏仁、蜂蜜；③綠豆、茼蒿；④草莓；⑤芒果、白木耳；⑥蝦、雞肉　(A)①+②+③　(B)①+②+③+④　(C)①+②+③+④+⑤　(D)①+②+③+④+⑤+⑥。

( )　15. 草莓富含哪些主要成分？　(A)鐵　(B)有機酸　(C)維生素 A、B 群　(D)以上皆是。

( )　16. 草莓不適哪些情況？　(A)腎功能不佳　(B)尿道結石　(C)肺寒咳嗽、脾胃虛寒　(D)以上皆是。

( )　17. 蘋果富含何種營養素，可提升人體合成膠原蛋白，有助於緊實皮膚、維持彈性？　(A)維生素 A　(B)維生素 E　(C)維生素 C　(D)維生素 B 群。

( )　18. 蘋果不適合哪種患者？　(A)胃潰瘍　(B)糖尿病　(C)痛風者　(D)高血壓。

( )　19. 柳橙不適哪些患者食用？　(A)糖尿病　(B)脾胃虛寒　(C)腹瀉及體弱多病者　(D)以上皆是。

（　） 20. 檸檬含有橙皮苷，可預防哪一種疾病？　(A)貧血　(B)心臟病　(C)糖尿病　(D)胃炎。

（　） 21. 檸檬不適合下列何種病患？　(A)胃潰瘍或胃酸多者　(B)糖尿病　(C)痛風　(D)心臟病。

（　） 22. 石榴在美顏上的主要成分有哪些？　(A)維生素 B 群　(B)花青素　(C)石榴多酚　(D)以上皆是。

（　） 23. 石榴不適合哪些病患？①糖尿病、②便祕、③急性炎症、④痛風　(A)①＋②　(B)②＋③　(C)①＋②＋③　(D)①＋②＋③＋④。

（　） 24. 食用奇異果，不可馬上食用何種食物，因易造成腹瀉等症狀？　(A)牛奶　(B)菠菜　(C)優酪乳　(D)麵包。

（　） 25. 西瓜不適合哪些病患食用？　(A)糖尿病及胃病患者　(B)高血壓、高血脂　(C)心臟病　(D)貧血及痛風者。

（　） 26. 楊桃因含何種營養素高，不適合腎功能不佳者？　(A)鈣、鎂　(B)鉀、草酸　(C)鈉、有機酸　(D)鐵、錳。

（　） 27. 吃太多花椰菜，會造成哪些狀況？　(A)皮膚過敏　(B)噁心、嘔吐　(C)頭痛　(D)腹瀉。

（　） 28. 凝血功能有問題，不宜食用哪種菜？　(A)高麗菜　(B)番茄　(C)花椰菜　(D)地瓜葉。

（　） 29. 哪種病患，不宜食用高麗菜？　(A)高血壓　(B)痛風　(C)過敏者　(D)甲狀腺功能失調者。

（　） 30. 番茄含有哪種營養素，可延緩老化外，也可降低血漿膽固醇？　(A)有機酸　(B)花青素　(C)類黃酮　(D)菸鹼酸。

二、問答題

1. 哪些食物可平衡酸鹼體質？

2. 高麗菜有哪些食療的功效？

3. 青椒、彩椒有哪些食療的功效？

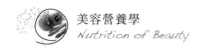
4. 黃豆有哪些美顏的有效成分及食療功效？

5. 豆漿的美顏有效成分及食療功效有哪些？

6. 南瓜對瘦身有效成分有哪些？

附錄一　花草茶飲示範

　　下列以花茶的成分效能區分出：一、潤膚養顏、抗老化、調內分泌；二、抑制皮脂分泌、抗青春痘、舒緩經痛；三、預防感冒、紓壓、消除疲勞、保護氣管；四、美白、排毒、通宿便；五、輕體瘦身、提神、消耗脂肪；六、小點心；共六大類茶品與茶點：

一、潤膚養顏、抗老化、調內分泌

（一）如沐春風（玫瑰花、蘋果花）

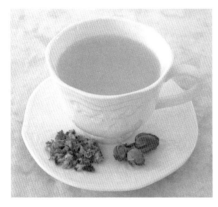

1. 材料：1000c.c.容量的壺一只、玫瑰花苞 20 朵、蘋果花 3 匙、熱開水。
2. 作法：
   (1) 將玫瑰花苞和蘋果花放入壺中。
   (2) 將熱開水注入壺中，約九分滿。
   (3) 沖泡 5~10 分鐘後，即可飲用。

（二）出水芙蓉（玫瑰花、芙蓉、金盞花）

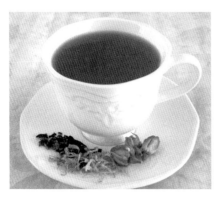

1. 材料：1000c.c.容量的壺一只、玫瑰花苞 20 朵、芙蓉 3 匙、金盞花 1 匙熱開水。
2. 作法：
   (1) 將玫瑰花苞和芙蓉及金盞花放入壺中。
   (2) 將熱開水注入壺中，約九分滿。
   (3) 沖泡 5~10 分鐘後，即可飲用。

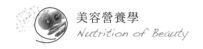

（三）甘汁如飴（桂花、甘草）

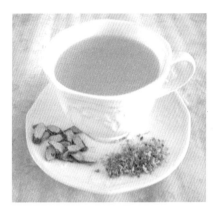

1. 材料：1000c.c.容量的壺一只、桂花 4 匙、甘草 2 匙、熱開水。

2. 作法：
   (1) 將桂花和甘草放入壺中。
   (2) 將熱開水注入壺中，約九分滿。
   (3) 沖泡 5~10 分鐘後，即可飲用。

（四）紅粉知己（洋甘菊、洛神花）

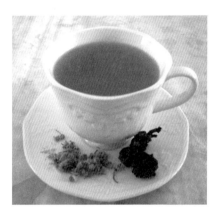

1. 材料：1000c.c.容量的壺一只、洋甘菊 4 匙、洛神花 5 朵、熱開水。

2. 作法：
   (1) 將洋甘菊和洛神花放入壺中。
   (2) 將熱開水注入壺中，約九分滿。
   (3) 沖泡 5~10 分鐘後，即可飲用。

二、抑制皮脂分泌、抗青春痘、舒緩經痛

（一）紫晶夢幻（紫羅蘭、洋甘菊、金盞花）

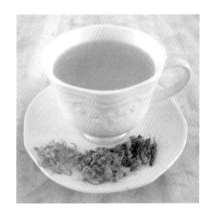

1. 材料：1000c.c.容量的壺一只、紫羅蘭 4 匙、洋甘菊 3 匙、金盞花 3 匙、熱開水。

2. 作法：
   (1) 將紫羅蘭和洋甘菊及金盞花放入壺中。
   (2) 將熱開水注入壺中，約九分滿。
   (3) 沖泡 5~10 分鐘後，即可飲用。

（二）　金燦之星（金銀花、金盞花）

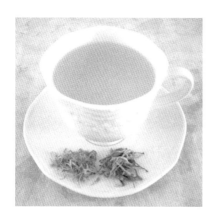

1. 材料：1000c.c.容量的壺一只、金銀花 4 匙、金盞花 3 匙、熱開水。

2. 作法：

   (1) 將金銀花和金盞花放入壺中。

   (2) 將熱開水注入壺中，約九分滿。

   (3) 沖泡 5~10 分鐘後，即可飲用。

（三）　粉紅佳人（歐石楠、玫瑰花、洋甘菊）

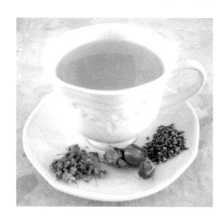

1. 材料：1000c.c.容量的壺一只、歐石楠 4 匙、玫瑰花苞 10 朵、洋甘菊 2 匙、熱開水。

2. 作法：

   (1) 將歐石楠和玫瑰花苞及洋甘菊放入壺中。

   (2) 將熱開水注入壺中，約九分滿。

   (3) 沖泡 5~10 分鐘後，即可飲用。

（四）　點綴知心（歐石楠、蘋果花）

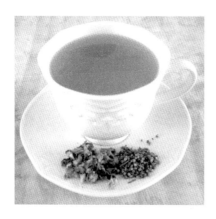

1. 1000c.c.容量的壺一只、歐石楠 4 匙、蘋果花 3 匙、熱開水。

2. 作法：

   (1) 將歐石楠和蘋果花放入壺中。

   (2) 將熱開水注入壺中，約九分滿。

   (3) 沖泡 5~10 分鐘後，即可飲用。

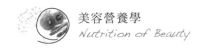
三、預防感冒、紓壓、消除疲勞、保護氣管

（一）紫色繽紛（薰衣草、紫羅蘭）

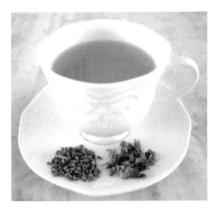

1. 材料：1000c.c.容量的壺一只、薰衣草 4 匙、紫羅蘭 3 匙、熱開水。

2. 作法：
   (1) 將薰衣草和紫羅蘭放入壺中。
   (2) 將熱開水注入壺中，約九分滿。
   (3) 沖泡 5~10 分鐘後，即可飲用。

（二）眉飛色舞（紫羅蘭、玫瑰花、洋甘菊）

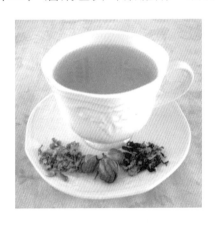

1. 材料：1000c.c.容量的壺一只、紫羅蘭 3 匙、玫瑰花苞 10 朵、洋甘菊 1 匙、熱開水。

2. 作法：
   (1) 將紫羅蘭和玫瑰花苞及洋甘菊放入壺中。
   (2) 將熱開水注入壺中，約九分滿。
   (3) 沖泡 5~10 分鐘後，即可飲用。

（三）熱情如火（洛神花、玫瑰花）

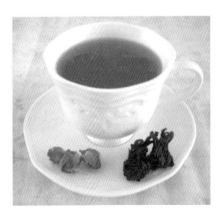

1. 材料：1000c.c.容量的壺一只、洛神花 6 朵、玫瑰花苞 10 朵、熱開水。

2. 作法：
   (1) 將洛神花和玫瑰花苞放入壺中。
   (2) 將熱開水注入壺中，約九分滿。
   (3) 沖泡 5~10 分鐘後，即可飲用。

（四）等待愛情（薰衣草、尤加利葉）

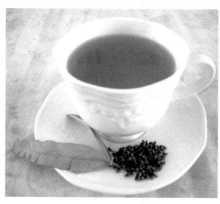

1. 材料：1000c.c.容量的壺一只、薰衣草 4 匙、尤加利葉 5 片、熱開水。

2. 作法：

    (1) 將薰衣草和尤加利葉放入壺中。

    (2) 將熱開水注入壺中，約九分滿。

    (3) 沖泡 5~10 分鐘後，即可飲用。

四、美白、排毒、通宿便

（一）花好月圓（桂花、芙蓉花）

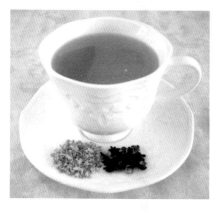

1. 材料：1000c.c.容量的壺一只、桂花 4 匙、芙蓉花 3 匙、熱開水。

2. 作法：

    (1) 將桂花和芙蓉花放入壺中。

    (2) 將熱開水注入壺中，約九分滿。

    (3) 沖泡 5~10 分鐘後，即可飲用。

（二）月桂女神（洛神花、桂花）

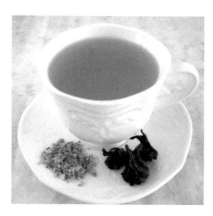

1. 材料：1000c.c.容量的壺一只、洛神花 6 朵、桂花 3 匙、熱開水。

2. 作法：

    (1) 將洛神花和桂花放入壺中。

    (2) 將熱開水注入壺中，約九分滿。

    (3) 沖泡 5~10 分鐘後，即可飲用。

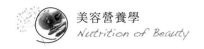

（三）花樣年華（玫瑰花、芙蓉花）

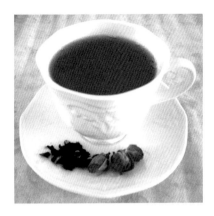

1. 材料：1000c.c.容量的壺一只、玫瑰花苞 20
   朵、芙蓉花 3 匙、熱開水。
2. 作法：
   (1) 將玫瑰花苞和芙蓉花放入壺中。
   (2) 將熱開水注入壺中，約九分滿。
   (3) 沖泡 5~10 分鐘後，即可飲用。

（四）清新怡人（檸檬草、洋甘菊）

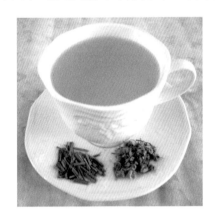

1. 材料：1000c.c.容量的壺一只、檸檬草 4 匙、
   洋甘菊 2 匙、熱開水。
2. 作法：
   (1) 將檸檬草和洋甘菊放入壺中。
   (2) 將熱開水注入壺中，約九分滿。
   (3) 沖泡 5~10 分鐘後，即可飲用。

五、輕體瘦身、提神、消耗脂肪

（一）神采奕奕（尤加利葉、檸檬草）

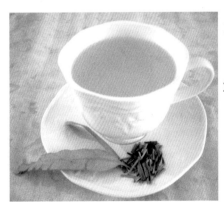

1. 材料：1000c.c.容量的壺一只、尤加利葉 5
   片、檸檬草 3 匙、熱開水。
2. 作法：
   (1) 將尤加利葉和檸檬草放入壺中。
   (2) 將熱開水注入壺中，約九分滿。
   (3) 沖泡 5~10 分鐘後，即可飲用。

（二）　心曠神怡（金銀花、甘草）

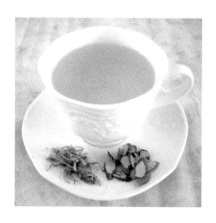

1. 材料：1000c.c.容量的壺一只、金銀花 4 匙、甘草 2 匙、熱開水。

2. 作法：

   (1) 將金銀花和甘草放入壺中。

   (2) 將熱開水注入壺中，約九分滿。

   (3) 沖泡 5~10 分鐘後，即可飲用。

（三）　神采飛揚（金銀花、洋甘菊）

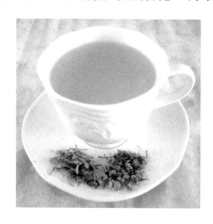

1. 材料：1000c.c.容量的壺一只、金銀花 3 匙、洋甘菊 3 匙、熱開水。

2. 作法：

   (1) 將金銀花和洋甘菊放入壺中。

   (2) 將熱開水注入壺中，約九分滿。

   (3) 沖泡 5~10 分鐘後，即可飲用。

（四）　綠光森林（薄荷、檸檬草）

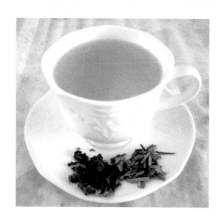

1. 材料：1000c.c.容量的壺一只、薄荷 4 匙、檸檬草 2 匙、熱開水。

2. 作法：

   (1) 將薄荷和檸檬草放入壺中。

   (2) 將熱開水注入壺中，約九分滿。

   (3) 沖泡 5~10 分鐘後，即可飲用。

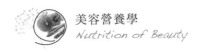
六、小點心

（一）玫瑰花茶果凍

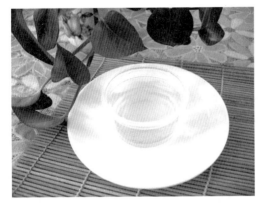

1. 材料：500g 玫瑰花茶、50g 細砂糖、60g 果凍粉。

2. 作法：將玫瑰花茶煮滾，再加入 50g 細砂糖與 60g 果凍粉煮滾放入果凍盒即可，每個大概 50g。

（二）洛神花茶果凍

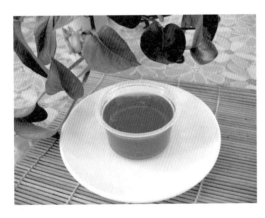

1. 材料：500g 洛神花茶、50g 細砂糖、80g 果凍粉。

2. 作法：將洛神花茶煮滾，再加入 50g 細砂糖與 80g 果凍粉煮滾放入果凍盒即可，每個大概 50g。

附錄二　習題解答

CH01

1. A	2. D	3. A	4. B	5. A
6. B	7. B	8. C	9. D	10. C

Ch02

1. A	2. C	3. A	4. D	5. C
6. D	7. D	8. C	9. A	10. B
11. D	12. C	13. A	14. C	15. D
16. D	17. D	18. B	19. D	20. C

Ch03

1. D	2. A	3. D	4. D	5. B
6. C	7. D	8. B	9. C	10. B
11. A	12. D	13. C	14. C	15. A

Ch04

1. A	2. D	3. B	4. A	5. B
6. C	7. D	8. D	9. B	10. A
11. D	12. C	13. B	14. D	15. B
16. D				

Ch05

1. D	2. D	3. D	4. A	5. C
6. D	7. B	8. D	9. C	10. D
11. A	12. B	13. A	14. C	15. A
16. A	17. B	18. D	19. D	20. C
21. C	22. D	23. D	24. D	25. C
26. B	27. D	28. D	29. C	30. B

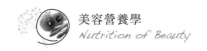
31. C	32. D	33. A	34. B	35. D
36. D	37. D	38. D	39. A	40. D
41. B	42. C			

Ch06

1. B	2. A	3. C	4. A	5. D
6. B	7. C	8. B	9. A	10. C
11. D	12. C	13. D	14. B	15. C
16. A	17. D	18. D	19. A	20. B
21. B	22. D	23. C	24. A	25. D

Ch07

1. A	2. B	3. C	4. C	5. A
6. B	7. C	8. B	9. A	10. B
11. C	12. B	13. C	14. D	15. A

Ch08

1. C	2. D	3. A	4. B	5. D
6. D	7. C	8. A	9. B	10. C
11. D	12. A	13. B	14. D	15. C

Ch09

1. B	2. A	3. C	4. C	5. C
6. B	7. A	8. D	9. C	10. D
11. A	12. A	13. D	14. A	15. B

Ch10

1. B	2. D	3. A	4. B	5. C
6. B	7. D	8. B	9. C	10. A
11. D	12. B	13. C	14. D	15. D
16. D	17. C	18. B	19. C	20. D

Ch11

1.	B	2.	C	3.	C	4.	D	5.	A
6.	C	7.	C	8.	C	9.	A	10.	C
11.	B	12.	D	13.	C	14.	D	15.	D
16.	D	17.	C	18.	A	19.	D	20.	B
21.	A	22.	D	23.	C	24.	A	25.	A
26.	B	27.	A	28.	C	29.	D	30.	B

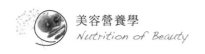

附錄三　參考書目

1. 于康、賈宜琛、胡秀媛（2006）。實用膳食療養學。台北：新文京。

2. 王素華、邱秀如（2010）。家政概論Ⅱ。台北：台科大。

3. 王素華（2010）。美膚與保健。台北：新文京。

4. 毛家舲、鍾聿琳（2002）。婦女與健康。台北：空中大學。

5. 何一成、洪尚綱（2010）。酸鹼平衡特效食譜。台北：源樺。

6. 吳珮琪（2009）。就是要健康：自癒力之升級完整版。台北：新自然主義。

7. 吳幸娟、郭靜香（2009）。營養學實驗（二版）。台中：華格那。

8. 吳益群、柳秀乖（2010）。減脂肪、降血糖、低 GI 飲食全書。台北：原水。

9. 李雅婷（2004）。美容藥膳。台北：華立。

10. 宋品萱（2007）。美人藥膳。台北：葉子。

11. 林禹宏（2010）。減肥 5 公斤就要這樣吃。台北：源樺。

12. 林伯每等（2007）。健康與護理Ⅲ。台北：幼獅。

13. 姜淑惠（1999）。這樣吃最健康。台北：圓神。

14. 梁雅婷、周琮棠（2003）。養生保健與美。台北：華立。

15. 陳師營、周志輝、高尚德、王玫玲（2009）。保健食品概論。台中：華格那。

16. 陳惠欣、黃惠煐（2010）。生命期營養。台中：華格那。

17. 連潔群、楊又才（1995）。新編實用營養學。台北：藝軒。

18. 莊福仁、洪尚綱（2010）。肝病調理特效食譜。台北：源樺。

19. 黃玲珠（2006）。美容營養學。台北：華立。

20. 黃麗卿、吳至行、楊宜青（2008）。肥胖症－原因、病理生理及治療。台北：台灣肥胖醫學會。

21. 張正芬、吳裕仁等（2005）。新編美容營養學。台中：華格那。

22. 鄭惠文（2010）。美白漂亮就要這樣吃。台北：源樺。

23. 張蓮及、陳玫君、胡秀媛（2007）。膳食療法。台北：新文京。

24. 蕭千祐（2010）。維生素礦物質功效速查圖典。台北：源樺。

25. 蔡孟芬（2008）。喝出美麗健康－花草茶沖泡及功效。台北：大堯文化。

26. 蕭寧馨（2009）。透視營養學（上、下冊）。台北：藝軒。

27. 謝明哲、胡淼琳、楊素卿、陳俊榮、徐成金、陳明汝（2003）。實用營養學。
    台北：華杏。

28. 謝明哲、葉松鈴、蔡雅惠（2009）。膳食療養學實驗。台北：台北醫學大學保
    健營養學系。

29. 歐陽英（2010）。腸胃決定你的壽命。台北：遠足文化。

網路資源

行政院衛生福利部
https://www.mohw.gov.tw/mp-1.html

行政院衛福部食藥署
https://www.fda.gov.tw/TC/index.aspx

行政院衛福部國健署
https://www.hpa.gov.tw/Home/Index.aspx

教育部體育署體適能網站
https://www.fitness.org.tw/

Nutrition of Beauty

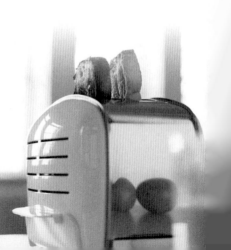

Memo

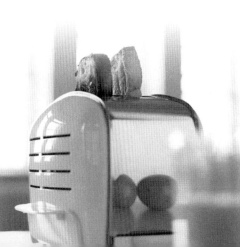

Nutrition of Beauty

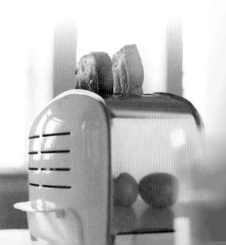

Memo

Nutrition of Beauty

Memo

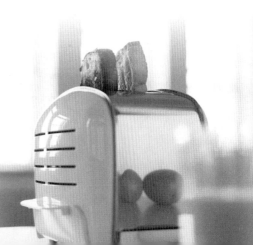

Nutrition of Beauty

國家圖書館出版品預行編目資料

美容營養學 / 王素華編著. – 二版 – 新北市：
新文京開發, 2019.02
　　面；　　公分

　　ISBN　978-986-430-496-7（平裝）

　　1. 營養　2. 美容

411.3　　　　　　　　　　　　　108001609

美容營養學（第二版）　　　　　　　（書號：B349e2）

編　著　者	王素華
出　版　者	新文京開發出版股份有限公司
地　　　址	新北市中和區中山路二段 362 號 9 樓
電　　　話	(02) 2244-8188（代表號）
F　A　X	(02) 2244-8189
郵　　　撥	1958730-2
初　　　版	西元 2011 年 08 月 15 日
修　訂　版	西元 2013 年 02 月 25 日
第　二　版	西元 2019 年 02 月 15 日

New Wun Ching Developmental Publishing Co., Ltd.

New Age · New Choice · The Best Selected Educational Publications — NEW WCDP

新文京開發出版股份有限公司

NEW WCDP

新世紀‧新視野‧新文京 — 精選教科書‧考試用書‧專業參考書